Thomas Buchholz / Ansgar Schürenberg
**Basale Stimulation® in der Pflege
alter Menschen**

Verlag Hans Huber
Programmbereich Pflege

Beirat Wissenschaft
Angelika Abt-Zegelin, Dortmund
Silvia Käppeli, Zürich
Doris Schaeffer, Bielefeld

Beirat Ausbildung und Praxis
Jürgen Osterbrink, Salzburg
Christine Sowinski, Köln
Franz Wagner, Berlin

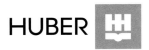

Bücher aus verwandten Sachgebieten

Basale Stimulation in der Pflege

Buchholz/Gebel-Schürenberg/Nydahl/Schürenberg (Hrsg.)
Begegnungen
Basale Stimulation in der Pflege – Ausgesuchte Fallbeispiele
2001. ISBN 3-456-83510-8

Kostrzewa/Kutzner
Was wir noch tun können!
Basale Stimulation in der Sterbebegleitung
3. Auflage
2007. ISBN 978-3-456-84400-8

Werner
Konzeptanalyse – Basale Stimulation®in der Pflege
2. Auflage
2002. ISBN 3-456-83857-3

Komplementäre Pflege

Layer (Hrsg.)
Praxishandbuch Rhythmische Einreibungen nach Wegman/Hauschka
2003. ISBN 3-456-83591-4

Kostrzewa/Kutzner
Was wir noch tun können!
Basale Stimulation in der Sterbebegleitung
3. Auflage
2007. ISBN 978-3-456-84400-8

Lett
Reflexzonentherapie für Pflege- und Gesundheitsberufe
2003. ISBN 3-456-83832-8

Maietta/Hatch
Kinaesthetics Infant Handling
2004. ISBN 3-456-83310-5

Price/Price
Aromatherapie
2., vollst. überarb. Auflage
2009. ISBN 978-3-456-84663-7

Bühring/Sonn
Heilpflanzen in der Pflege
2., vollst. überarb. Auflage
2009. ISBN 3-456-83455-1

Wied
Farbenräume
Vom klinischen Weiß zu pflegenden Farben
2001. ISBN 3-456-83442-X

Altenpflege Gerontologische Pflege/Langzeitpflege

Abraham/Bottrell/Fulmer/Mezey (Hrsg.)
Pflegestandards für die Versorgung alter Menschen
2001. ISBN 978-3-456-83424-5

Bischofberger (Hrsg.)
«Das kann ja heiter werden»
Humor und Lachen in der Pflege
2., überarb. u. erw. Auflage
2008. ISBN 978-3-456-84499-2

Blunier
Lehrbuch Pflegeassistenz
4., korr. Auflage
2007. ISBN 978-3-456-84449-7

Bowlby Sifton
Das Demenz-Buch
Ein «Wegbegleiter» für Angehörige, Pflegende und Aktivierungstherapeuten
2008. ISBN 978-3-456-84416-9

Brooker
Person-zentriert pflegen
Das VIPS-Modell zur Pflege und Betreuung von Menschen mit einer Demenz
2008. ISBN 978-3-456-84500-5

Carr/Mann
Schmerz und Schmerzmanagement
2002. ISBN 978-3-456-83680-5

Diegmann-Hornig/Jungschart-Geer/Beine/Neufeld
Pflegebegutachtung
2009. ISBN 978-3-456-84000-0

Domenig (Hrsg.)
Transkulturelle Kompetenz
2., vollst. überarb. u. erw. Auflage
2007. ISBN 978-3-456-84256-1

Fitzgerald Miller
Coping fördern – Machtlosigkeit überwinden
Hilfen zur Bewältigung chronischen Krankseins
2003. ISBN 3-456-83522-1

Grond
Gewalt gegen Pflegende
2007. ISBN 978-3-456-84417-6

Hafner/Meier
Geriatrische Krankheitslehre
Teil I: Psychiatrische und neurologische Syndrome
4., vollst. überarb. u. erw. Auflage
2005. ISBN 978-3-456-84204-2

Hafner/Meyer
Geriatrische Krankheitslehre
Teil II: Allgemeine Krankheitslehre und somatogene Symptome
3., vollst. überarb. Aufl.
2007. ISBN 978-3-456-84376-6

Hayder/Müller/Kuno
Kontinenz – Inkontinenz – Kontinenzförderung
Praxishandbuch für Pflegende
2008. ISBN 978-3-456-84544-9

Hülshoff
Das Gehirn
Funktionen und Funktionseinbußen
3., überarb. u. erw. Auflage
2008. ISBN 978-3-456-84587-6

Innes (Hrsg.)
Die Dementia Care Mapping Methode (DCM)
2007. ISBN 978-3-456-84040-6

Kitwood
Demenz
Der person-zentrierte Ansatz im Umgang mit verwirrten Menschen
5., erg. Auflage
2008. ISBN 978-3-456-84568-5

Koch-Straube
Fremde Welt Pflegeheim
2., korr. Auflage
2003. ISBN 978-3-456-83888-5

Kostrzewa
Palliative Pflege von Menschen mit Demenz
2008. ISBN 978-3-456-84459-6

Krohwinkel
Rehabilitierende Prozesspflege am Beispiel von Apoplexiekranken
Fördernde Prozesspflege als System
3., durchges. Auflage
2008. ISBN 978-3-456-84561-6

Knipping (Hrsg.)
Lehrbuch Palliative Care
2., durchges. u. korr. Auflage
2007. ISBN 978-3-456-84460-2

Loffing/Geise (Hrsg.)
Management und Betriebswirtschaft in der ambulanten und stationären Altenpflege
2. Auflage
2009. ISBN 978-3-456-84662-0

Mace/Rabins
Der 36-Stunden-Tag
5. vollst. überarb., erw. u. akt. Auflage
2001. ISBN 978-3-456-83486-3

Fitzgerald Miller
Coping fördern – Machtlosigkeit überwinden
Hilfen zur Bewältigung chronischen Krankseins
2003. ISBN 978-3-456-83522-8

Morof Lubkin
Chronisch Kranksein
Implikationen und Interventionen für Pflege- und Gesundheitsberufe
2002. ISBN 978-3-456-83349-1

Robert Bosch Stiftung (Hrsg.)
Gemeinsam für ein besseres Leben mit Demenz – Gesamtausgabe
Reihe: Gemeinsam für ein besseres Leben mit Demenz
2007. ISBN 978-3-456-84413-8

Sachweh
«Noch ein Löffelchen?»
Effektive Kommunikation in der Altenpflege
2., vollst. überarb. u. erw. Auflage
2006. ISBN 978-3-456-84065-9

Sachweh
Spurenlesen im Sprachdschungel
Kommunikation und Verständigung mit demenzkranken Menschen
2008. ISBN 978-3-456-84546-3

Salter
Körperbild und Körperbildstörungen
1998. ISBN 978-3-456-83274-6

Sitzmann
Hygiene daheim
Professionelle Hygiene in der stationären und häuslichen Alten- und Langzeitpflege
2007. ISBN 978-3-456-84315-5

Tideiksaar
Stürze und Sturzprävention
Assessment – Prävention – Management
2., vollst. überarb. u. erw. Auflage
2008. ISBN 978-3-456-84570-8

Tideiksaar
Stürze und Sturzprävention für PflegeassistentInnen
2008. ISBN 978-3-456-84504-3

van der Kooij
«Ein Lächeln im Vorübergehen»
Erlebensorientierte Altenpflege mit Hilfe der Mäeutik
2007. ISBN 978-3-456-84379-7

Pflegeprozess

Brobst et al.
Der Pflegeprozess in der Praxis
2., vollst. überarb. u. erw. Auflage
2005. ISBN 3-456-83553-1

Doenges/Moorhouse/Geissler-Murr
Pflegediagnosen und Maßnahmen
3., vollst. überarb. und erw. Auflage
2002. ISBN 3-456-82960-4

Weitere Informationen über unsere Neuerscheinungen finden Sie im Internet unter: www.verlag-hanshuber.com

Thomas Buchholz
Ansgar Schürenberg

Basale Stimulation® in der Pflege alter Menschen

Anregungen zur Lebensbegleitung

3., überarbeitete und erweiterte Auflage

Unter wissenschaftlicher Begleitung von
Prof. Dr. Andreas Fröhlich und Prof. Christel Bienstein

Verlag Hans Huber

Thomas Buchholz. Krankenpfleger, Diplom-Pädagoge, Lehrer für Pflegeberufe, Kinästhetik-Trainer, Kurs-/Weiterbildungsleiter für Basale Stimulation in der Pflege, freiberuflicher Dozent
Am Feldsaum 5, D-76316 Malsch
E-Mail: Buchholz-Thomas@t-online.de

Ansgar Schürenberg. Krankenpfleger, Pflegeexperte, Kinästhetik-Trainer, Multiplikator für Basale Stimulation und Weiterbildungsleiter für Basale Stimulation in der Pflege, freiberuflicher Dozent, Pflegewissenschaftler (MScN, Universität Witten/Herdecke)
Klinik Allerheiligenberg
CH-4615 Allerheiligenberg
E-Mail: a.schuerenberg@basale-stimulation.de
Internet: www.basale-stimulation-praxisbegleiter.de

Lektorat: Jürgen Georg, Silke Scholze
Herstellung: Daniel Berger
Illustration: Ansgar Schürenberg, enbe-design, Norbert Basner, Stuttgart
Fotos: Ansgar Schürenberg, Thomas Buchholz
Titelillustration: pinx. Winterwerb und Partner, Design-Büro, Wiesbaden
Umschlag: Atelier Mühlberg, Basel
Satz: ns prestampa sagl, Castione
Druck und buchbinderische Verarbeitung:
AZ Druck und Datentechnik GmbH, Kempten/Allgäu
Printed in Germany

Bibliographische Information der Deutschen Bibliothek
Die Deutsche Bibliothek verzeichnet diese Publikation in der Deutschen Nationalbibliografie; detaillierte bibliografische Angaben sind im Internet unter http://dnb.d-nb.de abrufbar.

Dieses Werk, einschließlich aller seiner Teile, ist urheberrechtlich geschützt. Jede Verwertung außerhalb der engen Grenzen des Urheberrechtes ist ohne schriftliche Zustimmung des Verlages unzulässig und strafbar. Das gilt insbesondere für Kopien und Vervielfältigungen zu Lehr- und Unterrichtszwecken, Übersetzungen, Mikroverfilmungen sowie die Einspeisung und Verarbeitung in elektronischen Systemen.

Die Verfasser haben größte Mühe darauf verwandt, dass die therapeutischen Angaben insbesondere von Medikamenten, ihre Dosierungen und Applikationen dem jeweiligen Wissensstand bei der Fertigstellung des Werkes entsprechen. Da jedoch die Pflege und Medizin als Wissenschaft ständig im Fluss sind, da menschliche Irrtümer und Druckfehler nie völlig auszuschließen sind, übernimmt der Verlag für derartige Angaben keine Gewähr. Jeder Anwender ist daher dringend aufgefordert, alle Angaben in eigener Verantwortung auf ihre Richtigkeit zu überprüfen.
Die Wiedergabe von Gebrauchsnamen, Handelsnamen oder Warenbezeichnungen in diesem Werk berechtigt auch ohne besondere Kennzeichnung nicht zu der Annahme, dass solche Namen im Sinne der Warenzeichen-Markenschutz-Gesetzgebung als frei zu betrachten wären und daher von jedermann benutzt werden dürfen.

Anregungen und Zuschriften bitte an:
Verlag Hans Huber
Lektorat: Pflege
z. Hd.: Jürgen Georg
Länggass-Strasse 76
CH-3000 Bern 9
Tel: 0041 (0)31 300 45 00
Fax: 0041 (0)31 300 45 93

Die 1. und 2. Auflage erschien unter dem Titel «Lebensbegleitung alter Menschen».
3. Auflage 2009
© 2003, 2005, 2009 by Verlag Hans Huber, Hogrefe AG, Bern
ISBN 978-3-456-84564-7

Inhaltsverzeichnis

Geleitwort 9
Früh sterben oder alt werden? 9

Anmerkungen zur 3. Auflage 13

Vorwort 15

1. Einführung 17
   1.1 Das Konzept 18
   1.2 Leitgedanken 18
   1.3 Zentrale Ziele der Basalen Stimulation in der Pflege 18
   1.4 Pflegende 22
   1.5 Alte Menschen 22
   1.6 Lebenswelten 23

2. Leben erhalten und Entwicklung erfahren 25
   2.1 Leben und Pflegebedürftigkeit 26
   2.2 Grundlagen menschlichen Lebens 33
        2.2.1 Bewegung 33
        2.2.2 Wahrnehmung 34
        2.2.3 Kommunikation 37
        2.2.4 Atmen 39
        2.2.5 Körpertemperatur regulieren 39
        2.2.6 Nahrungs- und Flüssigkeitsaufnahme 40
        2.2.7 Ausscheidung 43
   2.3 Entwicklung erfahren 44

3. Das eigene Leben spüren 47
   3.1 Lebens- und Erlebnissituationen alter Menschen 47
        3.1.1 Arbeit 48
        3.1.2 Gelangweilte Sinne 51
   3.2 Stereotypien und autostimulative Verhaltensweisen 52
        3.2.1 Verstehender Zugang zu autostimulativen Verhaltensweisen 53
   3.3 Körperbild und Körperschema 54
        3.3.1 Körperbild – Erweitertes Körperbild 56
   3.4 Von der Desorientierung zur Orientierung 57
   3.5 Pflege als Gespräch 60

3.6	Berührung	61
	3.6.1 Basales Berühren	63
	3.6.2 Eigenberührung	75
	3.6.3 Symmetrie durch Berührung	76
3.7	Angebote zur Körpererfahrung	77
	3.7.1 Körperpflege	77
	3.7.2 Die beruhigende und die belebende Ganzkörperpflege	81
	3.7.3 Basal-stimulierende Anregungen bei Hemiplegie	84
	3.7.4 Entfaltendes Angebot	87
	3.7.5 Diametrale Ausstreichung (nach C. Bienstein)	93
	3.7.6 Basal stimulierende Körperpflege	95
	3.7.7 Baden	96
	3.7.8 Die Vorderseite spüren	98
	3.7.9 Positionieren versus Lagerung	99

4. Sicherheit erleben und Vertrauen aufbauen ... 103

4.1	Biografie als Zugangsweg zum alten Menschen	103
4.2	Konzepte und Überlegungen zur Biografiearbeit	104
	4.2.1 Normalbiografie	105
	4.2.2 Bedeutung von Lebensereignissen	106
	4.2.3 Pflegediagnose nach Böhm	108
	4.2.4 Erinnerungspflege	110
4.3	Körpererleben im Lebenslauf	111
4.4	Sinneserfahrung als Zugangsweg zum «Ich»	113
4.5	Die Sensobiografie	113
	4.5.1 Grundgedanken zur Sensobiografie	114
	4.5.2 Frau Maier – Eine Fallbeschreibung	115
	4.5.3 Fragen zur Sensobiografie	117
	4.5.4 Umgang mit dem Fragenkatalog	118
4.6	Sicherheit	121
	4.6.1 Somatische Sicherheit	121
	4.6.2 Soziale Sicherheit	122
	4.6.3 Kognitive Sicherheit	123
	4.6.4 Strukturiertes Vorgehen	124
	4.6.5 Sicherheit in der Nacht	125
4.7	Stabilität	129
4.8	Erlebte Sicherheit durch primär vibratorische Angebote	130
	4.8.1 Alltägliche Vibration	130
	4.8.2 Stimme und Vibration	133
	4.8.3 Vibration mit Geräten	134
4.9	Sicherheit erfahren durch primär vestibuläre Angebote	136
	4.9.1 Liegen	137
	4.9.2 Mobilisation	137
	4.9.3 Sicherheit und Geschwindigkeit	139

5. Den eigenen Rhythmus entwickeln 143
5.1 Rhythmischer Positionswechsel 144
5.2 Atemstimulierende Einreibung 145
    5.2.1 Durchführung der ASE 147
5.3 Zwänge durch die Pflegeinstitution 151

6. Das Leben selbst gestalten 153
6.1 Vorbedingungen zur Selbstbestimmung 155
6.2 Äußerungen von selbstbestimmtem Verhalten 155
6.3 Basale Antworten auf Versuche der Selbstbestimmung 156
    6.3.1 Selbstbewegung 157
    6.3.2 Alltaggestaltung 158
    6.3.2 Beschäftigung 158
6.4 Besuche gestalten 159

7. Die Außenwelt erfahren 163
7.1 Bedeutung von Haus, Heim und Wohnen 165
7.2 Orientierung im Heim 169
7.3 Das Zimmer 170
    7.3.1 Einräumen des Zimmers 172
    7.3.2 Das Krankenhauszimmer 173
7.4 Das Bett 174
    7.4.1 Das Einschlafen 176
    7.4.2 Das Aufwachen 177
7.5 Körperposition und Beziehung zur Außenwelt 180
    7.5.1 Die waagerechte Position 181
    7.5.2 Das Sitzen 188
    7.5.3 Stehen und Gehen 192
7.6 Aufbau der Beziehung Sache – Mensch 197
7.7 Mit dem Mund die Außenwelt spüren 199
    7.7.1 Tasterfahrungen mit dem Mund 204
    7.7.2 Essen 205
7.8 Visuell die Außenwelt erfahren 208
    7.8.1 Visuelle Umfeldgestaltung 209
7.9 Die Außenwelt erriechen 212
7.10 Hörbare Außenwelt 214
    7.10.1 Verbale Kommunikation 214
    7.10.2 Hörangebote 218

8. Beziehungen aufnehmen und Begegnungen gestalten 221
8.1 Beziehung aufnehmen 221
8.2 Sich vom alten Menschen berühren lassen 229
8.3 Begegnungen gestalten 229

9. Sinn und Bedeutung geben und erfahren ... 235
9.1 Soziale Kontakte ... 236
9.2 Sinn finden und Sinn geben ... 238
9.3 Sinnhaftigkeit des Lebens ... 238
    9.3.1 Glaube ... 238
    9.3.2 Hoffnung ... 240
    9.3.3 Liebe ... 242

10. Autonomie und Verantwortung leben ... 245
10.1 Ein unbequemer Bewohner ... 247
10.2 Veränderungen der Wahrnehmung beeinträchtigen Autonomie ... 248
10.3 Sinnesorgane im Alter – Veränderungen, Auswirkungen, pflegerische Angebote ... 249
    10.3.1 Sehen ... 249
    10.3.2 Hören ... 252
    10.3.3 Tasten ... 252
    10.3.4 Riechen ... 252
    10.3.5 Mundbereich und Geschmack ... 255
    10.3.6 Vibration ... 256
    10.3.7 Vestibulär ... 256
10.4 Der Schlaf ... 256
10.5 Begleitende Bewegungen ... 258
10.6 Veränderungen des Lebensraumes beschränken die Autonomie ... 262
10.7 Ernährung und ethisches Dilemma ... 267
10.8 Autonom sterben ... 271

Anhang ... 275
Fragen zur Sensobiografie ... 275
Primär somatische Wahrnehmung ... 275
Primär vestibuläre Wahrnehmung ... 280
Primär orale Wahrnehmung ... 283
Primär gustatorische Wahrnehmung ... 284
Primär auditive Wahrnehmung ... 286
Primär olfaktorische Wahrnehmung ... 287
Taktile/Haptische Wahrnehmung ... 288
Primär visuelle Wahrnehmung ... 289

Literaturverzeichnis ... 291

Sachwortverzeichnis ... 297

Geleitwort

Früh sterben oder alt werden?

Mit Erstaunen erkennen wir, dass tatsächlich nur diese Alternative für uns bleibt. Wollen wir nicht alt werden, so müssen wir früh sterben. Überleben wir unsere Kindheit, Jugend und das sogenannte beste Alter, so kommen wir unweigerlich in Entwicklungsbereiche des menschlichen Lebens, die wir im bisherigen Leben nur mit Unverständnis, Befremden, manchmal sogar auch angewidert zur Kenntnis genommen haben. Wir sehen Verlust, Abbau, Schwäche und unterscheiden uns damit kaum von den Autoren des Rheinischen Conversations-Lexicons von 1837:

«Das Greisenalter ist bei Frauen und Männern vom 50. und 60. bis zum Lebensende dauernd. In dieser Periode hört das Fortpflanzungsvermögen auf und Körper und Geist werden schwach und kraftlos. Während der verschiedenen Perioden seines Lebens bietet der menschliche Körper, …, ein fortwährendes Oscillieren und Balancieren in Rücksicht seiner Lebenskraft dar. – …
In dem Greisenalter werden die festen Theile steif und trocken; die Triebkraft ermattet, die Reizbarkeit und Empfindlichkeit nimmt ab, die flüssigen Theile werden zur Ernährung immer weniger geschickt und trocken in ihren kleinen Kanälen …
daher ferner beim Greise jene Anlage zum Schlagflusse, Blödsinne, zur Abzehrung und zu vielen anderen mehr oder minder gefährlicher Krankheiten»

(Rheinisches Conversations-Lexicon oder encyclopädisches Handwörterbuch für gebildete Stände. Herausgegeben von einer Gesellschaft rheinländischer Gelehrten, Köln 1837)

Die Altersspanne hat sich in den vergangenen 150 Jahren deutlich ausgeweitet, wir werden später alt, wir sind länger alt. Das Ende des Lebens wurde weiter hinausgeschoben, die aktive Lebensspanne deutlich erweitert. Dies sind verwirklichte Wünsche, die viele Generationen vor uns hatten, Wünsche, mit deren Auswirkungen wir uns jetzt konfrontiert sehen.

Die neue Altersdiskussion in Politik und Gesellschaft zeigt die «Kehrseite der Medaille». Von einer «Überalterung» der Gesellschaft wird gesprochen, vom Aufkündigen des Solidaritätsvertrages der Generationen, davon, dass die Alten verbrauchen was die Jungen nicht mehr schaffen können. Immer deutlicher wird, dass die Alten als Last gesehen werden, dass die Jungen diese Last nicht mehr länger bereit sind zu tragen. An vielen Stellen kann man spüren, dass die Jüngeren hinter vorgehaltener Hand deutlich werden lassen, die Alten hätten ja nun wirklich genug Leben gelebt, es sei Zeit ein Ende damit zu machen. Konkreter finden wir dies in den Niederlanden, bei unseren pragmatischen Nachbarn, wo aktive Sterbehilfe im Alter diskutierbar und dann auch machbar wurde. Wer nicht mehr leben will, dem kann nun final geholfen werden. Wie es aber dazu kommt, dass ein Mensch nicht mehr leben möchte, dies wird nur selten hinterfragt. Das Alter selbst ist es sicherlich nicht, es ist der Umgang mit dem Alter und seinen Begleitprozessen, der das Leben nicht mehr lebenswert erscheinen lässt.

Im Konzept der Basalen Stimulation haben wir uns von Anfang an der zentralen Aufgabe gestellt, das Leben hier und jetzt für Menschen mit Behinderungen, für Menschen mit schweren Erkrankungen und eben auch für Menschen mit Altersbeeinträchtigungen lebbar zu machen. Wir konnten durch Beobachtungen erkennen, dass viele scheinbar zwangsläufig zum Alterungsprozess gehörende Erscheinungen wie Verwirrtheit, Wundliegen, Ernährungsstörungen auch etwas damit zu tun haben, wie mit diesen alten Menschen umgegangen wird, welche Interaktion und Kommunikation ihnen geboten und welche ihnen vorenthalten wird.

Mit unserem Konzept konnten wir zeigen, dass Leben auf jedem Aktivitätsniveau lebenswert sein kann, wenn es gelingt, eine befriedigende Interaktion und Kommunikation zwischen der betroffenen Person und seiner sozialen Umwelt herzustellen. Die Beeinträchtigung liegt nicht ausschließlich beim betroffenen Individuum, sie lässt sich schon gar nicht auf organische Veränderungen allein reduzieren, sondern sie ist immer etwas, was sich in der Begegnung zwischen Menschen ereignet. Wenn die Möglichkeiten eines Menschen und die Erwartungen, die man an ihn und sein Verhalten stellt, nicht mehr übereinstimmen, dann kommt es zu Problemen, dann wird dieser Mensch in seinem Leben und auch in seiner weiteren Entwicklung beeinträchtigt. Es liegt also nicht nur an ihm, sondern immer auch an denen, die Erwartungen formulieren, die Erwartungen in ihre alltäglichen Handlungen einfließen lassen. Verweigern sie eine angemessene Erwartung und eine angemessene Art der Begegnung, so machen sie dem betroffenen alten Menschen das Leben unerträglich. Sie können es ihm so unerträglich machen, dass ihm der Tod als die bessere Alternative erscheint.

Voller Schrecken müssen wir in der Bundesrepublik Deutschland zur Kenntnis nehmen, dass unser Sozial- und Pflegesystem an vielen Stellen ganz erheblich zu wünschen übrig lässt.

Alexander Frey, Mitglied des Forums und Sprecher des Arbeitskreises gegen Menschenrechtsverletzungen am 18. März 2001 vor den Mitgliedern des Komitees für wirtschaftliche, soziale und kulturelle Rechte:

«... in der Bundesrepublik Deutschland leben ca. 400 000 Menschen in Pflegeabteilungen von Altenheimen. Mehr als die Hälfte dieser Bewohner ist psychisch krank oder altersdement.»

Untersuchungen der Medizinischen Dienste der Krankenkassen und die Recherchen einer Reihe von privaten Organisationen haben ergeben, dass in den Einrichtungen erhebliche Defizite bestehen:

1. *Ca. 85 % der Bewohner sind unterernährt, da für das Personal oft keine Zeit besteht, Hilfestellung beim Essen zu leisten oder die Ernährung nicht altengerecht ist.*
2. *36 % der Bewohner leiden an Austrocknung, da sie nicht genügend zu trinken erhalten.*
3. *Auf Grund der schlechten Ernährungssituation und auf Grund der Tatsache, dass die Bewohner oft über längere Zeiträume nicht gewaschen oder geduscht werden, entstehen offene Wunden. 25 % der Bewohner leiden an Dekubitusstellen (offene Wunden). 5 % leiden an schweren Dekubitus. Demnach sind ca. 20 000 Heimbewohner einem ähnlichen Dekubitus ausgesetzt, wie er auf dem von mir mitgebrachten Bild zu sehen ist. Die Bewohnerin erhielt auf Grund der nachweisbar falschen Pflege 46 000 DM Schmerzensgeld.*
4. *Es werden Katheder gelegt, um die Menschen nicht auf die Toilette bringen zu müssen. Es werden Magensonden gelegt, um keine Hilfestellung beim Essen leisten zu müssen.*
5. *Es werden starke Psychopharmaka zur Ruhigstellung gegeben. Zeit für Zuwendung, z. B. bei der Sterbebegleitung bleibt nicht.*
6. *Kritiker erhalten Hausverbote, das Akteneinsichtsrecht in die Akten der Kontrollorgane wird verweigert, um die Möglichkeit von gerichtlichen Schritten durch die Heimbewohner auszuschließen.*
7. *Ca. 400 000 freiheitsentziehende Maßnahmen, z. B. Festbinden von Personen, starke Psychopharmaka, werden täglich durchgeführt. Dies geschieht oft ohne richterliche Genehmigung, entgegen der in der Bundesrepublik bestehenden Gesetzeslage.*
8. *Nach einer Untersuchung eines großen Verbandes mit 500 000 Mitgliedern (Sozialverband Deutschland) sterben in den Pflegeheimen bundesweit ca. 10 000 Menschen jährlich auf Grund der verheerenden Pflegesituation.*

*Zu Unrecht weist die Bundesregierung darauf hin, dass es sich hier um «bedauerliche Einzelfälle» handeln würde und die Pflege insgesamt «optimal» sei. Ein Pflegeschlüssel von 1:2,8, der in der Bundesrepublik üblich ist, bedeutet, dass 28 schwerstpflegebedürftige Menschen rund um die Uhr in 3 Schichten gepflegt werden. Bedenkt man Urlaub, Krankheit, Fortbildung usw. kommt man zu der Situation, dass 28 Schwerstpflegebedürftige von höchstens 2 oder 3 Personen gepflegt werden und **die tatsächliche Pflege pro Person nicht einmal 1 Stunde am Tag beträgt. Unter diesen Bedingungen ist eine menschliche Pflege nicht möglich!** Die Bundesrepublik Deutschland hat ein Heimbewohnerschutzgesetz und ein Qualitätssicherungsgesetz vorgelegt, das jedoch keine Verbesserung bringen wird, da im Gesetz nicht geregelt ist, wie viel Personal künftig für wie viele Bewohner angestellt werden soll und wie viel Personal tatsächlich für jeden Bewohner vorhanden sein muss.*

Das Komitee gibt mit Datum vom 31. August 2001 seiner großen Sorge Ausdruck über die menschenunwürdigen (inhumanen) Bedingungen in Pflegeheimen, infolge von strukturellen Mängeln (Schwächen), im Pflegebereich, wie dies vom medizinischen Dienst (den medizinischen Diensten) der Krankenkassen (MDS) bestätigt worden ist. Das Komitee drängt die Bundesrepublik dringende Maßnahmen zu ergreifen, um die Situation der Patienten in Pflegeheimen zu verbessern».

Ein Land, das Menschenrechtsverletzungen anprangert, das «uneingeschränkte Solidarität» propagiert, sollte diese Solidarität auch mit seinen altgewordenen Mitbürgern pflegen.

Die Autoren des vorliegenden Buches haben in vielen Jahren Erfahrungen mit dem Konzept der Basalen Stimulation und seiner Anwendung bei alten Menschen sammeln können. Sie haben dieses Konzept theoretisch reflektiert und immer wieder neu den Praxisanforderungen angepasst. Ich danke Ihnen für dieses Engagement und dafür, dass Sie Ihre Erfahrungen jetzt in einem mühevollen Prozess in die schriftliche Form gebracht haben. Ich bin der Überzeugung, dass im Bereich der Versorgung, Pflege und Förderung alter Menschen eine der großen Zukunftsaufgaben liegt. Eine Gesellschaft, die das Altwerden fürchten muss, weil sie sieht, dass sie dann nur noch inhumane Angebote bereithält, kann keine gesunde, stabile und zukunftsorientierte Gesellschaft sein. Denn unsere Zukunft, unsere individuelle Zukunft ist immer das Alter. Mit einer Anregung, Versorgung und Pflege nach basalen Prinzipien wird es möglich sein, alten Menschen ihren Tag orientiert und präsent erleben zu lassen. Sie können mit ihren Angehörigen eher Kontakt aufnehmen und halten, sie können sich selbst spüren und verlieren sich nicht in Desorientierung und Verwirrtheit.

Die Würde des Alters steht in einem engen Bezug zum würdigen Umgang mit alten Menschen. Ihnen das zu geben, was sie jetzt in ihrer Situation der eingeschränkten Aktivität, der eingeschränkten Wahrnehmung, der reduzierten Kommunikationsfähigkeit brauchen, ist Menschenpflicht. Es ihnen vorzuenthalten ist eine Verletzung ihrer Menschenrechte.

Ich wünsche mir sehr, dass das Buch von Thomas Buchholz und Ansgar Schürenberg eine breite Leserschaft findet, dass Pflege, sowohl Kranken- wie Altenpflege, sich der Grundprinzipien bedient, um ihren Klienten ein würdiges Alter möglich zu machen.

Landau/Kaiserslautern im Frühjahr 2002
Andreas Fröhlich

Anmerkungen zur 3. Auflage

Bedeutet ein neuer Titel ein neues Buch, mit einem ganz anderen Inhalt?

Auf dieses Buch, das Sie vielleicht schon einmal unter dem «alten» Titel in den Händen hielten, trifft das nicht zu. Der Titel wurde, wie die Inhalte auch, aktualisiert, präzisiert, neu strukturiert und für die Leserschaft ansprechender und konkreter gestaltet.

Der bisherige Titel «Lebensbegleitung alter Menschen» ließ vermuten, dass die Inhalte des Buches vornehmlich die Zielgruppe aller alten Menschen, gleich ob gesund, krank oder behindert umfassen würden. Diesem Anspruch konnte der Titel unserer Meinung nach nicht mehr gerecht werden.

Vom Titel ausgehend konnte der Eindruck entstehen, dass das Konzept der «Basalen Stimulation®» eine untergeordnete Rolle in unseren Ausführungen spielt. Dabei steht dieses bedeutende und mittlerweile in der Fachwelt der Pflege weitestgehend anerkannte, ursprünglich pädagogische Konzept in Wahrheit an vorderster Stelle – und mit ihm weiterhin der alte Mensch – aber in den verschiedensten Pflegesituationen: von akuter Krankheit betroffen, auf einer Intensivpflegestation gepflegt, in ambulanter Pflege oder Heimpflege, bis hin zur Pflege im Hospiz.

In all diesen Lebenssituationen benötigt der beeinträchtigte alte Mensch eine Begleitung, die ihm Orientierung und Sicherheit gibt und seine Sprache spricht. Oft ist dabei, krankheits- oder situationsbedingt, eine sehr elementare, «basale» Sprache nötig, die über das gesprochene Wort hinausgeht. Körpernahe Wahrnehmungen und einfühlsame Begegnungen, wie die «Basale Stimulation® in der Pflege» sie beschreibt, werden dann zum Element der «Lebensbegleitung».

Mit der Namensänderung des Buches verhält es sich also wie mit der Gartenszene aus Shakespeare's «Romeo und Julia»:

> Was ist ein Name?
>
> Was uns eine Rose heißt,
>
> Wie es auch hieße,
>
> Es würde lieblich duften.

Eine weitere Beobachtung im Zusammenhang mit dem früheren Buchtitel war, dass einige potentielle Leser bei ihrer Suche nach Literatur zum Thema «Basale Stimulation in der Pflege» den Untertitel nicht erfasst haben und dieses Buch daher schwer zu finden war. In den Bücherregalen von Alten- oder Krankenpflegeschulen und Heimen dominierte – so die Beobachtung der Autoren – konzeptspezifische Literatur aus dem «Akutbereich der Pflege».

Die Lebensbedingungen alter Menschen erfordern jedoch besondere Denk- und Handlungsansätze, die dieses Buch berücksichtigen möchte. Auch deshalb scheint uns die Änderung des Titels von Wichtigkeit zu sein, um die interessierten Menschen zu erreichen, die einen großen Anteil ihrer eigenen Arbeits- und damit Lebenszeit mit alten Menschen verbringen.

Wir hoffen, dass nun noch mehr Pflegende, Angehörige, Interessierte und Pflegebedürftige von dem Konzept «Basale Stimulation® in der Pflege» profitieren können und sich verstanden, unterstützt und angesprochen fühlen.

Malsch und Witten im Sommer 2008
Thomas Buchholz und Ansgar Schürenberg

Vorwort

Basale Stimulation in der Pflege ist kein fertiges, abgeschlossenes Konzept, und dieses Buch ist kein «Rezeptbuch für basalstimulierende Pflege». Umso mehr haben wir uns daher über die vielen positiven und konstruktiven Rückmeldungen zur ersten Auflage gefreut.

Erfreulich ist vor allem die Begeisterung der Leser und Leserinnen, ein Buch in den Händen zu halten, das ihnen viele praktische Anregungen und Hilfestellung zur Bewältigung und Bereicherung ihrer Pflege geboten hat. Ihnen – den Lesern – gilt unser besonderer Dank und unsere Anerkennung. Sie leisten bei der Übertragung des Konzeptes in den Alltag ihres beruflichen Handelns einen wichtigen Beitrag zu mehr Respekt im Umgang mit alten Menschen in unserer Gesellschaft.

Die erste Auflage wurde durchgesehen und korrigiert, einzelne Textpassagen wurden aktualisiert oder überarbeitet. Einige Abbildungen wurden durch qualitativ bessere oder aussagekräftigere ersetzt. Unser Dank gilt auch unserem «Begleiter» Herrn Jürgen Georg und den Mitarbeiterinnen des Lektorats für die Durchsicht der ersten Auflage und die Überarbeitung des Sachwortverzeichnisses.

Das Konzept lebt von den Erfahrungen, die die beteiligten Menschen damit machen. Zentral ist in der Basalen Stimulation die Kommunikation. Das aus dem Lateinischen stammende Wort «communicare» bedeutet «etwas ‹gemeinsam machen› – im Sinne von etwas zur gemeinsamen Sache machen – vereinigen, teilen, mit-teilen, Anteil haben, Anteil nehmen, sich gemeinsam beraten, besprechen». Wir möchten in diesem Sinne auch weiterhin, mit Hilfe dieser Auflage, mit den alten Menschen und Ihnen, liebe Leserinnen und Leser, kommunizieren.

Malsch und Witten, im September 2004
Thomas Buchholz und Ansgar Schürenberg

1. Einführung

Basale Stimulation als Konzept ist seit nunmehr über 30 Jahren das, was man einen «jungen Erwachsenen» nennen darf. Es ist aber auch noch lange nicht «alt». Seine entschiedenen Entwicklungsimpulse bekommt es weiterhin von den geistigen Eltern. Prof. Dr. Andreas Fröhlich, emeritierter Heilpädagoge und Heilpädagogischer Psychologe der Universität Koblenz/Landau hat es begründet, auf der Suche nach elementaren Fördermöglichkeiten für schwerstmehrfachbehinderte Kinder. Prof. Christel Bienstein, Leiterin des Instituts für Pflegewissenschaft der Universität Witten/Herdecke, hat es vor mehr als 20 Jahren für die Pflege entdeckt. Zusammen haben sie es in den Bereich Pflege eingepasst und weiter entwickelt. Alle Bereiche der Pflege von Frühgeborenen- bis Altenpflege, von Intensiv- bis Hospizpflege haben davon profitiert. Während sich durch inzwischen über 800 ausgebildete Multiplikatoren, Kursleiter und PraxisbegleiterInnen für Basale Stimulation in der Pflege immer neue Umsetzungsmöglichkeiten in der Praxis auftun, wird das Konzept von den Begründern weiter entwickelt.

Ganz zu Anfang zogen die Kollegen mit sogenannten «Sensieimern bewaffnet», in denen sich Igelbälle, Felle, Schaumflaschen und Vibratoren befanden, los, um bei den «Schützlingen» Reize in den basalen Wahrnehmungsbereichen zu setzen. Später wurden «Angebote» in den einzelnen Wahrnehmungsbereichen gemacht mit dem Ziel, die Wahrnehmungs-, Bewegungs- und Kommunikationsmöglichkeiten der Betroffenen zu fördern. Vor ein paar Jahren kam mit den *Zentralen Zielen der Basalen Stimulation in der Pflege* ein neuer großer Entwicklungsimpuls hinzu (vgl. Bienstein 2003).

Inzwischen soll zudem durch die «3 Elemente der Basalen Stimulation® in der Pflege» Technik, Kompetenz und Haltung deutlich gemacht werden, dass weder alleinig die richtige Technik noch die gute Haltung den schwerstbeeinträchtigten Menschen gegenüber eine entsprechende Pflegehandlung zur Basalen Stimulation in der Pflege werden lässt. Erst die Verbindung dieser drei Elemente, im Kontext pflegerischen Handelns, macht Pflege zu einer «basal stimulierenden Pflege»

Im «Kindesalter» des Konzeptes standen Förderung und Spielen im Mittelpunkt. In der Pubertät der Protest gegen die Institutionen. Die Bedürfnisbefriedigung des Patienten wurde an allererste Stelle gesetzt. Danach versuchten die Pflegekräfte die Betreuten zu «mündigen Patienten» zu machen, indem der Kommunikationsaspekt stark hervorgehoben wurde.

Inzwischen ist es keine Schande mehr, sich mit den Realitäten zu arrangieren und sich weitsichtig um Lebensqualität zu kümmern, weil man nun «Teil des Systems» ist. Akute, lebensbedrohliche Situationen und der natürliche Tod werden zu Themen, mit dem man sich auseinandersetzt statt sie zu verdrängen.

Mit solchen Ansichten und Erfahrungen ist das Konzept schon sehr reif für sein Alter. Doch wer so alt ist wie wir (und älter) weiß, dass auch in den Jahren danach noch viele interessante Entwicklungen zu erwarten sind. Wir jedenfalls freuen uns schon darauf, mit dem Konzept alt zu werden. Vorher aber würden wir uns freuen, wenn Sie dieses Wissen der «lebens- und berufserfahrenen Kollegin *Basale Stimulation in der Pflege*» als Mitarbeiterin in Ihr Team einarbeiten, und wünschen Ihnen eine höchst befruchtende Zusammenarbeit und viel Spaß miteinander.

1.1 Das Konzept

Speziell geht es um das Konzept der *Basalen Stimulation*® in der Pflege, das aus dem Konzept «Basale Stimulation®» entwickelt wurde und weiterhin fest mit ihm vielfältig verknüpft ist. Wir möchten es hier aus dem besonderen Blickwinkel alter Menschen in den verschiedensten Pflegeeinrichtungen, einschließlich der häuslichen Pflege, betrachten.

1.2 Leitgedanken

Wir möchten Sie in Ihren Leitgedanken unterstützen, mit Ihren Pflegezielen, vor allem die aktuellen Ziele des zu Pflegenden zu unterstützen. Wir hoffen, dass Sie dabei den Spagat schaffen, zwischen «Anwalt des Patienten» und Repräsentant einer seiner «Prozessgegner» zu sein.

1.3 Zentrale Ziele der Basalen Stimulation in der Pflege

Die Zentralen Ziele, als etwas in der Form und Zusammenstellung Neues, können der Bedürfnispyramide von Maslow gleich, die Grundlage eines Pflegemodells bilden. Es geht bei den Zielen immer darum, den Betroffenen in *seinen* Zielen und *seinem* Tun zu unterstützen bzw. die Voraussetzungen, die Erfüllung seiner Ziele zu verbessern. Bienstein und Fröhlich gehen dabei von der Sichtweise des Menschen mit Behinderungen, Krankheit und/oder Pflegebedarf aus, der selbst spürt und weiß, was ihm gut tut. Das eigene Leben und Lernen im Rahmen der zur Verfügung stehenden Ressourcen selbstbestimmt zu entscheiden, ist Ausgangspunkt für Entwicklungen und persönliches Wachstum. Die Zentralen Ziele des Konzeptes lassen eine gewisse Ordnung erkennen. Sie stellen jedoch kein aufeinander aufbauendes

Stufenmodell dar, bei dem die Erfüllung eines Zieles Voraussetzung ist zum Erreichen eines anderen Zieles. Die Ziele lauten im Einzelnen:

- Leben erhalten und Entwicklung erfahren
- das eigene Leben spüren
- Sicherheit erleben und Vertrauen aufbauen
- den eigenen Rhythmus entwickeln
- das Leben selbst gestalten
- die Außenwelt erfahren
- Beziehungen aufnehmen und Begegnungen gestalten
- Sinn und Bedeutung geben und erfahren
- Autonomie und Verantwortung leben.

(Fröhlich 2006: 9)

Selbst bei Zielen wie *Leben erhalten und Entwicklung erfahren* ist die Perspektive des Patienten gemeint. Wir unterstützen den Menschen darin, sein Leben erhalten bzw. es abschließen zu können. Dessen Wunsch und sein Bedürfnis begleitet zu werden ist leitend, nicht unsere Vorstellung von Begleitung. Insofern sind alle Ziele auf seine Situation und langfristigen Lebensaufgaben und -anforderungen gerichtet.

Damit unterscheidet sich dieser Zugangsweg zum Menschen von dem anderer Pflegemodelle, wie z.B.: ATL, ADL, AEDL, FEDL usw. (vgl. Juchli 1997), in seiner Betrachtungsweise und den Konsequenzen für pflegerisches Handeln.

Zum praktischen Umgang mit den Zentralen Zielen

Eine wichtige Bedingung für das Denken in und die Arbeit mit den Zentralen Zielen ist das, wie auch immer geartete, «Befragen» der betroffenen Person.

Gerade alte, nicht von Demenz betroffene Menschen können sehr wohl Auskunft geben über ihre Ziele. Pflege als Dienstleistung hat stets das Recht auf Selbstbestimmung des Bewohners zu respektieren. Selbst wenn der Wunsch des Bewohners fachlichen Standards widerspricht, kann die Pflegende nur über die möglichen krankmachenden Folgen seines Wunsches beraten und diese Beratung dokumentieren. Das Recht auf Selbstbestimmung und Unverletzlichkeit der Person steht über anderen fachlichen Ansprüchen. Auch wenn bei Menschen mit einem bestellten Betreuer juristisch das Recht auf Selbstbestimmung aufgehoben, bzw. eingeschränkt ist, soll die Pflege dem weiter geltenden ethischen Anspruch hierauf sich entsprechend verhalten. Die Selbstbestimmung des Menschen ist oberste Maxime pflegerischen Handelns.

Ist das Befragen auf Grund der Beeinträchtigung des betroffenen Menschen nicht möglich, entscheidet das beobachtbare Verhalten, welches mögliche Zentrale Ziel oder welche möglichen Zentralen Ziele diesen Menschen gerade beschäftigen könnten. Die intensive Beobachtung der verbalen, stärker jedoch der nonverbalen Äußerungen lassen mögliche Rückschlüsse zu, auf die ursächlichen Ziele, welche hinter dem Verhalten des nicht mit Worten sprechenden Menschen stehen könnten.

Im Sinne des Konzeptes der «Basale Stimulation® in der Pflege», bieten sich unter anderen, folgende Umgangs- beziehungsweise Vorgehensweisen zur Auswahl der möglichen Zentralen Zieles des Patienten an:

Erstens: Die Pflegeperson entscheidet in der Pflegesituation intuitiv, infolge ihrer Erfahrung als «Expertin» (vgl. Benner, 1994), welches Zentrale Ziel zu vermuten ist[1] und wählt darauf hin ein, zu diesem Ziel passendes Angebot aus. Sie reflektiert anschließend ihr Angebot sowie die Wirkung der Pflege und ist sich der (hypothetischen) Annahme des Zentralen Zieles weiterhin bewusst.

Zweitens: Das Verhalten eines Bewohners wird im Pflegeprozess oder in der Alltagssituation beobachtet. Das – am besten möglichst wertfrei – beobachtete Verhalten wird aus der subjektiven Sicht von der betreuenden Pflegeperson beschrieben und im Austausch mit dem Team (z. B. bei der Übergabe, dem Rapport) und/oder auch mit Angehörigen besprochen und eingeschätzt. Überlegt wird, ob eventuell Hinweise der Biografie oder der «Sensobiografie» herangezogen werden können, um das Verhalten zu deuten. Natürlich ist der aktuelle Gesundheitszustand (z.B. Schmerzen) ebenso entscheidend, um Rückschlüsse auf das Zentrale Ziel ziehen zu können.

Haben sich die Beteiligten durch den gemeinsamen Austausch auf ein oder mehrere Ziel/e verständigt, bieten sich u. a. zwei Varianten zur Auswahl eines pflegerischen Angebotes an:

Bei Variante eins stellt sich die Pflegeperson die Fragen:

1. Wie könnte sich das gezeigte Verhalten aus der Sicht der betroffenen Person, insbesondere körperlich, anfühlen?
2. Welche körperliche Erfahrung würde helfen, dieses Gefühl zu befriedigen, besänftigen oder davon entlasten?
3. Welches pflegerische Angebot ermöglicht am besten eine solche «körperliche Erfahrung» und kann auf das Ziel hin umgestaltet angeboten werden? (Orientierungshilfe zur Auswahl der Angebote sind zunächst die Körper- und Umweltsinne und dort jeweils die beim ‹gezeigten Verhalten› besonders betroffenen Wahrnehmungsbereiche des Menschen)

---

[1] Hilfreich in diesem Zusammenhang sind die, von Käppli (vgl. Pflege Heute, 3. Auflage 2004, Urban u. Fischer, München) formulierten und von Fröhlich auf das Konzept hin angepassten Pflegephänomene und positiven Kräfte (vgl. Fröhlich, 2006). Deren Zusammenschau tragen zu einer möglicherweise «objektiveren» Sicht des Zentralen Zieles bei.

4. Nach dem Anbieten und der Reflexion der Interaktion erfolgt die Überprüfung, ob das Angebot dem Zentralen Ziel der Patientin zu entsprechen schien. Wie hat die Pflege gewirkt? Das Angebot wird im Team diskutiert und als regelmäßig wiederkehrendes Angebot über einen bestimmten Zeitraum festgelegt, angeboten und dessen Ergebnis dokumentiert. Dabei befreit das einmal Festgelegte nicht von der regelmäßigen Überprüfung, ob das Angebot noch den aktuellen Bedürfnissen und der Situation entspricht.

Die zweite Variante sieht die Auswahl eines Angebotes, passend zur gemachten Beobachtung vor und bietet dieses an. Danach überprüft die Pflegende, je nach non-verbaler Reaktion oder Mitteilung der Bewohnerin, welchem Zentralen Ziel das gezeigte Verhalten entsprechen könnte. Nun teilt die Pflegende ihre Beobachtungen, Erfahrungen und die Wirkung des «ausprobierten» Angebotes dem Team mit.

Es gibt keine bessere oder schlechtere Variante zur Bestimmung eines Zentralen Zieles, sondern immer nur den individuellen Weg. Wichtig sind der Austausch und die Verständigung im Team (Übergabe, Rapport etc.), damit alle den Bewohner auf dem Hintergrund seines momentan vorherrschenden Zentralen Zieles pflegen und begleiten.

Die Zentralen Ziele des Menschen sind vielfältig und können innerhalb kurzer Zeit von einer und zur nächsten Pflegeintervention variieren. Die betroffene Person gibt der Pflegekraft immer den individuellen Rahmen jeder Tätigkeit vor. Pflege wird dadurch interessant, zur Herausforderung und ermuntert immer wieder aufs Neue einen Perspektivwechsel vor zu nehmen und eingespielte «Routinen» oder «Pflegerituale» zu hinterfragen.

Die interdisziplinäre Zusammenarbeit ist daher sehr wichtig. Nur im gemeinsamen Austausch mit Pflegekräften, Angehörigen, Ärzten, Therapeuten etc. kann den möglichen Zentralen Zielen einer Pensionärin möglichst nahe gekommen werden.

Wir haben erleben können, dass selbst intensivmedizinische Maßnahmen (ausgerichtet an dem Ziel aus der Sicht des behandelnden Arztes: «Leben erhalten und Entwicklung erfahren») bei einem alten Menschen auf einer Intensivpflegestation nicht griffen, weil dessen Ziel «Sicherheit erleben und Vertrauen aufbauen» nicht berücksichtigt wurde. Erst nachdem der Patient vom Pfleger zu seinem «unkooperativen» Verhalten und Sorgen befragt wurde und dieser ihm persönlich zusicherte sich sofort um die noch offen stehende Wohnung und den Hund darin zu kümmern, stellte sich eine deutliche Verbesserung der Kreislauf- und Atemsituation ein.

Im weiteren Verlauf unserer Ausführungen erfüllen diese «zentralen Ziele» gleichsam eine Ordnungsfunktion. Sie sind Grundlage unserer Betrachtungsweise. Sie sollen aus der Perspektive des «Individuums» einen Zugang zum alten Menschen ermöglichen.

1.4 Pflegende

Mit Pflegende meinen wir Krankenschwestern und -pfleger, AltenpflegerInnen, PflegehelferInnen und pflegende Angehörige. Wir werden jedoch nicht jedes Mal die ganze Palette der Pflegenden aufführen, sondern die Bezeichnungen locker wechselnd verwenden, wenn wir doch (meist) alle meinen.

Pflege im Sinne des Konzeptes «Basale Stimulation in der Pflege» sollte ein Zeichen der beruflichen Qualifikation sein. Schwerstpflegebedürftige Menschen, wie z. B. Schlaganfallpatienten («die kriegen nichts mehr mit»), dürfen nicht länger die Übungsobjekte unerfahrener, häufig sich selbst überlassener Schüler, Zivildienstleistender und Praktikanten sein[2]. Je weniger jemand vermeintlich mitbekommt, umso höher qualifiziert sollte die ausführende Pflegekraft sein. Auch bei so scheinbar «simplen Maßnahmen» wie Waschen und Essen anreichen. Qualifikation ergibt sich nicht alleine aus einem einst erworbenen Examenszeugnis. Sie braucht vor allem die Kraft und die Stärke zu menschlicher Begegnung. Genauso wie pflegende Angehörige zu Experten für die von ihnen gepflegte Person in Bezug auf Beobachtung, Ressourcen, Verlaufsbeschreibung, spezifische Kommunikationsmöglichkeiten und natürlich auf ihre *Sensobiografie* werden, können Pflegekräfte jedweder Ausbildung zum Experten für diese von ihnen gepflegte Person werden. Voraussetzung ist genügend Offenheit, Kontinuität und Hochachtung für diese Menschen. Wir möchten Sie als Pflegende in diesem Gefühl der Hochachtung für jeden einzelnen dieser Menschen bestärken und Anregungen geben, wie Sie Ihr Interesse für deren aktuelles Erleben erkunden, ihnen Ausdrucks- und Gestaltungsmöglichkeiten einräumen und in Pflegemaßnahmen spürbar machen können. Eine reflexive Haltung und die Achtung der eigenen Persönlichkeit der Pflegenden sind dabei hilfreich und notwendig. Nur wer achtsam und respektvoll mit sich selbst umgehen kann, kann für den anvertrauten Menschen ebenbürtiger Partner sein. Bei aller Bereitschaft zur Hingabe und Zuwendung sind eine sich selbst reflektierende Haltung und das Erkennen eigener Grenzen von Belastung und Überlastung wesentlich für eine offen teilnehmende Begegnung mit dem Betroffenen. Dies kann helfen, rechtzeitig einem «Burnout-Syndrom» vorzubeugen.

---

2 Die derzeitigen gesundheitspolitischen Entscheidungen und Entwicklungen lassen vermuten, dass diese Problematik sich zunehmend verschärfen wird.

1.5 Alte Menschen

In erster Linie geht es in diesem Buch um alte Menschen. Menschen in stationären Einrichtungen und zu Hause, die durch Alterserscheinungen, Krankheiten oder Unfälle intensiv pflegebedürftig geworden sind. Mittlerweile entfallen z. B. 40 % aller Krankenhauspflegetage[3] in Deutschland auf Personen, die 65 Jahre und älter sind. Auch dadurch ändert sich im Alter das Erleben von Pflegebedürftigkeit besonders stark. Anpassung und Entwicklung fördernde Pflegebemühungen müssen bei Betagten im Vergleich zu denen bei jungen Menschen intensiver und langfristiger angelegt werden. Von unschätzbarem Wert ist die Lebenserfahrung der alten Menschen, die mit einer unermesslichen Zahl von Sinneserfahrungen verbunden ist, die meist leichter aus der Erinnerung abrufbar werden als aktuelle Erfahrungen. Oft ist es schwierig, die Person hinter den Ausdrücken von Desorientierung und Resignation zu erkennen. Mit einer entsprechenden Einstellung und Herangehensweise werden Sie jedoch diese ausgeprägte Persönlichkeit bis zum letzten Atemzug und wahrscheinlich auch noch darüber hinaus erfassen können.

Aus diesem Grund wird im Weiteren nicht besonders zwischen den Gruppen Patienten, Bewohner, Klienten, zu pflegende Angehörige und Betroffenen unterschieden. Im Blickpunkt unserer Betrachtung steht die einzelne Person, der Mensch, unabhängig von irgendwelchen Rollenzuweisungen. Um dies deutlich zu machen wechselt die Sprache zwischen der männlichen und weiblichen Form sowie in den unterschiedlichen Bezeichnungen für den alten Menschen.

1.6 Lebenswelten

Die Welt eines jeden Menschen ist seine eigene, gedachte und gemachte Welt. Sie bestimmt seine individuelle Wirklichkeit. Diese Wirklichkeit bildet sich aus der Begegnung des Menschen mit sich, seiner belebten und unbelebten Außenwelt. Pflegende nehmen in dieser Welt dann einen Raum ein, wenn Krisensituationen und Krankheit auftreten und dadurch ein Hilfebedarf entsteht. Das Wissen um die Einzigartigkeit des Menschen und die Begrenztheit seines Lebens wird zum Ausgangspunkt für professionelle Helfer, wenn sie andere Menschen begleiten.

Hilfe in dem hier verstandenen Sinn ist der Versuch, dem Menschen seine Entwicklungen zu ermöglichen, sein Werden zu unterstützen, sein Wachstum zu fördern und ihm in seiner Vergänglichkeit Begleiter zu sein. Darin

---

3 Quelle: Gesundheitsberichterstattung 1998, erstellt vom Statistischen Bundesamt. Gbe.

spiegelt sich die eigentliche Aufgabe von Pflege wider. Dieses Verständnis von Pflege erfordert fachliche, vor allem jedoch menschliche Kompetenz.

Ein Stück den Weg des Lebens gemeinsam gehen, ohne die Forderung zu stellen, so zu sein wie andere es erwarten. Diese Haltung unterstützt die Fähigkeit, die eigene Person wacher werden zu lassen für das, was der andere Mensch braucht, kann oder will.

Der kranke, behinderte oder alte Mensch ist in diesem Prozess der Entwicklung beruflicher Kompetenz der eigentliche Lehrmeister. Er setzt diesen Vorgang des Reifens von Professionalität in Gang, wenn Pflegende sich die erforderliche Aufmerksamkeit und das Interesse an der Beziehung von Mensch zu Mensch erhalten. So kann es möglich werden, bewährte Methoden zu festigen, sie ständig zu erweitern, neue zu erkunden, diese und sich selbst kritisch zu reflektieren.

Im rechten Augenblick fest geschriebene Normen fallen zu lassen, wenn die Situation die menschliche Begegnung verlangt, macht Pflege zu einer erfüllenden, professionell ausgeübten Aufgabe. (vgl. Benner 1994)

2. Leben erhalten und Entwicklung erfahren

Die Ziele menschlichen Denkens und Handelns sind ausgerichtet auf ein erfülltes Dasein. Das menschliche Sein entwickelt sich aus den grundlegenden Fähigkeiten zur Wahrnehmung, zur Bewegung und zur Kommunikation. Menschen wollen, unabhängig von ihrem Alter oder dem Grad ihrer Behinderung, orientiert an den eigenen Bedürfnissen und Wünschen so leben, dass ein individuell zufriedenstellendes Maß an Lebensqualität vorhanden ist. Dies schafft Sinn und erhält uns am Leben.

Die Bedürfnishierarchie von Maslow zeigt, dass Lebensqualität abhängig ist vom eigenen Empfinden und Erleben. Im sozialen Austausch mit anderen Menschen erfahren wir die Bestätigung unserer Identität. Nicht immer einfach, jedoch immer mit nachhaltigen Spuren an Lebenserfahrung, deren Qualität wir selbst bewerten müssen.

Grundlage für die Lebenssinn gebenden Bedürfnisse ist vor allem die Sicherung der physiologischen Grundbedürfnisse des Menschen. Krankheit, Behinderung oder Alter können die eigenaktive Erfüllung der Bedürfnisse: Atmen, sich bewegen, Schlafen, Körpertemperatur konstant halten, Essen und Trinken sowie Ausscheiden massiv beeinträchtigen. Primäre Aufgabe medizinischer Therapie und Pflege ist dann die lebenserhaltende Unterstützung des beeinträchtigten Menschen. Ziel ist es, die Lebensaktivitäten wieder unabhängig von fremder Hilfe selbst bestimmt neu aufzubauen. Der eigene Lebensrhythmus soll wieder gefunden werden. Wird die Zielsetzung der Selbstbestimmung nicht erreicht, kümmert sich die medizinisch-pflegerische Behandlung vornehmlich um das Aufrechterhalten physiologischer Grundbedürfnisse. Für einen begrenzten Zeitraum müssen diese Handlungsweisen vorrangig die Bemühungen um den Erhalt des Lebens, im Sinne von «Vitalfunktionen» bestimmen.

Häufig geraten dabei andere Leben erhaltende und Lebensqualität spendende Bedürfnisse ins Hintertreffen. Im Wörterbuch finden wir unter dem Stichwort «Leben»: *Dasein, Existenz eines Lebewesens,* unter anderem sinnverwandt mit *Dasein, Lebensweg* und *Sein.* (Duden 1985)

Solch ein Leben ist durch mehr gekennzeichnet als die im Roche Lexikon Medizin angegebenen Lebenszeichen «Atmung, Abwehrbewegungen, Rötung und Blasenbildung der Haut bei starker Reizung (z. B. mit heißem Siegellack, … positives EKG und EEG, …, positiver Pupillen- und Kornealreflex)». (Roche 1984)

In derartigen Situationen wird das Recht auf Selbstbestimmung, das Leben nach eigenen Regeln und einst getroffenen Entscheidungen zu leben, wenig bedacht. Das Bedürfnis nach Sicherheit und Begleitung, Nähe und Zuwendung im Austausch mit anderen Menschen wird so als nachrangig betrachtet.

Gefangen von der technischen Faszination der Leben ermöglichenden und Leben erhaltenden Maßnahmen der Intensivmedizin, besteht die Gefahr, dass das Verhalten der helfenden Berufe auf der funktionalen Ebene des physiologisch Notwendigen stehen bleibt. Dies kann fatale Folgen für den in seiner Wahrnehmung beeinträchtigten Menschen haben. Er wird zum Objekt der Behandlung und sein «Da-Sein» zum Beweis der Leistungsfähigkeit der Therapeuten. Lebendigkeit ist durch Erleben und Selbstbestimmtheit gekennzeichnet. Diese sind schwerlich mit Skalen überprüfbar. Sie zu erfassen erfordert eine andere Sprache, eine analoge Kommunikation. Diese muss, im Gegensatz zur digitalen, ohne Zeichenvereinbarungen auskommen und direkt mit dem Körper wahrgenommen werden. Wir sind der Überzeugung, dass solche Kommunikation als «somatischer Dialog» wechselseitig auch bei schwerster Hirnschädigung, Demenz, Wachkoma und ähnlichen Einschränkungen möglich ist.

Wie kann im medizinisch-pflegerischen Alltag nach Leben erhaltenden Prinzipien im Sinne der Basalen Stimulation gehandelt werden?

Wir sprechen bewusst von *Leben erhaltenden* Maßnahmen. In unserem Verständnis ist es Menschen nicht möglich, Leben zu verlängern – höchstens (vorzeitig) zu beenden. Basale Stimulation in der Pflege möchte den Menschen unterstützen, sein eigenes Leben auch unter widrigsten Bedingungen zu leben und selbstbestimmt abschließen zu können oder, wie Fröhlich meint, den Menschen zu unterstützen, «bei sich anzukommen».

2.1 Leben und Pflegebedürftigkeit

Fällt auf Grund von Pflegebedürftigkeit durch eine gesundheitliche Beeinträchtigung die Fähigkeit zur eigenaktiven Lebensplanung und -gestaltung weg, sind wir, um weiter leben zu können, zuerst auf medizinische Maßnahmen zur Unterstützung der Herz-Kreislauffunktion, der Atmung und der Ernährung angewiesen. Pflege unterstützt zunächst uneingeschränkt die Umsetzung der dazu notwendigen medizinischen Therapien und gibt darüber hinaus Anregung, die Selbstbestimmung wieder herzustellen.

Insbesondere zu den oben angeführten Grundbedürfnissen und Lebensbewegungen können basal stimulierende Angebote entwickelt werden, die der individuellen Normalität des hilfebedürftigen Menschen und seiner Selbstbestimmung entsprechen. Pflegende erreichen dieses durch einen Perspektivwechsel. Das eigene Tun wird nicht von geplanten Pflegemaßnahmen, sondern von pflegerischen Angeboten bestimmt. Basal stimulierende, pflegerische Angebote erfüllen dabei nachfolgende Anforderungen.

Anforderungen an basal stimulierende Angebote

- verfolgen die Zentralen Ziele des Betroffenen
- sprechen den Menschen über seine Sinneswahrnehmungen an
- orientieren sich an der momentanen Befindlichkeit und den Bedürfnissen der beteiligten Personen
- sind eindeutig strukturierte, einfach nachvollziehbare (Pflege-)Handlungen
- sind in den Tagesablauf integriert
- entdecken und berücksichtigen die «Sensobiografie»
- tragen in sich die Chance der Ablehnung

Angebote alleine reichen jedoch nicht aus, um die Gesamtheit menschlichen Daseins am Leben zu erhalten.

Eingebunden in ein Netz ganzheitlicher Betrachtungsweise des Menschen nach Fröhlich/Haupt (**Abb. 2-1**), sind darüber hinaus Sozialerfahrung, Körpererfahrung, Kommunikation, Wahrnehmung, Bewegung, Gefühle und Kognition wesentliche Bestandteile menschlicher Entwicklung (Fröhlich 1991, S. 50).

Wenn es um die Begleitung des alten Menschen geht, sollte dieses Modell um die Elemente von Spiritualität und Transzendenz erweitert werden. Alle diese Bereiche sind gleich wichtig, gleich wirklich und gleichzeitig wirksam, wenn es um den Erhalt oder das Ende menschlichen Lebens geht. Je nach Situation des Pflegebedürftigen tritt einer dieser Bereiche in den Mittel-

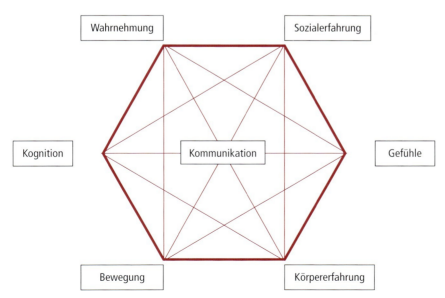

Abbildung 2-1: Das Netz der Ganzheitlichkeit des Menschen nach A. Fröhlich und U. Haupt

punkt. Eine das Leben erhaltende Pflege sucht nach Möglichkeiten, den im Zentrum stehenden Bereich besonders zu fördern, ohne die anderen Bereiche aus den Augen zu verlieren.

In sehr enger und reduktionistischer Betrachtungsweise des Menschen erhalten dieses Lebensgrundlagen eine andere Bedeutung, wenn es um die staatliche Finanzierung von Pflege in Deutschland geht. Der § 2 des Gesetzes der Sozialen Pflegeversicherung (Klie 1996) hat zum Ziel, durch die Leistungen dem Pflegebedürftigen zu helfen, «trotz seines Hilfebedarfs ein möglichst selbstständiges und selbst bestimmtes Leben zu führen, das der Würde des Menschen entspricht».

Im Rahmen der Pflegebedürftigkeit werden nur Leistungen finanziert, die auf ein absolutes Minimum des Erhaltes menschlichen Lebens reduziert sind und einen deutlich anderen Gebrauch des Begriffs «Erhalt menschlichen Lebens» als in unserem Sinne beinhalten. Es handelt sich um regelmäßig wiederkehrende Verrichtungen im Ablauf des täglichen Lebens. Diese sind im Einzelnen:

1. *Im Bereich der Körperpflege*
    - das Waschen
    - das Duschen
    - das Baden
    - die Zahnpflege
    - das Kämmen
    - das Rasieren
    - die Darm- und Blasenentleerung

2. *Im Bereich der Ernährung*
    - das mundgerechte Zubereiten
    - die Aufnahme der Nahrung

3. *Im Bereich der Mobilität*
    - das selbstständige Aufstehen und Zu-Bett-Gehen
    - das An- und Auskleiden
    - das Gehen
    - das Stehen
    - das Treppensteigen
    - das Verlassen und Wiederaufsuchen der Wohnung

4. *Im Bereich der hauswirtschaftlichen Versorgung*
    - das Einkaufen
    - das Kochen
    - die Reinigung der Wohnung
    - das Spülen
    - das Wechseln und Waschen der Wäsche und Kleidung
    - das Beheizen

Nur diese Hilfen werden von der Pflegeversicherung bezahlt. Sie stellen das Minimum dar, welches laut Gesetzgeber als lebensnotwendig zu betrachten ist. Sie reichen jedoch bei weitem nicht aus, um zum Erhalt eines würdigen, menschlichen Lebens beizutragen. Im Bereich der Körperpflege beispielsweise sind die zeitlichen Rahmenbedingungen (ca. 25 Minuten für eine Ganzkörperpflege) bei weitem nicht ausreichend. Kritik an diesem Finanzierungssystem von Pflege ist angebracht, da letztendlich die Lebensqualität des Pflegebedürftigen seitens des Staates primär als Kostenfaktor betrachtet wird. Die grundrechtlich verankerte Menschenwürde wird zum materiell erwerbbaren Akt. Menschen, die vermögend genug sind, können sich eine würdevolle, selbst bestimmte Pflege leisten, bei der Zeit für Zuwendung möglich ist. Finanziell schwache Randgruppen wie behinderte oder von Altersarmut betroffene Menschen und auf einen rechtlichen Betreuer angewiesene Menschen fallen durch dieses Versorgungssystem.

Der Anspruch des Gesetzes der «Sozialen» Pflegeversicherung spiegelt sich im Alltag der Heime und ambulanten Pflegedienste wider. Die Lebensqualität des alten, pflegebedürftigen Menschen muss mehr denn je, trotz aller Bemühungen der Pflegewissenschaft und der Pflegenden selbst, auf die in Einrichtungen häufig zu hörende Aussage: «satt und sauber!» reduziert werden. Diese persönliche Einschätzung der Autoren beruht auf jahrelangen Beobachtungen und Erfahrungsberichten professionell Pflegender.

Vor allem bei der Bemessung der Stellen und Minutenwerte der Pflege im Bereich der ambulanten und stationären Altenpflege wird dies deutlich. Sie entsprechen nicht dem zahlreicher und zunehmend schwerer werdenden Pflegebedarf einer «überalternden Bevölkerung». Pflegende müssen ihren Anspruch auf eine «der Würde des Menschen» entsprechende Pflege einem zeitlich eng begrenzten Maß an «Verrichtungen» unterwerfen. Kommunikation und die zweckfreie, nicht Pflege gebundene Beschäftigung mit dem alten Menschen ist unter dem finanziellen Druck, den zeitlichen und personellen Bedingungen der Heime kaum mehr möglich. Das Ergebnis ist frappierend: «Rund zehn Prozent der aus Pflegeeinrichtungen überstellten Toten weisen Druckgeschwüre auf», wie der Rechtsmediziner Eidam anmerkt (Eidam 2001).

Dies zeigt, dass nicht einmal mehr ausreichend Zeit vorhanden ist, um einen regelmäßigen Positionswechsel des bettlägerigen Bewohners durchzuführen. Menschliche Zuwendung und Ansprache gehen unter solchen Bedingungen verloren. Der alte Mensch, dessen Freunde und Kontaktpersonen vielleicht nicht mehr am Leben sind und der daher auf Ansprache und Zuwendung vom Pflegepersonal angewiesen ist, verkommt zum Objekt funktionaler Verrichtungen!

Nicht alleine weil der Staat zu geringe Mittel zur Verfügung stellt, sondern auch weil wirtschaftliche Interessen der Heimbetreiber einer verbesserten Personalausstattung zuwider laufen. Weil nach Meinung der Forschungsarbeitsgemeinschaft «Menschen in Heimen» der Universität Bielefeld Heime nicht menschenwürdig und zeitgemäß sind, forderte sie unter anderem vom deutschen Bundestag die Einsetzung einer «Enquête der Heime» (Forschungsarbeitsgemeinschaft 2001).

Die Frage nach der Pflegequalität wird vornehmlich anhand struktureller Kriterien und ergebnisorientierter Dokumentation festgelegt, mit teuren «Gütesiegeln» erkauft, um schließlich als Mittel zur Anwerbung neuer Bewohner vermarktet zu werden.

Die tatsächliche Prozessqualität entzieht sich letztendlich einer Bewertung, da zumindest der dementierende alte Mensch zum Erleben und zur Zufriedenheit mit seiner Pflege nicht ausreichend befragt werden kann. Aussagen der Angehörigen über die Zufriedenheit mit der Pflege sind bei der Beurteilung individueller Bedürfnisse keine gültigen Kriterien. Die Beurteilung der Ergebnisqualität der Pflege erfolgt in der Regel durch die Mitarbeiter des eigenen Hauses, im eigenen Dokumentationssystem. Kann solch eine Methodik die erlebte, spürbar erbrachte Pflegequalität tatsächlich messen?

Die Prozessqualität, das eigentlich pflegerische Mittel um am Individuum orientiert ein sinnerfülltes Leben zu erhalten oder zu ermöglichen, fällt, zumindest im stationären Bereich, der zu geringen Stellenkapazität zum Opfer.

So merkt Herold (Brunen 2001) zum Thema «Pflegequalität» an:

«Besonders angesprochen sind die für die qualitätsfördernden Rahmenbedingungen verantwortlichen Politiker. Auch die Kostenträger – Kranken- und Pflegekassen sowie die Sozialhilfeträger und die freien Wohlfahrtsverbände, die die Pflegesätze mit den Kassen aushandeln, heben oder senken durch ihre Entscheidungen die Pflegequalität. Großen Einfluss auf Pflegequalität nehmen auch die einzelnen Träger bzw. Besitzer von Pflegeorganisationen. Ihre Leitungsgremien sind als oberste Leitung der jeweiligen Einrichtung für Qualitätsziele, Qualitätspolitik, Qualitätssicherung und -verbesserung letztendlich verantwortlich.» (Brunen 2001, S. 188 f.)

Sie tragen mit ihren entsprechenden Bemühungen oder Unterlassungen dazu bei, in welcher Qualität das Leben der Pflegebedürftigen und der pflegenden Mitarbeiter in ihrer Einrichtung erhalten wird.

«Mangelhafte Strukturbedingungen verhindern oft, dass in der ambulanten [und der stationären – Anmerk. d. Verf.] Pflege ein für die Gesellschaft, insbesondere die pflegebedürftigen Menschen (...), wünschenswertes Qualitätsniveau erreicht wird.

- *Die mit den Kranken- und Pflegekassen ausgehandelten Leistungsvergütungen ermöglichen das erstrebenswerte Qualitätsniveau nicht.*
- *Pflegeleistungen werden bezüglich ihrer Honorierung falsch gewichtet. Das führt dazu, dass z. B. Pflege verwirrter und psychisch kranker Personen, Beratung, Anleitung, helfende Gespräche, Rehabilitation und Vermittlungs- und Überleitungshandlungen nicht oder nur ungenügend honoriert werden.*

[Gleichzeitig fordern Gesetzgeber und Kassen immer höhere Qualitätsstandards, die jedoch nicht der zu erbringenden Qualität und Qualifizierung des Personals entsprechend finanziert werden. Die Strukturstandards steigen ständig an und treiben im ambulanten Bereich die Sozialstation in den wirtschaftlichen Ruin. So darf eine Pflegehelferin der Sozialstation keine Insulin-Injektionen durchführen, eine pflegende Angehörige kann jedoch damit beauftragt werden, weil dadurch die Kasse Geld spart. Wo bleibt hierbei der Anspruch auf Qualität? Anmerk. d. Verf.]
- *In der ambulanten Pflege fehlen garantierte Zeiträume für professionelle Pflegehandlungen, die ein wünschenswertes Qualitätsniveau ermöglichen. Unangemessen hohe Zahlen von zu absolvierenden Patientenbesuchen in einem bestimmten Zeitraum verhindern im Einzelfall die erstrebte Qualität.»* (Herold 2001, S. 189)

Die Berufsgruppe der Pflegenden selbst fordert die für die eigenen Arbeitsbedingungen notwendigen Voraussetzungen nicht vehement genug ein. Gleichzeitig steigen durch die pflegewissenschaftlichen Erkenntnisse die Ansprüche und Forderungen nach Qualität. Die Forderung nach Dokumentation und vermehrte Verwaltungsarbeit macht den Altenpfleger zum «Aktenpfleger».

Der Verein Schlössliheim Pieterlen schreibt in seinem Protokoll der Mitgliederversammlung vom 4.11.2000 zum Thema Leben erhalten und begleiten sowie Qualitätssicherungs-Systeme folgendes:

«Oft werden wir gefragt, welches Qualitätssystem wir eingeführt hätten. Hier stellt sich zuerst die Frage, welche Qualität gesichert werden sollte. In unserem Haus ist Qualität in erster Linie Lebensqualität. Wir haben althergebrachte Instrumente entdeckt, die mithelfen, diese Lebensqualität immer wieder herzustellen und zu sichern, nämlich:

1. ehrliche, klare Beziehungen untereinander
2. offenes, herzliches Begegnen.

Qualitätsmanagement hat für uns das Ziel, für alle Bewohner, Mitarbeiter und Besucher ein lebensbejahendes, fröhliches Umfeld zu schaffen. Die zur Zeit auf dem Markt angebotenen Qualitätssicherungs-Systeme haben dem gegenüber vor allem das Ziel, die Qualität der Strukturen sowie der technischen Abläufe und Verrichtungen zu sichern. Dabei wird leider übertrieben. Das Dokumentieren der Arbeitsabläufe und Arbeitsprozesse und deren Veränderungen wird zu stark betont und ist viel zu arbeitsaufwendig. Heute sind wir bereits soweit, dass vom Heimverband Schweiz Systeme empfohlen werden zur «Sicherung der Sicherheitssysteme». Es darf doch nicht sein, dass ‹(…) Qualitätssysteme entwickelt werden, die dann an den Bewohnern und Patienten anzuwenden sind› (aus dem Originaltext eines Qualitätssicherheits-System-Anbieters). Wir wollen jedoch an unseren Pensionären nicht Systeme anwenden, sondern Leben fördern.

> *Das Entwerfen von psychosozialen Konzepten, das Dokumentieren der Pflegemodelle und Pflegeprozesse, die vielen Rapporte sind zu teuer und nehmen den Pflegenden die Zeit für ihre Patienten und meistens auch die Arbeitsfreude. Auch hier wäre weniger mehr: weniger Aufwand für Qualitätssicherungs-Systeme, mehr Zeit für Zuwendung für den Pensionär.*
>
> *Am meisten leidet die Qualität für Pensionäre und Mitarbeiter jedoch dann, wenn Spannungen nicht angesprochen und nicht ausgeräumt werden. Viel Arbeiten zermürbt in der Regel nicht. Was hingegen viel Kraft und Lebensfreude kostet, sind nicht bereinigte Beziehungen. Jede Investition von Zeit und Geld in die Klärung von Situationen und von zwischenmenschlichen Beziehungen ist bestens investiertes Kapital.*
>
> *Wir wollen also Lebensqualität. Wir lehnen deshalb aktive Sterbehilfe ganz klar ab. Wir wollen leben helfen, nicht töten helfen. ... Anderseits soll ein erfülltes, langes Leben auch nicht mit allen medizinisch-technischen Mitteln künstlich erhalten werden.»*

An den Ausführungen dieses Heimes wird deutlich, dass eine konsequent den Mensch in den Mittelpunkt stellende Pflege sich auf die primären Aufgaben besinnt, nämlich den Erhalt menschlichen Lebens. Diese Ausführungen wirken geradezu entgegen der Zeitströmung, weil sie nicht die Kosten für Pflege am «Humankapital» messen und das basal Menschliche betonen.

Dennoch, eine Leben erhaltende, basal stimulierende Pflege versucht, im minimalen Rahmen der gesetzlich finanzierten Möglichkeiten eine maximale, an der Biografie orientierte Lebensqualität zu bieten. Sie erhält eine besondere Bedeutung, wenn das Spüren von Lebensqualität auf die zeitlich sehr kurzen sozialen Kontakte des Pflegealltags begrenzt ist.

Als Pflegende können wir, trotz aller angesprochenen Mängel, in den grundlegenden Lebensbereichen basal stimulierende Angebote mit dem alten Menschen entwickeln. Jeder Kontakt, jede pflegerische Berührung, jede Pflegehandlung bietet Gelegenheit, zum Erhalt des Lebens des Pflegebedürftigen beizutragen. Pflegende können in ihrem Alltagshandeln einen Beitrag leisten zur Förderung der Bewegung, Wahrnehmung und Kommunikation des dementierenden Menschen.

2.2 Grundlagen menschlichen Lebens

2.2.1 Bewegung

Leben bedeutet in Bewegung zu sein, von Anfang an. Zum Erhalt unseres Lebens brauchen wir die Fähigkeit zur Bewegung, um unsere grundlegendsten Bedürfnisse erfüllen und ausdrücken zu können. Dazu gehört die Atembewegung, Herz- und Kreislaufbewegung, Nahrungs- und Verdauungsbewegung, Muskel- und Knochenbewegung, Bewegung der Sinnesorgane, Bewegungen in der Gefühlswelt sowie die mikroskopisch kleinsten molekularen Bewegungen auf zellulärer Ebene des Gehirns und des ganzen Körpers.

Wir sind uns unseres Körpers und damit unserer Lebendigkeit bewusst, indem wir uns bewegen. Sacks gibt dazu folgendes Beispiel:

«Wenn man den Arm eines Mannes bewegt, während er zusieht, wird er es vielleicht schwierig finden, sein Gefühl von seinem visuellen Eindruck zu unterscheiden. Beide sind so natürlich miteinander verbunden, dass man nicht daran gewöhnt ist, sie zu trennen. Wenn man ihn jedoch bittet, die Augen zu schließen, hat er keinerlei Schwierigkeiten, auch die winzigsten passiven Bewegungen anzugeben, beispielsweise die Veränderung der Lage des Fingers um den Bruchteil eines Millimeters. Und in der Tat ist es dieser Muskelsinn (wie er früher genannt wurde, bevor Sir Charles Scott Sherrington ihn untersucht und in «Propriozeption» umgetauft hat), der von den Impulsen der Muskeln, Gelenke und Sehnen abhängig ist und gewöhnlich übersehen wird, weil er im allgemeinen unbewusst ist – es ist dieser lebensnotwendige «sechste Sinn», durch den der Körper sich selbst erkennt und mit vollkommener, automatischer, augenblicklicher Präzision die Positionen und Bewegungen aller beweglichen Körperteile, ihr Verhältnis zueinander und ihre Ausrichtungen im Raum erfaßt. Früher gab es noch ein anderes altes Wort (...) Kinästhesie oder Bewegungssinn (Tiefensensibilität), aber «Propriozeption» scheint mir (...) ein besseres Wort zu sein, weil damit auf ein Gefühl angespielt wird – etwas, durch das der Körper in die Lage versetzt wird, sich selbst zu erkennen (...) ‹in Besitz› (property) zu nehmen. (...) Man besitzt sich selbst, weil sich der Körper durch diesen sechsten Sinn immer und jederzeit erkennt und bestätigt». (Sacks 1989, S. 68)*

Den Bewohner so zu behandeln, dass er bei pflegerischen Angeboten seine eigene Bewegung, in seinem individuellen Rhythmus spürt, trägt zum Wohlgefühl bei. Jegliche Art des Bewegens von Körperteilen ermöglicht, das Gewicht des eigenen Körpers zu spüren und erlaubt das Empfinden seiner Lebendigkeit.

Gerade bei dementierenden Menschen ist eine Abwehrbewegung zu beobachten, wenn beispielsweise Hebe- oder Tragebewegungen ihrem eigenen Rhythmus zuwider laufen. Sie werden steif, reagieren mit Widerstand durch z.B. «Wegdrücken», erhöhen den Spannungszustand der Muskulatur und machen damit deutlich, wie sehr die pflegerische Bewegungshandlung als Eingriff gewertet wird. Durch Aktivitäten, welche nicht dem eigenen Rhythmus von Bewegung entsprechen, werden sie falsch über ihren Körper unterrichtet. Sie werden desorientiert, weil die Art der Bewegung der Pflegeperson nicht mit dem eigenen Körperbild vereinbar ist.

Eine Bewegung wird authentisch erlebt, wenn sie in ihrer Geschwindigkeit, ihrer räumlichen Ausdehnung und ihrem Grad an Kraftaufwand das Körpergedächtnis aktiviert. Der Mensch erinnert sich an seine Bewegung, er erkennt sich in Bewegung und erlebt seine eigene Lebendigkeit. Er erschließt sich seinen «inneren Raum». So wie das Wahrnehmen des inneren Raumes hilft, sich selbst lebendig zu fühlen, unterstützt die Außenwelt, der Raum um uns herum, den Prozess der Bewegung. Die Unterlage, der Boden, das Bett oder der Stuhl trägt uns und hinterlässt durch unterschiedliche Qualitäten in doppeltem Wortsinn einen «Eindruck». In der Bewegung stellen wir Stabilität oder Instabilität fest, wir unterscheiden Fläche und Form, entdecken Nähe und Ferne, bemerken Struktur und Textur. Durch Bewegungsaktivitäten entdecken wir all diese Qualitäten. Sie tragen zum Aufbau unseres Körper-Selbst bei. Alle Empfindungen von der Körperoberfläche und aus dem Inneren des Körpers vereinen sich, im Laufe unseres Lebens, zum bewussten und unbewussten Bild des eigenen Körpers. Jede Bewegung schafft immer wieder neu die Bestätigung eigener Lebendigkeit. So ist «unser Körper kein Besitz den man aufzehren kann. Er ist überhaupt nur dadurch vorhanden, dass er in jedem Augenblick erzeugt wird. Wird er nicht erzeugt, dann sind wir tot» (V. v. Weizäcker 1994, S. 18).

Ebenso ist keine Bewegung, nichts in unserem Leben ohne gegenseitige Wirkung möglich. Wie ich jemanden bewege, so wirkt die Bewegung auf mich zurück. Berühren ist nicht möglich, ohne berührt zu werden. Jede Bewegung hinterlässt einen Eindruck, eine Spur in den neuronalen Vernetzungen unseres Gehirns, aber auch in der belebten oder unbelebten Umgebung. Auf diesem Hintergrund wird es um so wichtiger, respektvoll mit eindeutigen, nachvollziehbaren Bewegungen dem betroffenen Menschen seine körperliche Existenz erfahrbar zu machen.

2.2.2 Wahrnehmung

Bewegung ermöglicht Wahrnehmung. Wahrnehmung entsteht als komplexes Ergebnis von Informationen der intakten Sinnessysteme. So wandeln Sinnesrezeptoren chemische oder physikalische Informationen wie Licht, Schall, Wärme und Druck in Nervenimpulse um. Diese Empfindungen werden in Signale umgewandelt, die das Gehirn versteht. Es sind vor allem die Vorgänge, die der Information folgen und die kognitiven Fähigkeiten des Gehirns ansprechen, welche allgemein als Wahrnehmung bezeichnet werden.

Wahrnehmung ist somit immer ein subjektiver, individueller Prozess. Wahrnehmung bedeutet mehr als nur physikalischer oder physiologischer «Reiz oder Stimulation». Wahrnehmung ist das Ergebnis eines persönlichen Verarbeitungs- und Erfahrungsprozesses infolge:

- eines Sinneseindrucks
- der Interpretation dieses Eindrucks und
- dessen Benutzung.

Oder wie Fröhlich es schreibt: «Wahrnehmung ist die sinngebende Verarbeitung von Reizen unter Einbezug von Erfahrung, Lernen und Empfindung» (Fröhlich 1996, S. 12). Sinngebende Verarbeitung kann hierbei auch das Ausfiltern «unsinniger» oder dysstimulierender und nicht ansprechender Informationen sein. Dies dient dann besonders in traumatischen Situationen dem Eigenschutz.

Ein Beispiel:

> Sinneseindruck – Nasser Waschlappen auf der Haut
> Interpretation des Eindrucks – Angenehme/unangenehme Kälte, Erinnerung an frühe Kindheit
> Benutzung – Zusammenkauern, Schimpfen, Abwehrbewegung, genüssliches Stöhnen.

Die Ziele des Konzeptes der Basalen Stimulation in der Pflege werden erreicht durch Anregung der unterschiedlichen Wahrnehmungsbereiche des Menschen. Biografisch bezogene Angebote helfen, sich an vertraute und gewohnte Bewegungsabläufe und Wahrnehmungsprozesse zu erinnern. Die Aufgliederung der Wahrnehmungsbereiche in einzelne Sinnesbereiche unterstützt die gezielte Auswahl und das strukturierte Vorgehen der basal stimulierenden Angebote. Gelingt die Anpassung der Angebote an die momentanen Ziele des Bewohners, wirkt Pflege sinnstiftend und auf das Individuum bezogen.

Wohlgemerkt werden nicht einzelne Sinnesorgane und Hirnzentren angesprochen, die Menschen «bereizt». Wie die Neurowissenschaften belegen, werden die einzelnen Sinneserfahrungen immer vernetzt mit den parallel eintreffenden Signalen anderer Wahrnehmungsorgane abgespeichert und interpretiert. Es macht also wenig Sinn, jemanden, der gerne Rum getrunken hat, nun als Geschmacksangebot Rumaroma auf die Zunge zu träufeln. Es fehlen der Geruch in der Nase, die typische, flüssige Konsistenz im Mund, die Körperposition Sitzen, die taktil-kinästhetische Erfahrung von Glas und Gewicht, der Anblick des Glases mit Inhalt, die hörbare und sichtbare Atmosphäre und Anwesenheit ganz bestimmter Personen und, und, und.

Die **Abbildung 2-2** zeigt, dass alle Sinnesbereiche miteinander in Beziehung stehen. Dabei ist die Fähigkeit der Vernetzung des einen mit dem anderen Sinnesbereich angeboren, z. B. der Eindruck des Tastens einer Kaffeetasse wird mit dem Eindruck des Sehens der Kaffeetasse zu einer sinnvollen Wahrnehmung verknüpft.

Im Alter lassen besonders die Umweltsinne Sehen und Hören nach. Die basalen Sinnesbereiche von Schwingung (Vibration), Lageempfinden (vestibulär) und Körperempfinden (somatisch) werden dann besonders wichtig. Die Intensität des Erlebens dieser drei basalen Wahrnehmungsbereiche verändert sich. Das hat unmittelbare Auswirkungen auf pflegerische Angebote. Dass die drei Sinnesbereiche die Basis und Referenz der Wahrnehmung bilden, wird, wie am Anfang des Lebens und in traumatischen Lebenssituationen, wieder deutlich. So ist z. B. beobachtbar, dass alte Menschen bei plötzlichem Lagewechsel schnell zu Schwindel neigen. Andererseits benötigen sie im Bereich der somatischen Wahrnehmung besonders deutliche Berührung. So genießen sie es z. B. geradezu bei der Körperpflege, den Rücken ganz kräftig abfrottiert zu bekommen.

An diesen Beispielen wird deutlich, dass ohne Bewegung keine Wahrnehmung entsteht, da die Sinne über die Veränderung des Spannungszustands der Muskulatur, also Bewegung, funktionieren. Art und Umfang der Bewegung sollten sich jedoch immer an der individuellen Wahrnehmung orientieren, da Sinnesempfindungen zum Gehirn weitergeleitet und dort im Prozess der Wahrnehmung individuell verarbeitet und stets aufs Neue bestätigt werden. So entsteht die unverwechselbare, individuelle Struktur unseres Gehirns.

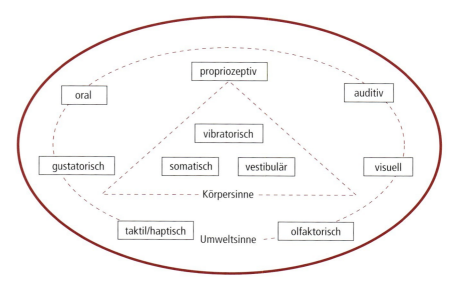

Abbildung 2-2: Wahrnehmungsbereiche des Menschen

Wir benötigen, außer eines funktionierenden Stoffwechsels, sinnliche Anregung zum Aufbau der Gehirnfunktionen. Jegliche lang andauernde, gleichförmige Wahrnehmung oder Bewegungslosigkeit und andere fehlende Anregungen führen zum Abbau der Gehirnfunktionen und damit zum Verlust von Fähigkeiten. Es entsteht eine negative Gewöhnung an sich nicht verändernde Sinneseindrücke, die sogenannte «degenerierende Habituation».

Gerade beim alten Menschen, bei dem die Sinnesfunktionen sich zunehmend funktional verändern, ist die gezielte Benutzung der Sinne ein wichtiger Bestandteil zum Erhalt seiner Fähigkeiten und Lebendigkeit im Rahmen einer allgemeinen «Habituationsprophylaxe» (Buchholz et al. 1998).

2.2.3 Kommunikation

Mit Bedeutung belegt wird der Prozess von Wahrnehmung und Bewegung erst im sinnstiftenden Zusammenhang sozialer Kommunikation.

Im frühen Säuglingsalter ist die Unterscheidung des Säuglings zwischen sich und seiner Betreuungsperson, z. B. den Eltern vollständig noch nicht möglich. Er fühlt sich mit dem betreuenden Menschen als Einheit verbunden. Die gesunde «Mutter-Kind-Beziehung» zeichnet sich durch Zuwendung und Körperkontakt aus. Sie ermöglicht den Aufbau eines grundlegenden Vertrauens gegenüber diesem Menschen. Die Sicherheit und Regelmäßigkeit der Beziehung dient der Ausbildung von Erwartungshaltungen. Das Kind kann sich auf die Betreuungsperson verlassen. Diese erkennt und versteht die Bedürfnisse des Säuglings und weiß, wie sie darauf reagieren kann. Ihr zuverlässiger Umgang führt zu einem optimistischen Verhalten und dient der emotionalen Erhaltung des Säuglings. Diese stellt eine Voraussetzung zur Öffnung gegenüber anderen Menschen und der Gesellschaft dar. Im Laufe dieses Prozesses entwickelt sich – auch durch die Art der Ansprache – die Sprache des Kindes. Kommunikation entsteht somit aus dem tiefen Gefühl heraus, als ganzer Mensch angenommen zu sein.

Kommunikation durch körperliche Zeichen
Wie sieht im Gegensatz dazu die Kommunikation mit alten Menschen aus?

Die Lebensbedingungen alter Menschen sind vor allem von Einsamkeit im Einzel- oder Doppelzimmer und damit von Rückzug geprägt. Selten noch sind die liebevoll fürsorglichen Lebenspartner, die in der Lage wären zu pflegen, am Leben. Die Ansprache ist auf ein Minimum reduziert und wird häufig einseitig von Medien wie Radio oder Fernsehen übernommen. Diese Situation ist nicht nur in Heimen zu beobachten, sondern auch im häuslichen Bereich. Wo problematische Familienkonstellationen Angehörige – auch aus wirtschaftlichen Gründen – zur Pflege «zwingen», sind Kontakte auf das zwingend Notwendigste begrenzt.

Ansprache und Zuwendung beschränken sich auf den professionellen Kontakt bei pflegerischen Tätigkeiten, wobei häufig Funktionalität und Geschwindigkeit dominieren. Einem Menschen, der durch Behinderung, Alter oder Krankheit eingeschränkt ist, kann es unter diesen Bedingungen die «Sprache verschlagen». So sind z. B. dementierende Menschen häufig nicht in der Lage, aktiv erkennbar Kontakte zur Außenwelt aufzubauen. Die gesellschaftlich üblichen Mittel der Kommunikation wie Blickkontakte, Mimik, Gestik und Sprache können auf ein Minimum reduziert sein. Um sich in der Komplexität seiner Umwelt zurechtzufinden und sich mitzuteilen, wählt der Betroffene dann die ihm zur Verfügung stehenden einfachsten, oft vegetativen Mittel aus, wie Atmung, Puls, Blutdruck, Schwitzen oder Veränderung des Muskeltonus. Extreme Formen von Mitteilungen können Erbrechen oder Stuhlgang sein. Ist der- oder diejenige zu Lautäußerungen in der Lage äußert sich Abwehr durch Schreien. Sind Bewegungen möglich, können das Wegziehen einzelner Körperteile, das Schließen der Augen oder das Abwenden des Kopfes eine Botschaft sein, die es zu deuten gilt.

Diese Formen der Mitteilungen sind als Zeichen der Kommunikation zu verstehen, als eine Art «körperlicher Kode», auf den ein Antwortverhalten der Pflegenden gefunden werden muss, das vom Betroffenen verstanden wird.

Mielke-Reusch schildert das Beispiel von Frau S., die 42 Jahre ihres Lebens in psychiatrischen Einrichtungen verbracht hat. Seit 1971 hatte sie nicht mehr gesprochen und sich erst im Altenheim, ca. ein Jahr vor ihrem Tod, mit «aua» und gemurmelten, nicht sinnhaften Worten geäußert. Frau S. zeigte bei Annäherung «Stirnrunzeln, Mundbewegungen und Anspannung des ganzen Körpers». Ihre basal stimulierende Pflege erfolgte in achtsamem Respekt der von ihr gesetzten Grenzen. Die Kontinuität des Kontaktes und die behutsame Annäherung von Mielke-Reusch führte dazu, dass Frau S. sich nach ein paar Wochen zur Außenwelt hin öffnete. Sie begann, zum Erstaunen aller, verstehbare Worte und sinnzusammenhängende, kurze Sätze zu bilden.

Die Kommunikation mit einfachen, klar strukturierten, behutsam sich aus der Distanz annähernden Bewegungen und wenig begleitenden Worten hat zu ihrer Öffnung gegenüber der Außenwelt beigetragen (vgl. Mielke-Reusch 2001). Eine derartig genau beobachtende, einfühlsame und behutsame Art, sich auf die Gesprächsebene des betroffenen Menschen zu begeben, ist beispielhaft für die Arbeit mit dem Konzept der Basalen Stimulation in der Pflege.

Durch die Fähigkeit, so zu kommunizieren, entsteht das Gefühl, verstanden zu werden, angenommen zu sein. Eine Grundvoraussetzung, um sich entfalten oder gegenüber der Außenwelt öffnen zu können.

Kommunikation in der Basalen Stimulation in der Pflege geht somit über das gesprochene Wort hinaus auf die Ebene des körperlich verstehbaren Austauschs durch Bewegung und Berührung. Fröhlich nennt dies einen «Somatischen Dialog» (2001). So entsteht Beziehung als eine Form Leben erhaltender Kommunikation.

2.2.4 Atmen

«Wir brauchen die Luft, können ohne sie gar nicht leben; wir atmen sie ein, entnehmen ihr Elemente und benutzen sie nach unseren Bedürfnissen. Dann beladen wir sie mit Stoffen, deren wir uns entledigen wollen, und atmen sie wieder aus – ohne ihr die geringste Aufmerksamkeit zu widmen. Die Luft – Umwelt muss einfach da sein. Solange dies der Fall ist, solange wir genügend Luft zum Atmen haben, nehmen wir sie als selbstverständlich hin, sie ist kein Objekt, nichts von uns Getrenntes, wir brauchen und gebrauchen sie. Die Lage ändert sich plötzlich, wenn die Umwelt sich verändert, wenn z. B. dem Erwachsenen die Luftzufuhr abgeschnitten wird. Dann nimmt die scheinbar nicht besetzte Umwelt plötzlich ungeheure Bedeutung an, das heißt aber, die latente wirkliche Bedeutung wird deutlich.» (Balint 1973)

Die Lebensbewegung nach der Geburt beginnt mit dem ersten Atemzug und endet vor dem Tod mit der letzten Atembewegung. Wir entwickeln unseren eigenen unverwechselbaren Rhythmus, der unsere Lebendigkeit widerspiegelt. Die Atmung reagiert sehr leicht auf willentliche Beeinflussung, aber auch auf vegetative Funktionen. Sie steht in regem Austausch mit unserer Gefühlslage. Diese drückt sich bei jedem Menschen in der Veränderung seines eigenen, ihm unverwechselbaren Atemrhythmus aus. Der Atemrhythmus kann begleitet werden, indem ich mit großflächigem Berührungskontakt einer Hand am Arm, durch sanfte Bewegung den Rhythmus des Pflegebedürftigen unterstütze. Ich begleite ohne zu dominieren, halte inne wenn der Atem stockt und fahre mit der Begleitung fort, wenn die Atmung einsetzt.

So kann in Situationen, z. B. während des Wechsels des Schlauchsystems bei der Beatmung, ein Beibehalten der Atembewegung angeregt werden. Weiterhin besteht dadurch die Möglichkeit, Menschen anzusprechen, die in ihrer Wachheit sehr weit weg zu sein scheinen.

Diese Form der Anregung des Atmens kann auch dem Sterbenden helfen, seine noch lebenserhaltende Restfunktion der Atmung propriozeptiv über den somatischen Sinn wahrzunehmen und zu erleben.

2.2.5 Körpertemperatur regulieren

Neben dem Atmen spielt die Aufrechterhaltung der Körpertemperatur eine zentrale Rolle im Lebensrhythmus des Menschen. Die Körpertemperatur weist eine Schwankung von etwa einem Grad Celsius auf. Tagesperiodische Veränderungen führen zur minimalen Temperatur in der Nacht zwischen drei und fünf Uhr, wo hingegen das Maximum am späten Nachmittag, gegen 18.00 Uhr erreicht ist. Dieser Verlauf ist unabhängig vom Schlafen und Wachen zu beobachten. Wie genau dieser Rhythmus der Regulation der Körpertemperatur gesteuert wird ist bis dato immer noch unbekannt. Bedeutungsvoll erscheint jedoch die Tatsache, dass es ein erheblicher Eingriff in diese lebenserhaltende Funktion ist, wenn Patienten zu dieser Zeit gewaschen werden. Der normale Anstieg der Temperatur durch Wachwerden in der Nacht entsteht durch Veränderung der Körperposition und durch Bewegungsaktivitäten (Schiefenhövel, 1994). Wird ein alter Mensch nun im Liegen gewaschen, fällt diese Eigenaktivität weitgehend weg, was einen erheblichen Eingriff in den biologischen Rhythmus des Regulierens der Körpertemperatur darstellt.

Dadurch wird es dem alten Menschen bisweilen im Krankenhaus und manchmal auch im Altenheim unter anderem schwer gemacht, seine Körpertemperatur zu regulieren.

Unbewusst wird die Körpertemperatur der Patienten gesenkt, indem sie sich der vielen, «im Krankenhaus so unpraktischen Kleidung» entledigen müssen. Statt der Strickjacke, dem Kleid mit Unterrock, Angora- und Baumwollunterwäsche sollen sie dann ein dünnes Nachthemd unter einer dünnen Zudecke in einem längst nicht so warmen Zimmer wie gewohnt tragen. Dies fördert nicht nur die körperliche Desorientierung, sondern bringt die durch das Alter wenig anpassungsfähige Eigenregulation der Körpertemperatur durcheinander.

Desorientierung kann ebenso eine Folge von Fieber sein. Die Aktivitäten der Pflegenden sind dann auf Fieberbekämpfung ausgerichtet. Wenn beispielsweise eine basal stimulierende Ganz- oder Teilwaschung mit kühlem Pfefferminztee durchgeführt wird, hat die Patientin die Möglichkeit, diese (fiebersenkende) Maßnahme im Zusammenhang mit ihrer teils sofortigen Wirkung deutlich zu spüren (Kühlung, Erfrischung). Im Unterschied zu einer Verabreichung von Medikamenten, bei denen die Wirkung, wenn überhaupt, erst einige Zeit später bewusst wahrgenommen wird. Bei sich selber ein Nachlassen des Fiebers zu spüren ist äußerst schwierig, da dies sehr langsam geschieht und «Fieber» selbst nur indirekt über Mattigkeit, Muskelschmerzen und ähnliches gespürt wird. Selbst ein stark desorientierter, alter Mensch ist jedoch bei einer basal stimulierenden Waschung in der Lage, eine Beziehung zwischen gespürter Wirkung der Pflegehandlung, der Pflegeperson und sich selbst herzustellen. Dies wiederum gibt ihm die Möglichkeit, sich zu orientieren, seinen Teil beim Regulieren der Körpertemperatur oder allgemein am Gesundungsprozess zu aktivieren. So leisten alle Beteiligten einen aktiven Beitrag zur Unterstützung dieser Lebensaktivität.

2.2.6 Nahrungs- und Flüssigkeitsaufnahme

Die Lebensqualität eines anderen Menschen erhalten, solange dieser leben möchte und leben kann, ist die vordringlichste Aufgabe und Verpflichtung medizinischer und pflegerischer Aktivitäten.

Diese beginnt mit dem Aufbau oder Erhalt von Stoffwechselprozessen. So entsteht Lebensenergie, die neben der Atmung vor allem von der Nahrungs- und Flüssigkeitsaufnahme bestimmt ist. Dabei ist die Menge der Flüssigkeits- und Kalorienzufuhr, die Qualität der Lebensmittel und deren Zubereitung wichtig für das Schöpfen von Lebensenergie.

Ernährung geht jedoch, als ein Leben erhaltendes Element, über die rein stoffliche Aufnahme von Lebensmitteln hinaus. Die Lust zu Essen, d. h. Appetit, menschlicher Kontakt und Zuwendung sowie eine angenehme Atmosphäre erzeugen Energien auf emotionaler Basis, z. B. durch die beim Essen erlebten Sozialerfahrungen (Biedermann 2003, S. 10).

Wie sieht die Ernährung des alten Menschen im Heim oder Krankenhaus aus?

Aus Zeitmangel wird das Essenstablett dem scheinbar selbstständigen Patienten oft «vorgesetzt», ohne darauf zu achten, ob z. B. seine Sitzposition im Bett das selbstständige Einnehmen des Essens wirklich erlaubt. Meist wird das Tablett hingestellt, der Teller aufgedeckt, jedoch nicht von der Warmhalteplatte genommen – das Essen könnte ja kalt werden – und somit ein völlig anderes Bewegungsmuster vom Patienten verlangt als das, welches er über Jahre hinaus gewohnt war.

Verwunderung entsteht, wenn nach einem definierten Zeitpunkt das nahezu unberührte Essen wieder aus dem Zimmer getragen werden muss. Kann es sein, dass die Zeit zum Eingeben des Essens vielerorts zu fehlen scheint, weil der Insulinspiegel der Pflegenden zum Zeitpunkt der Essenseinnahme des Patienten absackt? Sie selbst sind hungrig, was zu fehlender Geduld beim Essen eingeben führen könnte [4].

Oft wird dann die Angehörige gebeten, die Essenseingabe vorzunehmen, was sie in die Rolle der «fütternden Mutter» drängt. Dies kann das Bedürfnis eines natürlichen Pflege- und Beschützerinstinkts wecken. Sie erlebt den Partner bei der lebenswichtigen Essenseinnahme als unselbstständig, nimmt Eigenaktivität weg und macht dadurch den Betroffenen pflegeabhängig. Dieser Prozess vollzieht sich meist auf unbewusster Ebene.

Vielleicht sind die beschriebenen Situationen Gründe für die Tatsache, dass «rund 60 % der über 75- jährigen Patienten bei Aufnahme ins Krankenhaus unterernährt sind (…). Die Ergebnisse sind keine Einzelfälle. Zahlreiche internationale Studien sind zu ähnlichen Ergebnissen gekommen. So weisen Veröffentlichungen in den USA in jüngster Zeit vermehrt auf die Problematik der Unterernährung bei Bewohnern von Pflegeheimen hin» (DGE-Ernährungsbericht 1996). Fraglich ist, wo die Patienten vor ihrer «Aufnahme» ernährt wurden, ob im Heim oder Zuhause.

---

4 Es wäre interessant, diese Hypothese zur Essenseingabe aus pflegewissenschaftlicher Sicht zu untersuchen!

Ein Hauptproblem im Alter ist die Appetitlosigkeit. Bei dieser Studie gaben 26 % der Patienten an, unter Appetitlosigkeit zu leiden. Schlierf merkt dazu an: «Gerade im Krankenhaus schlägt aber auch oft die Umgebung den Patienten sprichwörtlich auf den Magen» (ebda).

Vergleichbar stellt sich die Situation in Heimen dar, weshalb die Ernährung mittels PEG-Sonden als Dauerlösung vielerorts begrüßt wird. Verschärft wird das Problem von Mangelernährung durch fragwürdige Anordnungen, dem schwerstpflegebedürftigen, «aussichtslosen» Patienten nur noch 500–1000 kcal plus 500–1000 ml Tee über die Sonde zuzuführen. Dieser Mensch kann dann nicht leben und nicht sterben – man lässt ihn verhungern. Allein der «Ruhestoffwechsel (Grundumsatz) ist im Alter mit ca. 1200 kcal bei der Frau und 1300 kcal beim Mann» (Dühring 1999, S. 265) angegeben. Durch Infektionen, Fieber, Wunden, erhöhtem Muskeltonus u. ä. ist dieser noch erheblich höher. Auf eine ausreichende Zufuhr von Nährstoffen ist unbedingt zu achten! Sie ist notwendig, um das Leben zu erhalten.

Darüber hinaus sind die ansprechende Gestaltung des Essens, eine das Speisen unterstützende Körperposition, die Zeit und die ausschließliche Zuwendung einer Betreuungsperson wesentliche Bestandteile der Nahrungsaufnahme und -eingabe. Speisen lösen Erinnerungen aus, deren Einnahme strukturiert den Tagesrhythmus und manchmal brechen diese Tabus, wenn z. B. der Diabetiker die Sahnetorte gegen die Anordnung des Arztes verzehrt. Ebenso bietet das Essen die Chance zu sinnlicher Anregung, welche zum Erhalt menschlichen Lebens beiträgt.

Neben der Sexualität ist die Nahrungsaufnahme eine lustbetonte und vielleicht außer dieser die sinnlichste Wahrnehmung des Menschen überhaupt. Sehr schön stellt dies Allende in ihrem Buch «Aphrodite – eine Feier der Sinne» dar:

«Die Seeigel sind für mich nicht zu trennen von jenem Fischer, dem dunklen Beutel mit Meeresfrüchten, aus dem Seewasser rann, und meinem Erwachen zur Sinnlichkeit. Auf diese Weise erinnere ich mich an Männer, die durch mein Leben gegangen sind – ich will nicht prahlen, viele sind es nicht gewesen –, an die einen ihrer festen oder sanften Haut wegen, an andere wegen des Geschmacks ihrer Küsse, des Geruchs ihrer Kleidung oder der Klangfarbe ihres Flüsterns, und fast jede dieser Erinnerungen ist mit einer besonderen Speise verbunden. Das intensivste sinnliche Vergnügen, sorglos in einem zerwühlten, heimlichen Bett genossen, die vollendete Verbindung von Liebkosungen, Gelächter und Gedankenspielen, schmeckt nach Baguette, Prosciutto, französischem Käse und Rheinwein. Bei jeder dieser Küchenköstlichkeiten steigt vor mir das Bild eines geliebten Mannes auf, eines einstigen Liebhabers, das beständig zurückkehrt (…). Dieses Brot mit Schinken und Käse bringt mir den Geruch unserer Umarmungen und der deutsche Wein den Geschmack seines Mundes zurück. Ich kann die Erotik nicht vom Essen trennen, und ich sehe auch keinen Grund, weshalb ich es tun

sollte, im Gegenteil, ich habe vor, weiterhin beides zu genießen, solange mir Kräfte und gute Laune reichen» (Allende 1999, S. 11).

Trotz aller Probleme der Ernährung des alten Menschen wäre es schön, diese sinnliche Komponente der Lust und Laune – gerade auch bei notwendiger Sondenernährung – zu bedenken und im Alltag spürbar zu machen.[5]

2.2.7 Ausscheidung

Die Ausscheidung ist ein weiterer lebensnotwendiger und lebenserhaltender biologischer Rhythmus. So sind z. B. die physiologischen Funktionen der Ausscheidung von Kalium, Natrium oder Kalzium durch die Niere tagesperiodischen Schwankungen unterworfen. Ist der Lebensrhythmus verändert, muss der Körper lernen, sich auf diese neue Lebenssituation einzustellen. Die Ausscheidung in der Umgebung Heim oder Krankenhaus ist ohnehin oft ein Problem für alte Menschen. Durch Darm- und Nierenveränderungen und ungünstiger Nahrungszusammensetzung sowie mangelnder Flüssigkeitsaufnahme kommt es zu Verstopfungen und konzentriertem Urin. Bei einer therapie- oder umzugsbedingten Umstellung der Ernährung kann es leicht zu einer Verschlechterung kommen. Hinzu kommen psychosomatische Faktoren. Zudem ist es meist nicht möglich, zu den gewohnten Zeiten, an dem vertrauten, stillen «Örtchen» abzuführen.

Auf einem Steckbecken abzuführen ist nicht nur wegen der bedingten Körperhaltung kaum möglich. Die Schließmuskeln können nicht entspannen, was physiologisch notwendig wäre (siehe auch Hatch/Maietta 1999).

Auch die Situation an sich, im Bett, umgeben von Mitpatienten weckt das Schamempfinden. Es ist den meisten Menschen unseres Kulturkreises äußerst unangenehm, in Gesellschaft abzuführen. Es entstehen unangenehme Geräusche und Gerüche. Es könnte leicht etwas daneben, ins Bett gehen usw. In einer solchen Situation kann ein verwirrter Patient nichts von der gewohnten Situation des «Toilettengangs» wahrnehmen. Nichts dieses fremden Ablaufs ergibt einen erinnerbaren Zusammenhang. Selbst wenn er Harndrang verspürt, wird derjenige nicht «locker lassen» oder auf die Aufforderung reagieren: «Lassen Sie es einfach laufen». Im Gegenteil: Verzweiflung und Verwirrtheit werden sich weiter steigern.

Mit den schonenden, angenehmen Bewegungsabläufen des Kinästhetikkonzepts ist die körperliche Belastung meist deutlich geringer als der «Stress mit Steckbecken und Urinflasche». Durch frühzeitiges, den gewohnten Pa-

---

5 Siehe «Mit dem Mund die Außenwelt spüren», Essen und geschmackliche Angebote (S. 199)

tientenzeiten entsprechendes Abführen, mit Hilfe des Toilettenstuhls[6], möglichst in der Toilette, kann dem Prozess der Desorientierung positiv begegnet werden.

Physiologisch spiralige, leicht wieder zu erlernende Bewegungsabläufe verringern im Gegensatz zu den normalen «Hau-Ruck»-Pflegeaktionen das Risiko von Verstopfung. Sie fördern die Beweglichkeit des Skeletts und der inneren Organe. So tritt anstelle des Hochziehens eines in Richtung Fußende des Bettes gerutschten Bewohners, das beugend und drehende nach oben «Gehen» in Rückenlage. Dies unterstützt die Verdauungsbewegungen und wirkt Verstopfungen entgegen (vgl. Hatch 2002).

Die lebenswichtige, normale Ausscheidung wird so gefördert. Solche kleinen, pflegerischen Unterstützungen tragen dazu bei, dass der Patient sein (normales) Leben erhalten kann.

2.3 Entwicklung erfahren

Leben als Person ist immer mit Entwicklung verbunden. Leider jedoch nicht zwangsläufig! Fehlt die Entwicklung, das Wachsen und Verändern, so spricht man meist von «Dahinvegetieren». Beim «Dahinsiechen» ist es ähnlich wie beim «Dahinvegetieren»:

Für den Menschen ist keine Entwicklung erfahrbar. Das «Person sein» wird zum Zustand, es verliert das Prozesshafte des Werdens. Kommt dieser Prozess zum Stillstand, verblasst das Bewußtsein. So wird Entwicklung, im Unterschied zur bloßen Veränderung, eher im Zusammenhang mit «meinem» Leben erfahrbar. Es passiert etwas «bei mir» anstatt «an mir». Dieses «bewußte Sein» wird dann wiederum Gegenstand des Bewußtseins.

Im Lauf des Lebens entstehen eine Vielzahl an Ereignissen und Eindrücken, die allesamt Spuren in unserem (Körper-) Gedächtnis hinterlassen. Sie sind Ergebnisse der Erfahrung unserer Um- und Mitwelt. Manche dieser Eindrücke sind fremd, verwirrend oder ängstigend.

Vielleicht werden diese von anderen Menschen unklar oder mißverständlich für uns mitgeteilt (z. B. Doppelbotschaften von Annahme bzw. Ablehnung bei Berührung). Teils liegen jene Eindrücke in der Natur der Dinge, die von sich aus komplex und verwirrend sein können (z. B. Geräusche auf einer Intensivstation).

Insbesondere in Krankheits- oder Krisensituationen wirken komplexe Eindrücke und Erfahrungen leicht und schnell überfordernd. Wo Menschen oder Dinge verworren sind, fällt es dem Anderen schwer, den «Durchblick» zu bekommen.

---

6 Füße auf dem Boden/einem Schemel oder notfalls auf die Fußstützen erleichtern das Abführen

Entwicklung kann das Auflösen dieser «Verwicklungen» des konfusen Erlebens sein, aber auch das Freilegen des «roten Fadens» bis hin zur Reduktion auf das Wesentliche beim Leben oder Sterben.

Gelingt es, durch eine basal stimulierende Pflege, die Welt für den Betroffenen wieder eindeutig, einfach überschaubar und klar strukturiert werden zu lassen, können sich Verwicklungen auflösen, kann Neues entstehen. Der betroffene Mensch wird so seine «Entwicklung» erfahren.

Einfache Botschaften von authentischer Berührung, einfacher Kommunikation und nachvollziehbarer Bewegung leisten dazu einen Beitrag, wenn es z. B. gilt, das Gefühl für den verloren gegangenen Körper wieder als etwas zu sich Gehörendes zu erfahren.

Entwicklung kann ebenso erreicht werden durch eine offen teilnehmende Haltung der Pflegeperson, die der Unterstützung der zentralen Ziele des anvertrauten Menschen dient. Fühlt der Mensch sich darin angenommen, verstanden und begleitet, kann er aus dieser sicheren Position heraus entscheiden, welchen Weg er gehen möchte. Gleich in welche Richtung die Entwicklung des alten, pflegebedürftigen oder behinderten Menschen geht, sie ist das Ergebnis *seines* Prozesses von «Sein, Werden und Vergehen», den es zu respektieren gilt.

Gelingt es der Pflegeperson, diese Entscheidung als Ausdruck von Entwicklung zu akzeptieren, entsteht für sie selbst Neues. Sie erfährt ihre eigene Entwicklung!

3. Das eigene Leben spüren

Es mag sich banal anhören, jemanden darin unterstützen zu wollen, sein eigenes Leben zu spüren. Wir wollen jedoch aufzeigen wie schwierig es ist – besonders für einen pflegedürftigen alten Menschen – nicht nur sich selbst, sondern auch Leben und Lebendigkeit in der ihm eigenen Art zu erleben.

Es geht also um mehr als nur zu spüren, dass man (noch) lebt und einen Körper hat. Es geht um Persönlichkeit, Ich-Erleben und um die eigene Lebendigkeit.

Die Beständigkeit dieses Gefühls zu festigen und zu erhalten wäre der nächste Schritt, um sich dann von der Außenwelt abgrenzen und begreifen zu können. Erst dann kann der einzelne Mensch sein Leben in diesen Bezügen zum Umfeld eventuell mit unserer Hilfe gestalten. Besonders schwierig, aber auch wichtig ist es, Bezüge zu den mich umgebenden Menschen aufzubauen und solche Begegnungen selber zu gestalten. Auch hier ist eine besondere pflegerische Unterstützung nötig, um letztendlich mit dem Ziel einer selbstverantworteten Autonomie leben zu können.

Doch zunächst gilt es zu erfahren, ob die zu Pflegenden ihr eigenes Leben spüren können oder was ihnen dieses eventuell erschwert.

Es sei an dieser Stelle erwähnt und nicht jedes Mal wiederholt, dass nur eine sich selbst pflegende Person in der Lage ist, basalstimulierend Menschen professionell, im Sinne dieses Konzeptes, zu begegnen! Sie ist den Belastungen des Pflegealltags täglich aufs Neue ausgesetzt. Das wirkt auf den einzelnen Menschen in sehr unterschiedlicher Weise. Die eine Person wächst daran, eine andere verliert sich darin selbst. Letztendlich «er-lebt» jeder Mensch ständig Entwicklung.

Nicht immer ist es eine Weiterentwicklung im Sinne von «besser», «intelligenter», «schneller», «komplexer» o. ä. So ist auch die Lebenssituation eines alten Menschen durch viele äußere und innere Faktoren geprägt.

3.1 Lebens- und Erlebnissituationen alter Menschen

Die Selbstbestimmtheit nimmt mit zunehmendem Alter ab. Die Ursachen sind vielfältig. Diese fangen an bei der **Macht** der Gewohnheit und reichen bis zur **Ohnmacht** des Körpers. Diese Ohnmächtigkeit des Körpers kann dann schnell zu einer Ohnmacht des Bewusstseins führen.

Im Alter verlieren wir die Kontrolle über Teile des Körpers bzw. einzelner Körpervorgänge – in Wirklichkeit hatten wir sie nie ganz und gar. Die Kraft und Beweglichkeit – geistig wie körperlich – lässt nach. Durch eine gewisse Kompensation und starke Reserven wird dies in der Regel ausgeglichen und kommt erst bei einem Zusammen- oder Umbruch wie akute Krankheit, Verlust des Partners, Wohnungswechsel (z. B. Krankenhaus/Heimeinweisung) zum Tragen.

Die Einschränkungen der physiologischen (Alters-)Veränderungen im Bereich der Sinneswahrnehmung und Bewegung werden lange ausgeglichen durch die tragende Kraft des bisherigen Lebensrhythmus (Biografie) und der Vertrautheit mit der eigenen Lebenswelt.

Ein alter Mensch lebt demnach selbst in seinem «alten Trott» selbstbestimmt, auch wenn es vielleicht die Selbstbestimmung von vor vielen Jahren ist. Holen wir ihn da heraus, wird er massiv fremdbestimmt und wird sich dessen dann auch bewusst werden. Argumente für einen Umzug ins Heim («sich 'mal bedienen zu lassen») entpuppen sich dann zu spät und haben häufig die Selbstaufgabe oder gar Selbstvergessenheit zur Folge.

Welche katastrophalen bzw. elementaren Folgen es hat, etwas «abgenommen», «aus der Hand zu geben» oder gar «aus der Hand genommen zu bekommen», wird bei Arbeitslosen deutlich. Das Gefühl, nicht mehr gebraucht zu werden, unfähig zu sein, wird am häufigsten angegeben.

Ähnlich wie bei dementierenden Menschen zu beobachten, gehen sie für Nachbarn und teils auch der Familie gegenüber anscheinend ihrer Tätigkeit weiter nach (gehen zur gewohnten Zeit aus dem Haus …). Erst bei genauerem Hinsehen wird die Leere ihrer Handlungen deutlich.

3.1.1 Arbeit

Genauso wie ein arbeitsloser Schwerarbeiter seine Kraft, eine Schreibkraft ihre Geschicklichkeit und ein Artist sein Körpergefühl bei «Arbeitslosigkeit» zunehmend verlieren würden, wirkt sich der Verlust von gewohnten (Lebens-)Rhythmen und Körpererfahrungen (etwa bei der Hausarbeit) bei alten Menschen nachhaltig aus. Die Arbeitsleistung sinkt nach einem längeren Entspannungsurlaub, wie Sie selber sicher schon erlebt haben, proportional zur Länge des Urlaubs bzw. der «Enthaltsamkeit» (Arbeitsmediziner veranschlagen nach 3 Wochen Urlaub ca. 1 Woche Wiedereinarbeitungszeit).

C. Bosch konnte in ihrer Studie «Vertrautheit» (Bosch 1998) die Auswirkungen von gestörtem oder verändertem (Lebens-)Rhythmus aufzeigen. Ähnlich wie oben erwähnt, wollten die Frauen zum Schichtwechsel der Pflegenden oder gegen 17.00 Uhr ihrer (Haus-)Arbeit nachgehen, wozu sie «nach Hause gehen» wollten, um Essen auf den Tisch bringen zu können.

Bei Männern war dies «nach Hause wollen» weniger ausgeprägt zu beobachten. Dies mag laut C. Bosch darin liegen, dass für die meisten Männer eine Wohnsituation wenig an ihren Tagesaufenthalt von früher erinnert (Abb. 3-1). Trotzdem gab es einige, die «ihrer Arbeit» auch hier versuchten nachzugehen, was oft skurrile Formen annahm.

Wenn wir die Generation der alten Menschen, die sich jetzt in den Pflegeeinrichtungen befinden, betrachten, gibt es viele interessante Gemeinsamkeiten. Die Tätigkeiten des täglichen Lebens sind vielfach ähnlich und überwiegend einem bestimmten Geschlecht zugeordnet. In 10 bis 20 Jahren wird sich das Bild grundlegend ändern, da dann die Kriegs- und Nachkriegsgeneration durch die «Wirtschaftswundergeneration» abgelöst wird. Diese wird viel mehr nach Selbstbestimmung, Individualität und Vielfalt bei den Angeboten verlangen.

So ist das Erleben der Männer nach C. Bosch (Bosch 1998) von der Berufsarbeit und das der Frauen weitgehend von der «Haus- und Familienarbeit» bestimmt. Die Auswirkungen werden meist schnell für Außenstehende deutlich, wenn Menschen in Rente gehen: Frauen verlieren nur einen verhältnismäßig kleinen Teil ihrer Tätigkeiten, Männer dagegen ihr «Lebenswerk» oder zumindest ihr «Tagwerk». Für Ehefrauen bedeutet dies dann, auch noch ihren Mann beschäftigen zu müssen (Sonderangebote einkaufen lassen, Wohnung instandhalten …). Günstiger ist es, wenn der Mann frühzeitig ein zeitintensives Hobby aufgenommen hat.

Wir wollen daher unterscheiden zwischen Tätigkeiten und den damit verbundenen (Körper-)Erfahrungen, die arbeitsbezogen (Druckmaschinen bedienen, spülen …) und die personenbezogen (Körperpflege, Essen …) sind.

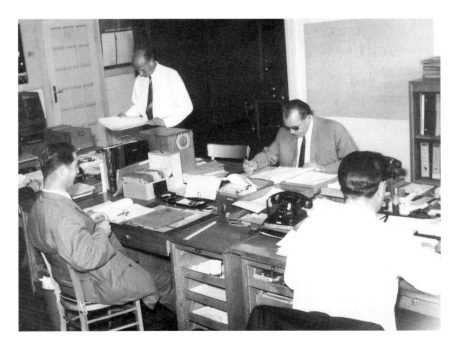

Abbildung 3-1:
Arbeitende Männer im Büro

Die Auswahl basal stimulierender Angebote für Männer wird später schwierig, da es eine Vielzahl von beruflichen Tätigkeiten mit jeweils unterschiedlichster Körpererfahrung gibt. Bei Frauen scheint das einfacher. Die Haus- und Familienarbeit der Frau ist sehr stark von «Handarbeit» geprägt, die aber auch im Vergleich zur Berufsarbeit, mit vielen zusätzlichen Bewegungen (bücken, recken, gehen, Treppen steigen, drehen usw.) einhergeht.[7] Frauen erfahren eine Vielzahl mehr an unterschiedlichen Materialien (Wäsche, Wasser, Geschirr, Lebensmittel, Küchenwerkzeug…). Über ihre gewohnten Tätigkeiten hinaus, leisten sie in ihrer «Freizeit» zusätzliche Arbeit in Haus, Garten, Feld oder Acker (**Abb. 3-2**).

Männer sind in ihrem Erfahrungsschatz diesbezüglich beschränkt (Steine, Maschinenteile, Werkzeug, Papier, Holz …),[8] weil sie meist in ihrem traditionellen Rollenverständnis verharren.

Der Unterschied der sozialen Kontakte bzw. der Kommunikationsmöglichkeit müsste differenzierter betrachtet werden, da sie noch stärker mit dem Beruf und dem Wohnumfeld zusammenhängen. Eine Frau, die in der Stadt wohnte, hat unter Umständen sehr viel mehr und wechselnde Kontakte zu anderen Personen durch Einkaufen, Nachbarn, Aufgaben in der Kirchengemeinde o. ä. als ein Mann im Büro oder am Fließband; im Gegensatz zu einer Bauersfrau und einem Elektriker im Kundendienst.

Alle diese Bewegungen, Wahrnehmungen und Kommunikationsmöglichkeiten werden durch einen Umzug in ein Altenpflegeheim wie auch beim Aufenthalt im Krankenhaus ersatzlos genommen. Es bleibt nur der Bereich der Körperpflege, der Nahrungsaufnahme und des «Sich-Beschäftigens». Und selbst dieser wird meist grundlegend reduziert, da sich der Bewohner/Patient ja sonst zu Hause selber versorgen bzw. pflegen lassen könnte. Ziel sollte daher sein, einen möglichst großen Teil dieser vielfältigen Erfahrungen wenigstens exemplarisch zu erhalten. Und Vorgänge, wenn sie denn von den Pflegern übernommen werden müssen, sinn(en)voll zu gestalten. Wie aber wirkt sich dieses «Aus-der-Hand-Nehmen» bei den alten Menschen aus? (**Abb. 3-3, 3-4**)

---

7 An dieser Stelle sei bereits darauf hingewiesen, dass all dies mit einem aufgerichteten oder vorgebeugten Oberkörper, nie mit einem zurückgelehnten oder liegendem Oberkörper geschieht!

8 Einige wenige «Männertätigkeiten» gehen/gingen mit zurückgelehntem, liegendem Oberkörper einher: Automechaniker unterm Auto, Installateur unter der Spüle, Hauer im Steinkohleflöz etc..

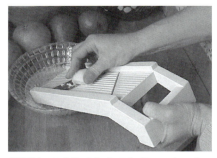

Abbildung 3-2: Arbeitende Frauenhände

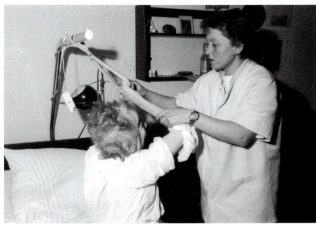

Abbildung 3-4: Gut gemeintes aus der Hand nehmen

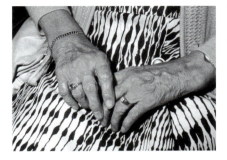

Abbildung 3-3: «Hände in den Schoß gelegt»

3.1.2 Gelangweilte Sinne

Sie werden es aus eigener Erfahrung kennen, der schönste Relax- und Hotelurlaub wird nach einem individuell differierenden Zeitpunkt, z. B. 2 Wochen, zur Qual. Sie sind unterfordert und werden aktiv – wie auch immer (Sandburgen bauen, Einkaufen, Wandern, Kreuzworträtseln, Auto fahren …). Das Ganze ist aber nur ein Behelf und keine echte Alternative zum «Daheim».

Die entsprechenden, ähnlich «sinn-losen» Aktivitäten bei alten Menschen diesen Typs kennen Sie aus Ihrem Pflegealltag nur zur Genüge. Sie reichen von Lippen- und Mundbewegungen bis hin zum «Nesteln».

Ein anderer Effekt ist vergleichbar mit der Ruhigstellung infolge einer Fraktur. Erst wird die «Entlastung» angenehm erlebt, ab einem gewissen Zeitpunkt entstehen Zweifel, ob sie dieses Körperteil (z. B. Finger) überhaupt «richtig» spüren und bewegen können. Später (z. B. nach Entfernung des Gipsverbandes) ist die Beweglichkeit tatsächlich erheblich eingeschränkt oder verändert, und sie müssen mit sehr hohem Aufwand und Motivation «die alte Fingerfertigkeit» wieder erlernen. Dies bezieht sich sowohl auf Muskeln, Sehnen und Haut wie auch auf die geistigen Anteile an der Bewegung.[9]

---

9 Siehe hierzu Oliver Sacks: Der Tag, an dem mein Bein fortging. Rowohlt, Reinbek 1989

Wir sprechen bei der übertragenen Situation des alten Menschen von Deprivation, also dem Entzug von wichtigen Erfahrungen. Wie bereits im vorherigen Kapitel erwähnt sind diese «Erfahrungen» nie nur als Tasterfahrung oder Bewegungen etc. zu sehen, sondern sind immer gleichzeitig Sozialerfahrung, verbunden mit Kommunikation, Emotion, geistiger Anforderung (Kognition) und Lebensprozessen. «Primär haben wir unsere Sinne nicht, um die Welt aus der Distanz zu erkennen, sondern um mit ihr in Beziehung zu treten.» (Fuchs 2000, S. 57)

3.2 Stereotypien und autostimulative Verhaltensweisen

In der Basalen Stimulation betrachten wir Stereotypien als Kommunikation des Menschen mit seinem eigenen Körper. Es können Versuche sein, einen erlebten Mangel an Körper- oder Sozialerfahrungen auszudrücken. Für den Betroffenen machen diese Sinn, weil er unter Umständen damit einen emotionalen oder kognitiven Mangel ausgleichen möchte (**Abb. 3-5**). Die Bereicherung autostimulativer Verhaltensweisen drückt deutlicher dieses eigentliche Bedürfnis dieses Menschen aus.

Der ärztlichen Feststellung, dass diese «Schäden» durch «die Besonderheiten eines Krankenhaus- [...] oder Heimaufenthalts bedingt» (Roche Lexikon 1984) sind, steht aber leider keine Prävention oder Therapie gegenüber.

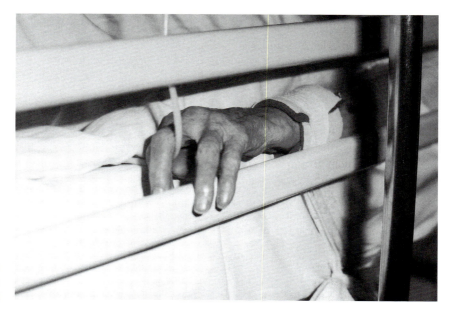

Abbildung 3-5: Nestelnde Hände suchen Anregung

A. Fröhlich geht davon aus, dass die spezifische Äußerungsform des Patienten ein Versuch ist, «mit der der eingeschränkte Mensch sich dieses Mindestmaß [an sensorischer Anregung] selbst organisiert» (Fröhlich 1998, S. 41). Sie ist somit eine einfache Form, durch die er *das eigene Leben spüren* kann.

Dafür braucht dieser Mensch Informationen und anregende Variationen von außen, durch eine Person, die in der Phase primär Sicherheit, Kontinuität und Verlässlichkeit vermittelt und erst später zum Kommunikations*partner* im Erleben des betroffenen Menschen wird.

So kann aus der Kommunikation mit dem eigenen Körper ein differenziertes Ich-Erleben werden, welches in Austausch mit anderen (**Du**) treten kann. Damit wird der Mensch *am* **Du** zum **Ich** (Buber 1995), um im weiteren in Austausch *mit* einem **Du** zu treten, d. h. er baut eine Beziehung von sich aus auf.

3.2.1 Verstehender Zugang zu autostimulativen Verhaltensweisen

Wir müssen auf diese verhaltene Äußerung des hospitalisierten alten Menschen eingehen, sie als Hinweis auf einen erlebten Mangel ansehen. Wenn wir darin das Was und Wie erkennen, um ihm begegnen zu können, und vorsichtig hierüber Beziehung aufnehmen, werden wir therapeutisch tätig (intensiv, wie medizinische Mittel es niemals sein können!). So gibt es in der Heilpädagogik das Prinzip: Erst verstehen – dann erziehen!

Indem wir uns dieses von der Bewohnerin zeigen lassen, nach- bzw. mitmachen, hören wir zu, nehmen ernst und spüren bei uns ansatzweise was z. B. an diesem «Vor- und Zurückschaukeln mit gleichzeitigem Streichen der linken Hand über den Oberschenkel» so wichtig ist, Anregung oder Sicherheit gibt. Manchmal ist es leichter, die Bewohnerin genau zu beobachten und im «stillen Kämmerlein» ihre Bewegung und Mimik nachzumachen. Häufig ist es notwendig, dies über Minuten zu tun, weil ein Teil der Sensationen erst dann erahnt oder spürbar wird. Anschließend sollten wir der Bewohnerin auf zweierlei Weise begegnen.

Einerseits kann die Frage nach dem biografischen Bezug des Verhaltens einen möglichen Zugangsweg eröffnen, andererseits die Betrachtung des momentan im Vordergrund stehenden zentralen Ziels weiterhelfen.

Da es sich nicht um einen isolierten akuten Mangel handelt, sondern ihr Tun ihre Art sich mitzuteilen ist, müssen im oben beschriebenen Fall in der Pflegeplanung vermehrt rhythmische, vestibuläre und taktile Erfahrungen berücksichtigt werden.

Die Geschwindigkeit und Beschleunigung können Hinweis darauf geben, ob das Tun beruhigend oder aufregend ist. Hiermit versuchen wir, uns dem Menschen anzunähern. Indem wir ihre Äußerungen imitieren, öffnet sich vielleicht ein Ausschnitt ihrer aktuellen Gefühlswelt und wir kommen uns näher. Wenn ein gewisses Vertrauen aufgebaut ist, kann man sich «unter-

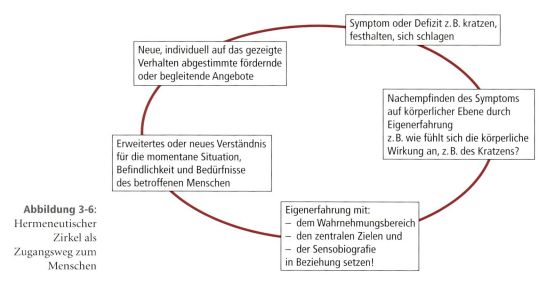

Abbildung 3-6: Hermeneutischer Zirkel als Zugangsweg zum Menschen

halten», d. h. die Pflegekraft variiert das Verhalten, probiert mit der Bewohnerin Varianten. Vielleicht ist es ihr möglich, zumindest für eine kurze Zeit, in sicherer Begleitung, aus diesem Gefängnis der Monotonie auszubrechen und neue Perspektiven zu erleben.

Wenn die Pflegenden gelernt haben, diese Verhaltensweisen und die Situationen, aus denen heraus sie entstehen, zu verstehen, kann es passender sein, prophylaktisch die Patienten vor Stressoren zu schützen oder ihnen andere Rückzugs- und Schutzmöglichkeiten anzubieten (**Abb. 3-6**).

Basal stimulierender Umgang mit Stereotypien und autostimulativen Verhaltensweisen lässt eine gewisse Ähnlichkeit mit der Validation erkennen. Validation setzt jedoch ein gewisses Sprachverständnis voraus und spricht den Menschen auf der sprachlich-emotionalen, weniger auf der körperlichen Ebene an. Zwar schlägt das Konzept die Möglichkeit der Berührung im Endstadium einer Demenz vor, die Vorschläge wirken jedoch wenig systematisiert und individualisiert.

3.3 Körperbild und Körperschema

Die Bezeichnungen Körperbild und Körperschema sind Ausdruck der erlebten Leiblichkeit des Menschen. Das Körperschema ist die genetisch verankerte und nach außen hin sichtbare Erscheinung des Menschen, das Körperbild sein innerlich erlebtes Pendant. «Körper» kommt vom lateinischen «corpus, corporis». Dieser bedeutet laut Herkunftswörterbuch: Körper, Leib; Gesamtheit. Leib ist dem englischen «life» (Leben) vom Wortursprung verwandt und «wird seit mittelhochdeutscher Zeit auch umschreibend für die ganze Person verwendet» (Duden, Bd. 7, 1997), vgl. auch «mit Leib und Leben», «Gefahr für Leib und Leben». Auch in der englischen Sprache wird deutlich, dass ich mich nur als ein «Jemand (somebody) deutlich machen kann, wenn ich einen/meinen Körper besitze». (Buchholz et al. 2001).

Unter dem Körperschema verstehen wir die Summe der individuellen anatomischen und physiologischen Realitäten, vorgegebenen Körperformen (Proportionen, Hautgrenzen, Konsistenzen), Bewegungsmöglichkeiten (einschließlich «Ruhepositionen» wie stehen, sitzen, liegen) und physiologischen Stellungen einzelner Körperteile zueinander.

Mit Körperbild[10] bezeichnen wir das *aktuelle*, bewusste und halbbewusste innere Bild der Körperform und ihrer Bewegungsmöglichkeiten.

Durch Differenzen zwischen Körperbild und Körperschema entstehen Desorientierung bis hin zu geändertem Persönlichkeitserleben (siehe Körper-Ich). Das Körperschema bildet sozusagen die Referenz für die aktuelle Wahrnehmung. Das Körperbild adaptiert sehr schnell, während das Körperschema sehr langsam adaptiert oder dies massiver Wahrnehmungsveränderungen bedarf.

So kann das Körperbild eines bettlägerigen, alten Menschen ein Körper ohne Beine sein, der im Bett schwebt, sich aber nicht auf die Seite zu drehen vermag, weil seine Arme bleischwer neben ihm liegen. Sein Körperschema hingegen zeichnet einen intakten Körper ohne deutliche Schwerkraft-Druckerfahrungen, weder an den Füssen noch im Rücken- oder Gesäßbereich.

Eine mögliche Reaktion hierauf kann eine unspezifische Angst sein, die sich in einem erhöhten Muskeltonus ausdrückt und eventuell mit festkrallen der Hände an etwas Festem (z. B. Bettgitter) einhergeht.

Ein stark erhöhter Muskeltonus (bis zur Spastik) kann vorübergehend eine Ersatzinformation für das fehlende oder «verwaschene» (durchaus wörtlich zu nehmen) Gefühl der Hautgrenzen sein. Allen Formen von Spastiken sollte daher frühzeitig, sogar prophylaktisch durch deutliche, informative Ausstreichungen z. B. beim Waschen (siehe dort) sowie durch orientierendes Positionieren mit Schwerkrafterfahrung begegnet werden.

Gerade (eigen-)bewegungseingeschränkte alte Menschen brauchen mehrmals täglich deutliche Körpererfahrung, damit ihr Körperbild nicht verblasst bzw. von ihrem Körperschema differiert.

Damit können wir einen Beitrag leisten zum ganzheitlichen Erleben der eigenen Leiblichkeit und Lebendigkeit.

---

10 Der Begriff «Körperbild» wird in der Literatur sehr unterschiedlich definiert (vgl. Gillies 1984, Woods 1975 in Salter 1998 und Bielefeld 1991). Wir möchten hier die Umschreibung, wie sie sich in der Basalen Stimulation etabliert hat, festhalten, da in der übrigen Literatur das Phänomen der Habituation nicht ausreichend Berücksichtigung findet. Wir unterscheiden demnach *Körperbild* und *Körperschema*.

3.3.1 Körperbild – Erweitertes Körperbild

Genauso wie ganze Körperteile und feine Differenzierungen verloren gehen können, kommt es vor, dass Patienten «Fremdkörper» einverleiben. Das heißt, sie werden zu einem Teil ihres Körperbildes (Smith 1989). Berührung, Manipulation und Entfernung werden direkt und auf die Person bezogen erlebt. Alltäglich ist dies bei Schmuckstücken wie Eheringen und bei Prothesen (Hörgeräte, Brille, Zahn-, Bein- oder Armprothesen). Wenn sie abgelegt werden, fühlt man sich meist verunsichert, nackt und hilflos. Werden sie unvorbereitet von Pflegekräften entfernt, kommt es nicht selten zu sehr heftigen Reaktionen, weil sich die Personen beraubt und körperlich angegriffen fühlen. Wie sehr die Entfernung von Gliedmaßenprothesen die Besitzer aus dem Gleichgewicht bringt, ist eindrucksvoll bei Trägern von Beinprothesen zu beobachten, die krankheitsbedingt und entgegen ihren Gewohnheiten den Tag über im Bett und ohne Prothese verbringen sollen. Nicht nur das Bewegungsmuster ist völlig eingeschränkt und führt zu Unruhe oder Bewegungsarmut (→ Dekubitus …) auch die «Bewegungsmuster» im kognitiven und Persönlichkeitsbereich sind durcheinander, es kommt häufig noch schneller zu starker Verwirrtheitssymptomatik als bei anderen akut bettlägerigen, alten Menschen. Auch hier zeigt sich unsere These, dass sich körperliche und geistige Verwirrtheit, wie Körper und Geist auch, nicht trennen lassen, sondern sich gegenseitig bedingen. Deshalb sind die vielfältigen Möglichkeiten, einem Menschen über ein deutliches und differenziertes Körperbild zu einem klaren Geist zu verhelfen, meist wesentlich effektiver als die medizinischen Anstrengungen. Diese Pflegeangebote begegnen den Problemen des Patienten ursächlich und nicht symptomatisch.

Im Krankenhaus sind alte Menschen deshalb besonders stark gefährdet. Als Noteinweisung werden sie in der Notaufnahme meist ihrer schützenden, zweiten Haut beraubt (Umgebung, vertraute Kleidungsstücke) und erhalten Fremdkörper (Abb. 3-7), teils unbemerkt, in natürliche und künstliche Körperöffnungen (→ Magensonde, Tubus, Kanüle, ZVK, Blasenkatheter …).

Zu Anfang machen sie den Patienten meist stark zu schaffen. Mit einer erstaunlichen Fingerfertigkeit, Akrobatik und Ausdauer werden die Fremdkörper von ihnen entfernt. Nicht selten präsentieren die Patienten ihr Werk dann stolz dem Personal und verstehen deren böse oder panische Reaktion auf diese für sie doch dringend notwendige und befreiende Aktion nicht. Nach einer Gewöhnungs-(Habituations-)phase kann die Entfernung von solchen inzwischen zum erweiterten Körperbild gehörenden Hilfsmitteln wie Blasendauerkatheter, Beatmungstubus zu Schwierigkeiten führen (Smith 1989, Buchholz et al. 1998). Es fehlt dann nicht nur ein Körperteil, sondern auch dessen Funktion. Mit sehr viel Mühe muss das Wasserhalten und Wasserlassen mit der Blase oder das Atmen mit der Lunge durch Mund bzw. Nase erst wieder erfahren und erlernt werden. Das Körperbild muss hier wieder

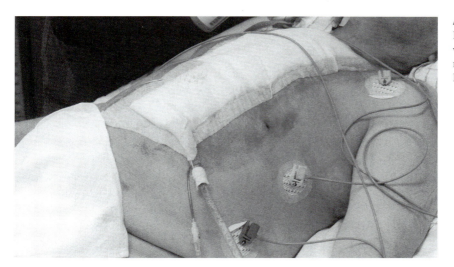

Abbildung 3-7:
Diffuse, verwirrende Berührungen durch Fremdkörper

neu geformt und gefestigt werden. Dies braucht Zeit und viel (basal-)pflegerische Unterstützung, wie im Weiteren gezeigt werden wird!

3.4 Von der Desorientierung zur Orientierung

An der Definition von Desorientierung wie sie im Medizinischen Lexikon zu finden ist, wird die Position und Situation von alten Menschen gegenüber der Medizin deutlich: «*Desorientiertheit: mangelhafte bis fehlende Fähigkeit, sich in Raum und/oder Zeit zu orientieren*» (Roche Lexikon 1984, S. 341).

Bei dieser Sichtweise liegt das Problem, der Fehler im Menschen, in seiner Struktur und Physiologie. Es ist daher logisch, ihn mit Hilfe der Pharmakologie zu korrigieren oder zu reparieren. Bisher gelingt dies aber nur unzulänglich.[11]

Ein völlig anderes Denken und andere Perspektiven für die Pflege ergeben sich aus der Definition im Fremdwörterlexikon: «*desorientiert: nicht oder falsch unterrichtet, nicht orientiert*» (Knaurs 1977, S. 95). Hier ist es das Umfeld, die Umgebung, sind u. U. wir es, die zu wenig oder falsche Orientierungshilfen geben, damit sich der Patient zurecht findet. Und was gibt mir die Umgebung? Umgeben bedeutet ursprünglich «etwas um etwas herumgeben» (Duden 1997, S. 221). Pflege könnte Umgebung sein, d. h. den Menschen umgeben und ihm etwas um ihn herum geben. Von der Berührung bis zur fördernden Gestaltung des Lebensraums/Zimmers.

---

11 Der Patient ist zwar immer noch verwirrt, aber er merkt es nicht mehr!

Ab einem gewissen Punkt reichen große Kalender, Schilder und Farbleitsysteme nicht mehr aus – der stark desorientierte Mensch versteht nur noch die Sprache seines Körpers oder selbst diese nicht mehr. Spätestens wenn er nicht nur «die Welt», sondern auch sich selbst nicht mehr versteht, müssen wir uns verstärkt um körperliche Orientierung bemühen. Dann rücken basal stimulierende Angebote in das Zentrum unserer Aufmerksamkeit und Bemühungen. Eine Pflegediagnose «körperlich desorientiert» ist in den Dokumentations- und Klassifikationssystemen leider noch nicht zu finden.

A. Fröhlich geht davon aus, dass der Mensch, die Person, sein Ich am Anfang der Entwicklung (Säugling) ebenso in schweren Krisensituationen wie schwerer Krankheit, Trauma sowie in Sterbephasen primär ein Körper-Ich ist. Dann werden wir zurückgeworfen auf die Einheit von Körper und Geist. « … nur was den Körper in seiner aktuellen Befindlichkeit betrifft, hat Gewicht». (Fröhlich 1994, S. 40) Das bedeutet, ich erlebe und definiere mich zuerst einmal über meinen Körper, bzw. das, was ich davon wahrnehme. Anders gesagt ist der Orientierungsnullpunkt des Menschen sein gespürter Körper. Ein ähnlicher Zusammenhang wird deutlich, wenn wir uns die bereits erwähnte Wahrnehmungsentwicklung nach Fröhlich ansehen:

Unsere «Umweltsinne», die nicht zu verwechseln sind mit den Fernsinnen (sehen, hören, riechen), sind sehr leicht zu täuschen. Moderne Bild- und Tontechnik, künstliche Geruchsstoffe, aromatisierte Lebensmittel, Kunststoffe sind heutzutage sehr ausgereift und weit verbreitet. Im Zweifelsfall verlassen wir uns auf unsere Körper-Erfahrung oder die basalen Sinne. Die basalen Sinne nach Fröhlich (somatisch, vestibulär, vibratorisch → Körperform, -bewegungen, -konsistenzen und Vibrationen innerhalb des Körpers) haben wir auch Körpersinne genannt. Bei anderen Autoren werden diese teils auch unter Perzeption oder Tiefenwahrnehmung zusammengefasst.

Die Verarbeitung der «Umweltsinne» ist von Schädigungen (Sklerose, Apoplexie …) wesentlich stärker betroffen, als die basalen Sinne.

Die basalen Sinne sind normalerweise meine Referenz, an ihren Erfahrungen und Eindrücken messe ich die «Wahrheit» der Umweltsinneseindrücke (z. B. zwei Züge stehen nebeneinander im Bahnhof, aus dem Abteil sehend kann ich meist nicht feststellen, ob mein Zug oder der andere anfährt – erst wenn ich mich auf meine Beschleunigungs- und Vibrationswahrnehmung «besinne» wird klar, dass es der Zug, in dem ich sitze ist, der fährt).

Eine andere Strategie wäre möglichst viele Sinne zu befragen, um mehr Gewissheit zu bekommen – wir nennen dies Sinnzusammenhänge herstellen. *Beispiel:* «Ich wasche Sie jetzt» → ins Badezimmer gegangen? Wasser hörbar? Wasser tastbar, eigene Seife riechbar? Aufrechte Körperposition? Mein Körper mit dem Waschlappen in Verbindung sichtbar und spürbar, … gewohnter Ablauf?

Beide Strategien führen aber nur dann zu Klarheit und nicht zu Missverständnissen, wenn der Patient/Bewohner seine Referenz «richtig» spüren kann und nicht nur einzelne, isolierte bzw. sich widersprechende Sinneserfahrungen aufnimmt. Wie oben unter Habituation erklärt, kann das Körpergefühl habituieren oder der Patient kann sein Liegen im Bett nicht in Zusammenhang mit dem Wassergeräusch in der Ferne bringen, auch der nasse Waschlappen passt nicht (dazwischen fehlen wichtige Elemente). Deshalb ist Basale Stimulation in der Pflege nicht, wie manchmal missgedeutet, stimulieren mit schönen Düften, Entspannungsmusik und Massagen, also Wellnessangebote von Pflegenden, sondern: «Basale Stimulation ist die Systematisierung des Selbstverständlichen und Naheliegenden». (Fröhlich 1998, S. 37).

Das macht sie einerseits so wichtig, andererseits so praktikabel. C. Bienstein war es ein Hauptanliegen bei der Übertragung des Konzeptes für die Pflege, ohne wesentlichen zeitlichen Mehraufwand diese Menschen *in* der alltäglichen Pflege bzw. *durch* die alltägliche Pflege zu fördern, statt, wie sich herausstellte, mit Maßnahmen wie Ganzkörperwaschungen (GKW), Superweichlagerungen täglich aufs neue in ihrer (Körper- und Handlungs-)Struktur zu verwirren. Dies geschieht nicht nur, wie bereits erwähnt durch (gut gemeintes) Aus-der-Hand-Nehmen, sondern auch aktiv bei Lagerung, Berührung u. ä. Die zwei unten aufgeführten Eigenerfahrungen können Ihnen einen Eindruck hiervon geben.[12]

Während bei der ersten Erfahrung Habituation in Ansätzen spürbar und vorstellbar wird, zeigt sich die zweite, die desorientierende Auswirkung von «normaler» Pflege auf das Körpergefühl und Körperbild auf zu pflegende

---

12 Um beides spürbar zu machen, können Sie zwei Eigenerfahrungsübungen durchführen: 1. Legen Sie sich 15 Minuten in Rückenlage auf eine Unterlage (Boden, Bett …). Dabei sollen die Arme neben dem Rumpf liegen ohne ihn zu berühren, die gestreckten Beine sollten nicht gekreuzt werden. Die ersten 5 Minuten schließen Sie die Augen, dann öffnen Sie diese und schauen geradeaus.
Achten Sie am Anfang und am Ende bevor Sie sich wieder bewegen auf das, was Sie von Ihrem Körper spüren können (Form, Gewicht, Auflage ….) und Raumwahrnehmung (ihre Position/Lage im Raum, der Raum selber). Spüren Sie mit all Ihren Sinnen, welche Informationen Sie über sich und Ihre aktuelle Situation bekommen (siehe Bienstein/Fröhlich 1991, S. 45).
Eine weitere Erfahrung können Sie zu zweit machen:
A sitzt oder liegt bequem in Rückenlage und hat die Arme unbekleidet.
B «wäscht» zuerst den einen Arm, indem er/sie mit Hilfe eines trockenen Waschlappens «ordentlich abreibt» (ohne Systematik). Anschließend soll A den Arm, ohne sich zu berühren oder ähnliches, spüren (Größe, Form, Gewicht, Grenze zwischen Haut und Luft). Danach streicht B mit einem Frotteesocken über die Hand gestülpt von der Schulter zu den Fingerspitzen, in langen Zügen und mit großflächigem, deutlichem Druck (siehe Basales Berühren). Jedes Fleckchen des Armes und der Hand soll hierbei mindestens einmal berührt werden. Auch hiernach bekommt A die Gelegenheit, den Arm nach den genannten Kriterien zu spüren.

Menschen. Bedenken Sie bei beiden Situationen, dass bei Patienten und Bewohnern häufig noch wahrnehmungsverändernde Medikamente hinzukommen und eine normale Lagerung über 2 Stunden und länger eingehalten wird bzw. dieses «wuselige» Gefühl nicht nur am Arm und einmalig, sondern täglich mindestens einmal am ganzen Körper verbreitet wird. Hinzukommen weitere Berührungen mit ähnlicher Qualität, die für Wochen und Monate das Körperbild des Patienten/Bewohners bestimmen.

3.5 Pflege als Gespräch

Es geht in der Basalen Stimulation in der Pflege um Kommunikation mit dem alten Menschen, um einen «Somatischen Dialog» (Fröhlich 2001). Die «Sprache» ist in diesem Fall Berührung und Bewegung. Das «Thema» ist der Körper oder der Leib[13] (Soma) und die aktuelle Situation bzw. Aktion. Es geht nicht nur um Form, Position und Beweglichkeit, sondern auch um Eindruck- (Temperatur, Druck …) und Ausdrucksmöglichkeiten (Tonus, Gestik, Tätigkeiten …) für die Person. Die Pflegenden sollten laut, deutlich und verständlich «sprechen», d. h. mit eindeutigem, großflächigem Druck und in großen, ziehenden Streichungen. Streicheln ist wie Tuscheln und Flüstern – es ist nur in sicherer, vertrauter Zweisamkeit angenehm und förderlich. Es ist völlig ungeeignet, um ein Gespräch zu beginnen (z. B. jemanden wecken), um sich bei einem anderen vorzustellen und bekannt zu machen (ich bin Pfleger Ansgar, darf ich Ihnen helfen aufzustehen?), etwas Kompliziertes zu erklären (ich möchte Ihnen helfen, sich über das Waschen zu spüren).

«Ort» und «Anlass» ist eine Pflegehandlung. Das «Gesprächsziel» ist nicht vorzugeben, außer, dass besonders der alte Mensch zu «Wort kommen» soll. Das bedeutet Ansprechen – Zuhören – Aussagen emphatisch verstärken – eigene, klare Anregungen einbringen – Zusammenfassen – Verabschieden.

Wie in jedem direkten Gespräch (im Gegensatz z. B. zum Telefonieren) sind auch die anderen Sinne beteiligt, wenn sie synchron und synonym verwandt werden. Dies macht insbesondere bei der gesprochenen Sprache häufig Probleme. Stellen Sie sich vor, Sie möchten jemandem den Oberkörper waschen und wollen dies verbal unterstützen:

«Ich wasche Ihnen nun mit einem, mit lauwarmem Wasser getränktem Frotteewaschhandschuh Ihren rechten Arm, indem ich an Ihrer rechten Schulter beginne und langsam an der Außenseite des Oberarms in Richtung Ellenbogen streiche, um den Ellenbogen herum …»

---

13 «Leib» aus dem Mittelhochdeutschen schließt ausdrücklich die Person mit ein, im Gegensatz zum neuzeitlichen Gebrauch des Wortes «Körper». In diesem Buch benutzen wir das Wort Körper in der Regel im Sinne von Leib also «die Person umfassend» (vgl. Schürenberg 2004 a).

Verbale Sprache ist viel zu komplex, saugt enorm viel Aufmerksamkeit (bei beiden!) ab, wird um ein Vielfaches langsamer verarbeitet (besonders bei Hirnleistungsbeeinträchtigungen) als Berührung und ist wie bereits vorher erwähnt als «Umweltsinn» kaum referenzfähig.

Mit Namen ansprechen, sich evtl. vorstellen, die Waschung des Oberkörpers in engem zeitlichen Zusammenhang ankündigen, ist meist ausreichend. Inwieweit auf Einzelheiten («Dies sind Ihre Finger») hingewiesen wird, hängt von der Situation, den Wahrnehmungs- und Verarbeitungsmöglichkeiten und eventuellen Reaktion der zu Pflegenden ab (Bewegung, Mimik).

3.6 Berührung

Berührung spielt die zentrale Rolle in der Basalen Stimulation in der Pflege, unter anderem weil sie die zentrale Rolle in der Pflege spielt. Pflegende sind professionelle Berührer (Bienstein 2003, S. 45), aber berühren sie auch professionell? Was ist professionelles Berühren? Wo bleibt da die Zuwendung? Dass mit «berühren» viel mehr in Verbindung steht als der aktive Kontakt zwischen menschlicher Haut und einem weiteren oder gleichen Material, wird schnell deutlich, wenn wir uns einen Ausschnitt aus der Begriffsverwandtschaft des Wortes ansehen und mit «Hand» verknüpfen.

«berühren, fassen, greifen, packen, behandeln», … als aktive Form.
«berührt sein, sich befassen mit, begreifen, es hat mich gepackt, etwas handhaben», … als Erfahrung, Gefühl.

Berühren kommt von den Begriffen «rühren, anrühren und herrühren» (Duden Band 10), die früher vorwiegend für «in Bewegung setzen, den Anstoß geben», heute für «in innere Bewegung, in Erregung versetzen» gebraucht werden. Rührung bedeutet innere Bewegtheit. Berührung setzt und hält etwas in Bewegung. Dieses «etwas» ist nicht auf oder in der Haut zu finden und die Rührung findet nicht nur auf der einen Seite der Haut statt.

Eine Be-handlung muss noch nicht wie eine (Be-)rührung wirken. «Die Hand gilt seit alters her als Symbol der Gewalt über etwas, des Besitzes und des Schutzes» (Duden Band 10). Basale Stimulation will Be-rührungen ermöglichen – mit und ohne Hände (**Abb. 3-8** auf S. 54).

> **Basale Stimulation will den pflegebedürftigen Menschen Be-rührungen mit sich, den Pflegenden und anderen sie umgebende Personen ermöglichen. Mit und ohne Hände sollen sie ihr eigenes Leben, sowie die aktuelle, sie umgebende belebte und unbelebte Umwelt «be-greifen» können.**

Wir gehen also davon aus, dass Berührung insbesondere über die Haut immer etwas auslöst und bewirkt. Die Frage ist nur, was, und wie kann ich eine Aussage vermitteln, was wird von *beiden* Beteiligten verstanden?

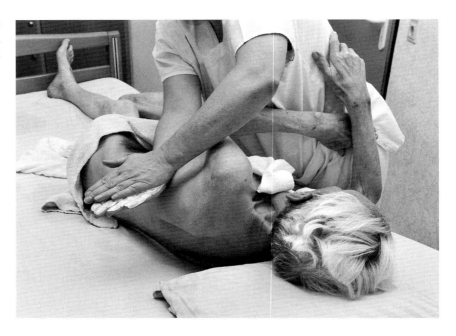

Abbildung 3-8: Sich berühren lassen

Es ist faszinierend zu beobachten, dass so viele unabhängig voneinander schreibende Autoren zu gleichen Ergebnissen und Einsichten in Bezug auf die Art von «guter Berührung» kommen und diese in den Mittelpunkt ihrer Konzepte stellen. Ob dies die Haptonomie von Franz Veldmann oder die Psychotonik von V. Glaser ist, um nur zwei zu nennen. Im Unterschied zu Konzepten wie z. B. therapeutic touch nach D. Krieger, die zwar Berührung im Namen führen, oft aber ohne Hautkontakt arbeiten und den Energieaustausch, weniger die Kommunikation zwischen Menschen unterstützen wollen.

Es gibt selbst im Bereich der Fachliteratur höchst unterschiedliche Beschreibungen und Definitionen des Begriffs «berühren». Mulaik et al. (1991) in Sayre-Adams/Wright (1997) schreiben: «Eine Berührung ist die von einer Person bewusst oder zufällig durch Tasten hervorgerufene Stimulation einer anderen Person.» Krieger (therapeutic touch) schließt noch «eine durch Meditation erzielte, helfende Absicht» mit ein (Richardson in Sayre-Adams 1991, S. 20). Mc Kenna unterscheidet zwischen «instrumenteller und expressiver Berührung». Die eine wird als «überlegter physischer Kontakt, der bewusst hergestellt wird, um eine andere Handlung, die eigentlich intendierte vorzubereiten» (Watson 1975, S. 109) und von Le May auch als «zielorientierte Berührung» bezeichnet (Le May 1986).

Die «expressive Berührung» ist spontan und stellt keine notwendige Komponente oder physische Berührung (Le May 1986) dar. Daher werden diese auch als «tröstende» (Weiss 1986), «nicht notwendige» (Barnett 1972) und «affektive Berührung» (Burnside 1973) bezeichnet.

Grossmann-Schnyder beschreibt «gutes Berühren», das «den anderen meint» und die eigene Person mit einbringt (Grossmann-Schnyder 1992, S. 20). Somit ist hier nicht wie bei den anderen Definitionen die Tätigkeit und das Ergebnis das entscheidende Kriterium, sondern die Art und Intensität der Interaktion. Leider wird auch hier die Möglichkeit intensiven Austauschs bei berührenden Pflegemaßnahmen wie Körperpflege nicht berücksichtigt. Wir möchten hier auch weniger von «gutem» und somit auch von «schlechtem» sprechen, sondern von «Basalem Berühren».

3.6.1 Basales Berühren

Basales Berühren ist ein meinender, absichtsvoller Kontakt mit den Händen bzw. dem Körper, auf der Grundlage einer respektvollen, akzeptierenden und voraussetzungslosen Beziehung. Ein «meinender Austausch» bezieht sich auf beide Personen, wenn auch die Initiative eher von der Pflegekraft ausgeht. Der Kontakt kann sowohl der direkte Hautkontakt sein als auch der mit einem distanzschaffenden Medium, z. B. Handschuhe, Handtuch, Seidentuch etc..

Basales Berühren ist somit ein Angebot, das dem alten Menschen hilft, sich als Person (in Abgrenzung von anderen) zu erfahren, und «hört», ob diese den Austausch aufnimmt. (Vergleich: «Durch Berührung wird die Grenze von Innen und Außen von mir zu mir gehörend und außerhalb meiner liegend von Ich und Du, Subjekt und Objekt ganz allgemein von Zweiheit erst erfahrbar». (Lumma/Nündeler 1994, S. 95). Man könnte auch von einem «Meinungsaustausch» sprechen.

Die Berührungen werden meist in einen sich individuell entwickelnden ritualisierten Rahmen gestellt, der ausschließlich der schnellen Wiedererkennung dient und die Berührungen und die damit verbundenen Tätigkeiten spürbar von anderen, unpersönlichen sowie nicht die gewünschte Aufmerksamkeit hervorrufenden Wahrnehmungen abgrenzt.

Bevor wir dies an einem Beispiel deutlich machen möchten, soll aber darauf hingewiesen werden, dass Basale Stimulation nicht bei allen Menschen ausschließlich mit kontinuierlichen, geschweige denn ausschließlichem Berührungskontakt arbeitet. Erkrankungen des schizophrenen Formenkreises erlauben z. B. meist keinen kontinuierlichen Berührungskontakt. Ausschlaggebend ist, welche «Sprache» dieser alte Mensch versteht und auf welche die Pflegekraft «hören» muss. Es kann also durchaus sein, dass während der Körperpflege der Austausch und Kontakt auch verbal und visuell stattfindet. Ich muss also nicht «ständig am Bewohner kleben». Zumal McKenna in seiner Untersuchung darlegt, dass ältere, interviewfähige Menschen Berührungen, die nicht direkt Teil der Pflegehandlung sind (instrumentelle Berührungen und expressive) überwiegend mit äußerstem Unbehagen aufgenommen haben. (Mc Kenna 1994). Der unvermeidlich kommunikative Aspekt der Berührung wird bei dieser Untersuchung besonders deutlich erkennbar (auch wenn dies von McKenna selbst nicht herausgearbeitet wird). Pflege von schwerst beeinträchtigten Menschen ist ohne Berührung kaum möglich. Dadurch wird Berührung «zur elementaren Kommunikationsform» (Fröhlich 2003, S.2) in der Pflege, insbesondere bei fortgeschrittener Demenz. Wenn Pflegehandlungen also «zwingend kommunikativ sind, indem sie die Beziehung und Haltung des Pflegenden zum Patienten spürbar werden» lassen (Schürenberg 2004, S. 97), ist «das Wie der Berührung von entscheidender Bedeutung» (Sieveking 1997, S. 63). für die Betroffenen und die Pflegeperson.

Die nachfolgenden zwölf «Elemente des Basalen Berührens» (**Abb. 3-9**) (vgl. Schürenberg, 2004 a) möchten Anregung sein, ein «professionelles» Berührungsverhalten zu begründen. Die einzelnen Elemente sollen helfen, aus Pflege-Hand-lungen eine berührend kommunikative Förder-Pflege zu machen. Gleichsam sollen sie den scheinbaren Widerspruch einer bezahlten Dienstleistung und echter, menschlich zugewandter Begegnung überbrücken. Indem Pflegende ihre Vorgehensweise mit Hilfe des «Basalen Berührens» bewusst strukturieren, können sie sich selbst entlasten und dennoch ganz aufmerksam bei dem Betroffenen sein. Hinzu kommt, der Betroffene fühlt sich, auf diese Weise, als «Person» angesprochen.

Elemente «Basalen Berührens»

- sich selbst einstimmen auf den Kontakt mit der Person
- sich beim Betroffenen ankündigen
- sich annähern an die vom Betroffenen akzeptierte Kontaktstelle
- eindeutige, wieder erkennbare, möglichst großflächige Berührung zur Kontaktaufnahme (Berührungsgeste), verweilend für die Dauer einer Begrüßung
- den Anderen meinen
- beständiges In-Kontakt-Sein während des Austausches
- eindeutige Berührungen (deutlich spürbarer Druck, ganze, großflächig aufgelegte, geschlossene Hand oder beide Hände – je nach Kontext) und einfach nachvollziehbare, regelmäßig wiederkehrende Bewegungen (Richtung, Geschwindigkeit, Beständigkeit, Rhythmus, Druck, Dauer) je nach Akzeptanz des Betroffenen und Absicht des Berührenden
- eigene Gefühle ernst nehmen und respektieren
- horchender und sprechender Austausch durch die Berührung
- handeln im «Hier und Jetzt»
- deutlicher Abschluss der Handlung mit Berührungsgeste
- sich entfernen

Abbildung 3-9: Elemente «Basalen Berührens»

Elemente Basalen Berührens

Alle Pflegehandlungen erfolgen also im Rahmen eines möglichst einfach strukturierten Ablaufes. Eingebettet in ein Begrüßungs- und Verabschiedungsritual werden Sinnzusammenhänge von Handlungen erst als solche erkennbar. Der Berührung, als Bestandteil des «Somatischen Dialoges», also einem «Gespräch» mit dem Pflegebedürftigen auf körperlicher Ebene, wird eine besondere, kommunikative Bedeutung beigemessen. Pflege ist hierdurch Handlung und Kommunikation zugleich. Sie wirkt gleichermaßen auf beide beteiligten Personen.

- *sich selbst einstimmen auf den Kontakt*

Die institutionellen Rahmenbedingungen der Pflege in Heim, Hospiz, Klinik oder einer Tagespflegeeinrichtung bringen in kurzen Zeiträumen, ständig wechselnde, jedoch häufig wiederkehrende Kontakte zu unterschiedlichsten Menschen mit sich. Pflegende sind ständig gefordert, sich einzulassen, rücksichtsvoll zu sein, fachlich kompetent, höflich und freundlich zu reagieren. Insgesamt erfordert der Beruf neben der Fachkompetenz vor allem ein großes Maß an sozialer Kompetenz.

Der permanente Wechsel menschlicher Kontakte mit Nähe und Distanz, Freude und Leid verlangt den Pflegenden ein hohes Maß an Energie ab, zumal die individuellen Wünsche, Bedürfnisse und fachlichen Erfordernisse der Patienten sehr unterschiedlich sind. Am Ende des Dienstes fühlt man sich dann möglicherweise ausgelaugt und leer.

Im Alltag schleicht sich bei den vielen Anforderungen ganz zwangsläufig Routine ein. Routine, die benötigt wird um den Alltag sicher zu meistern. Hin und wieder jedoch kann der außenstehende Angehörige oder beobachtende Kollege einen unreflektierten, den Routinen unterworfenen Umgang mit dem Bewohner beobachten, der zudem meist noch durch den hohen Zeitdruck der Pflegenden geprägt ist.

Das bewusste Einstimmen auf den Kontakt mit einem schwerst beeinträchtigten Menschen kann helfen, sich unmittelbar vor einer länger andauernden Pflegehandlung der Routine des Alltages zu entziehen. Die Pflegekraft kann frei werden von belastenden Erlebnissen und Offenheit entwickeln für eine zeitlich begrenzte, kommunikative Beziehung mit dem hilfebedürftigen Menschen. So entsteht für beide die Chance auf eine wahre menschliche Begegnung und einen Dialog auf körperlicher Ebene. Bei diesem «somatischen Dialog» sind sie dann sowohl Gebende als auch Nehmende.

Finden Sie ein eigenes, kleines Ritual, dass Ihnen hilft, sich ihrer momentanen Rolle als Bezugsperson bewusst zu werden. Spannen Sie zum Beispiel vor dem Betreten des Patientenzimmers die Muskulatur des ganzen Körpers kurz an oder atmen Sie ein paar mal tief ein und aus, fühlen ihren sicheren Stand oder halten Sie einfach kurz inne und denken an eine Situation, die ihnen Kraft gegeben hat und bei der Sie sich wohl gefühlt haben.

Suchen Sie jedenfalls nach einem ganz persönlichen Ritual, das Ihnen hilft in kürzester Zeit zu sich zu kommen und bei sich zu sein. Durch ein derartig eingeübtes, bewusst reflektiertes Vorgehen werden Sie für eine gewisse Zeit frei, entlasten sich und lassen das bisher Geschehene hinter sich.

Gleich, welche Vorgehensweise Sie auch wählen, versuchen Sie dem Betroffenen als sehr offene Pflegeperson zu begegnen, die unbelastet ist von bist dato erfahrenen negativen Erlebnissen und Eindrücken. Seien Sie ein «geschichtsloser», aber keineswegs erfahrungsloser Pfleger. Auf diese Weise kann das «Voraussetzungslose» der Beziehung für beide Personen wirksam werden.

- *sich beim Betroffenen ankündigen*

Durch die Art und Weise wie Sie sich ankündigen, teilen Sie etwas über ihre Person mit. Sie geben sich dem Bewohner zu erkennen. Vielleicht wird ihr Temperament durch ein rhythmisches Anklopfen an der Tür oder ein eigenes, unverwechselbares Klopfzeichen wahrnehmbar. Das Nennen des eigenen und des Namens der Bewohnerin beim Eintreten ins Zimmer sollte bei orientierungslosen, bettlägerigen Menschen ganz selbstverständlich als Ankündigung genutzt werden. Singen Sie gerne? Nutzen Sie das, denn dann wird auch ein gesungenes kurzes Lied oder das Pfeifen einer Melodie zur Begrüßung ankündigend wirken. Wählen sie auch hierbei eine möglichst individualisierte Form der Ankündigung. Hierdurch werden sie als Person zuerst hörbar und dann zu guter Letzt sicht- und spürbar. Sie geben dem in seiner Wahrnehmung beeinträchtigen Menschen durch eine derartige Form der Ankündigung zudem die Chance die nachfolgende, weitere Kontaktaufnahme vorweg zu erkennen. Vor allem Demenzkranke brauchen mehr Zeit, um auf ihre Ansprache reagieren, sich auf Sie einstellen und Aufmerksamkeit für das Nachfolgende entwickeln zu können (vgl 7.10 hörbare Außenwelt).

- *sich annähern an die vom Betroffenen akzeptierte Kontaktstelle*

Was zuvor akustisch angekündigt wurde, wird nun durch das Auftauchen des Menschen im Blickfeld des Betroffenen weitergeführt. Die Pflegeperson nähert sich der Berührungsbeziehung allmählich an. Der Betroffene nimmt, bei entsprechend langsamer Vorgehensweise, die Wärme der gleich berührenden Hand wahr. Selbst bei kalten Händen kann, unter Umständen die Bewegung der sich annähernden Hand gespürt werden. Die Berührende «fällt nicht gleich mit der Tür ins Haus», sondern achtet die verzögerten Wahrnehmungsmöglichkeiten des alten Menschen. Berühren Sie also nicht direkt und schnell, sondern geben Sie sich und dem Gegenüber Zeit, die Stelle des ersten Körperkontaktes zu erspüren indem Sie ein wenig über dieser «schweben», bevor sie tatsächlich den Stoff und/ oder die Haut berühren.

- *eindeutig wieder erkennbare, möglichst großflächige Berührung zur Kontaktaufnahme(Berührungsgeste), verweilend für die Dauer einer Begrüßung*

In den meisten Kulturen ist die Kontaktaufnahme zu einem anderen Menschen in ein allgemein verständliches Begrüßungsritual eingebettet. Sei es eine Verbeugung, eine Umarmung, drei Küsse auf die Wange oder der einfache Händedruck des Gegenübers. Die Begrüßung steht vor jedem Gespräch.

Die eigentliche Berührung des Menschen an einer, von ihm, spürbaren und akzeptierten Stelle des Körpers erfüllt die Funktion eines «Händedruckes», der in der konkreten Pflegesituation in der üblichen Form und an der rechten Hand meist nicht passend oder adäquat ist. Hinzu kommt, dass das Händeschütteln ein gleichzeitiges, aufeinander zu bewegen der Gesprächspartner voraussetzt. Sie werden nicht bei der Begrüßung «an die Hand genommen», sondern Sie «geben sich gegenseitig die Hand». Dies ist häufig dem schwerstbeeinträchtigten Menschen weder von der Bewegung, noch von der Wahrnehmung her möglich.

Die Kontaktaufnahme signalisiert: «jetzt bin ich da, ohne Anforderungen zu stellen, sozusagen ‹mit nichts gegen Dich in der Hand› – eine gemeinsame Aktivität mit Dir/Ihnen soll anschließend entstehen». Begrüßen Sie also eindeutig spürbar. Im Laufe der Zeit werden Sie herausfinden, wo am Körper die Person die Begrüßung am angenehmsten erlebt. Die «gewohnte» rechte Hand ist grundsätzlich genauso geeignet, wie der Oberarm oder das Bein. Bei stark zentralisierten Patienten ist eine nahe am Körperstamm stattfindende Berührung möglicherweise nötig, um gespürt werden zu können. Bei frühgeborenen Säuglingen hat sich z. B. die Kontaktaufnahme an den Füßen oder am Hinterkopf bewährt (vgl. Gebel-Schürenberg 1996: 34). Ziel ist eine für diese Person ganz individuelle Körperstelle zur Kontaktaufnahme zu entdecken. Durch die Verabschiedung an der gleichen Körperstelle am Ende des gesamten Pflegegeschehens geben Sie dem Gegenüber die Chance, sich wieder auf sich selbst zu zentrieren.

Der von Bienstein/Fröhlich geschaffene Begriff «Initialberührung» (1991: 25) erscheint uns inzwischen nicht mehr passend. Außer, dass dieser recht technisch klingt, weist er nur auf den Anfang des Gesprächs (initial: erst, beginnend...) hin. Die «Begrüßungsberührung» am Anfang eines Gesprächs wiederholt sich aber am Ende noch einmal. Die Bezeichnung «Initialberührung» ist nicht auf eine wechselseitige Erfahrung, ein Gespräch ausgelegt, sondern stellt nur ein Signal dar. Außerdem lässt der Begriff in der Praxis anscheinend keine Varianten bei dessen Ausführung zu (in der Pflege besteht der verbreitete Eindruck: Initialberührung = rechte Schulter berühren, siehe **Abb. 3-10** auf S. 68).

- *den Anderen meinen*

Versuchen Sie, mit ihrer Art und Weise der Berührung ernsthaft die Person zu erreichen. Nicht nur die Absicht des Handelns soll spürbar werden, sondern vielmehr das Gefühl der Zuwendung zu dieser speziellen Person. Denn, so zeigen neuere Erkenntnisse der Neurobiologie: «Nichts aktiviert die (körpereigenen) Motivationssysteme (Dopamin, Oxytozin, endogene Opioide) so sehr wie der Wunsch, von anderen gesehen zu werden, die Aussicht auf soziale Anerkennung, das Erleben positiver Zuwendung – und erst recht – die Erfahrung der Liebe» (Bauer, 2007: 35 f.).

Abbildung 3-10:
Vermittlung der Berührungsgeste an das Team

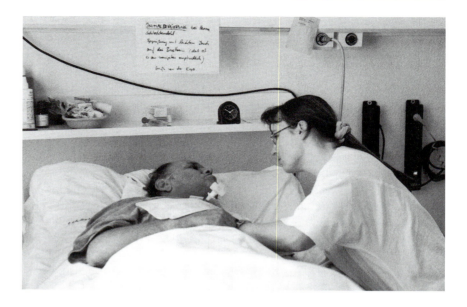

Die Bewohnerin soll sich nicht als Objekt einer Handlung, bei der z. B. ihre Haut gereinigt wird, nicht nur «sauber gewaschen», sondern als Person «gemeint» fühlen. Indem die Aufmerksamkeit während des Handelns der Pflegenden ganz auf die hinter der zu waschenden Haut liegenden Person der Bewohnerin gerichtet wird, kann das Gefühl, sich angesprochen, also gemeint zu fühlen, am wahrscheinlichsten erreicht werden.

- *beständiges In-Kontakt-Sein während des Austausches*

Das Aufstehen und Verlassen des Raumes während eines Gespräches wird als unhöflich, missachtend, störend und verwirrend erlebt. Auch in einem normalen Gespräch halten Sie Kontakt zu ihrem Gegenüber und vergewissern sich gegenseitig ihrer Aufmerksamkeit.

Wiederum ist es die Berührung, die sich in unserem speziellen Fall am besten dafür eignet.

Das Verlassen des Körperkontaktes während der Pflege ist vergleichbar mit radikalen Gedankensprüngen in einem Gespräch. Der Gesprächspartner empfindet die Unterhaltung als verwirrend und nicht mehr nachvollziehbar. Er fühlt sich nicht mehr angesprochen und gemeint, als ob der Andere Selbstgespräche führt. Die Aufmerksamkeit schwindet. Der Betroffene muss sich immer wieder neu auf die Berührungen einstellen, und sein gesamtes Körperbild aus einzelnen Berührungswahrnehmungen wie ein Puzzle immer wieder neu zusammensetzen.

Durch beständigen Berührungskontakt geben Sie zusätzlich die Information, dass die Handlung noch nicht beendet ist. Je nach Absicht der Handlung ist unter Umständen der Einsatz beider Hände von Nöten, wenn Sie

z. B. eine Ganzkörperpflege durchführen oder jemandem beim Ankleiden helfen.

Sie können den Kontakt halten («Ich bin da») und können die Aufmerksamkeit des Patienten/Bewohners mitnehmen zu einer anderen Stelle des Körpers, an der etwas anderes zu spüren ist. Beispielsweise, wenn Sie nach dem Ankleiden des Nachthemdes die Füße lagern oder Socken anziehen möchten, streichen Sie mit einer deutlichen Berührung z. B. vom Thorax über die Flanken, die Hüfte an den Beinen herunter zu den Füßen und ziehen dort die Socken an, ohne aus dem Kontakt zu gehen. Auch wenn die Bewohnerin Ihnen aufgrund ihrer Liegepositionen mit den Augen nicht bis zu den Füßen folgen konnte, hat Sie nachvollziehen können, wo Sie jetzt etwas tun und dass die Füße zu ihr gehören. Nebenbei hat Sie (zur Sicherheit) wieder einmal ihre seitliche Kontur spüren und für ihr Körperbild verarbeiten können (**Abb. 3-11**).

Wird das Verlassen des Körperkontaktes dennoch einmal nötig, weil z. B. Materialien vergessen wurden oder ihre Hilfe von einer Kollegin benötigt wird, können sie als Symbol des Unterbrechens der Handlung dem Patienten z. B. das Handtuch deutlich in die Hand geben oder auf die zuletzt berührte Körperstelle legen. Beide Interaktionspartner können sich dann orientieren, wo die Handlung wieder beginnen soll.

Besitzt der Patient ein Sprachverständnis können sie natürlich ebenso über verbalen Austausch in Kontakt sein oder durch Blickkontakt.

Hier gilt, wie bei allen diesen Aspekten, dass das In-Kontakt-Sein über die Berührung umso wichtiger ist, je «weiter weg» der Betroffene zu sein scheint.

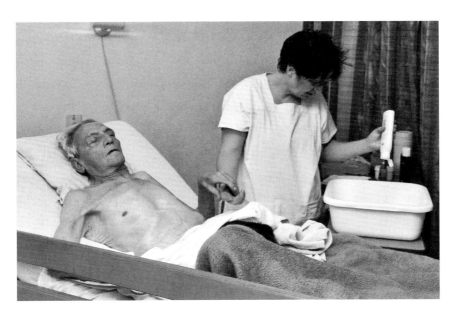

Abbildung 3-11: Den Kontakt beibehalten

- *eindeutige Berührungen (deutlich spürbarer Druck, ganze, großflächig aufgelegte, geschlossene Hand oder beide Hände – je nach Kontext) und einfach nachvollziehbare, regelmäßig wiederkehrende Bewegungen (in Richtung, Geschwindigkeit, Beständigkeit, Rhythmus, Druck, Zeitdauer) je nach Akzeptanz des Betroffenen und Absicht des Berührenden.*

Die Art und Weise der Berührung hat unter anderem zum Ziel, dem Betroffenen zu helfen seine körperliche Identität, sein «Körper-Ich» auf zu bauen, wieder herzustellen oder erneut zu erleben. Selbst das Loslösen vom eigenen Körper am Lebensende kann von Berührung begleitet sein. Die Dreidimensionalität des eigenen Körpers, seine Form und Struktur tritt bei dieser Art von Berührung in den Vordergrund. Dabei ist genau auf die vom Betroffenen «akzeptierte» Berührungsqualität zu achten.

Nicht bei jeder Person ist ein deutlich spürbarer, mittlerer Druck bei der Pflegehandlung angezeigt. Wiederum gilt es, respektvoll und achtsam das eigene Berührungsverhalten zu reflektieren. Nicht die Absicht der Pflegenden (z. B. zu beruhigen, beleben, entfalten etc.) leitet das Handeln, sondern die Akzeptanz der Berührung und die Selbstbestimmung des Betroffenen.

Dennoch verfolgt die Pflegende mit ihrem gewählten basal stimulierenden Angebot eine Absicht, z. B. Ruhe vermitteln, Rückzug ermöglichen, zum Essen anregen, Sicherheit geben etc., um das mögliche oder ausgesprochene «Zentrale Ziel» der Bewohnerin zu erfüllen. Menschen empfinden so unterschiedlich, dass die Pflegeperson im Vorhinein der pflegerischen Handlung nie die mögliche Reaktion oder Wirkung ihres Angebotes auf den Bewohner festlegen kann. Eine kommunikative, an der Person orientierte Pflege ist «ergebnisoffen». Sie möchte nicht von den Pflegenden festgelegte Pflegeziele erreichen, sondern einen von einer Absicht geleiteten, gemeinsamen Austausch. Aus diesem Grund sprechen wir nicht von «Pflegemaßnahmen» sondern von einer Absicht geleiteten «Angeboten». Der Betroffene selbst entscheidet – mit seinen Reaktionen – darüber, ob er das Angebot annimmt oder ablehnt. Deshalb leitet nicht ein zu erreichendes «Ziel» sondern eine «absichtslose Absicht» das Handeln der Pflegeperson.

- *eigene Gefühle ernst nehmen und respektieren*

Das Wahr- und Ernstnehmen eigener Gefühle ist ein wichtiger Schlüssel zu mehr Achtung im Umgang mit sich selbst und anderen. «Bauchgefühle» geben einem die Rückmeldung, ob man mit der Handlung auf dem richtigen Weg im Umgang mit dem Betroffenen ist. Gefühle erscheinen meist rasch im Bewusstsein. Sie bauen auf unbewussten, im Laufe des Lebens entstandenen Faustregeln auf. «Diese Regeln sind in den evolvierten Fähigkeiten des Gehirns und in der Umwelt verankert» (Gigerenzer 2007: 57). «Evolvierte Fähigkeiten – unter anderen Sprache, Wiedererkennungsgedächtnis, Verfolgen von Objekten mit den Augen, Nachahmung und Emotionen wie Liebe – werden durch natürliche Selektion, kulturelle Vermittlung und andere Mechanismen erworben» (ebd.: 69).

Wenn Sie also das Gefühl haben, die Berührung gefällt der Person nicht oder «das sollte ich jetzt besser nicht tun», nehmen Sie dieses bitte ernst, selbst wenn Sie die Gründe dafür nicht erklären können.

Trauen sie Ihrer Intuition, denn das Wiedererkennungsgedächtnis hilft Ihnen, Strukturen aus der Umwelt, wie z. B. Gesichter, Stimmen Muskelanspannungen und Körperhaltungen wieder zu erkennen. Die Mimik eines Gesichtes oder der Tonfall vermitteln immer eine klare Botschaft.

«Häufig bleibt das Wiedererkennungsgedächtnis intakt, wenn andere Gedächtnisarten, etwa das Erinnerungsgedächtnis, beeinträchtigt wurden. Ältere Menschen, die unter Gedächtnisverlust leiden, und Patienten mit bestimmten Gehirnschädigungen haben Schwierigkeiten anzugeben, was sie über ein Objekt wissen oder wo es ihnen begegnet ist. Doch häufig wissen sie (oder können in einer Weise handeln, die beweist), dass sie mit dem Objekt schon einmal zu tun gehabt haben» (ebd: S. 121). Was für Objekte gilt, kann für Subjekte, wie eine Pflegeperson, die eine wohlmeinende Berührung und einen achtsamen Umgang präsentiert, gleichermaßen und erst recht angenommen werden.

Achten Sie aber ebenso auf schmerzhafte Empfindungen z. B. Schmerzen des Rückens wegen einer falschen Körperhaltung. Diese Gefühle werden sich bei Missachtung auf ihr Berührungs- und Interaktionsverhalten auswirken. Das führt unter Umständen zu Unbehagen gegenüber dem basal stimulierenden Angebot und Ihrer Person.

Im Pflegeprozess sind Sie mit Ihrer Gefühls- und Erlebniswelt genauso wichtig wie der betroffene Patient. Beenden Sie lieber eine Pflegesituation mit einem deutlichen Abschluss, wenn Sie das Gefühl haben sie oder der Patient benötigt etwas ganz anderes anstatt unsicher herumzuprobieren. Gönnen Sie sich Erholung, um dann erneut, wiederum voraussetzungslos, einen Neuanfang zu starten.

- *horchender und sprechender Austausch durch die Berührung*

Ein wesentliches Kennzeichen eines «guten Gespräches» ist das aufeinander Hören, der gegenseitige Blickkontakt, das sich aufeinander einstimmen und sich einlassen. Jede Person will sich wahrgenommen wissen. Das ist eine wesentliche Voraussetzung für Beziehung. Sie stellen Beziehung her, indem sie ihre Fähigkeit zu «emotionaler Resonanz» (Bauer, 2007, S. 192) auch auf körperlicher Ebene nutzen.

Da dem Betroffenen oftmals nicht das ganze Repertoire an verbalen oder anderen Zeichen nutzenden (z. B. Gesten) Kommunikationsmöglichkeiten zur Verfügung steht, gilt es, nonverbale Mitteilungen aufmerksam zu beobachten. Veränderungen der Körperspannung, Atmung, Bewegungen, Lautäußerungen, Mimik, Augenbewegungen oder entsprechenden anderen «vegetativen» Zeichen, wie Schwitzen, Farbveränderungen der Haut, Ausscheiden, Puls- und Blutdruckveränderungen können solche «Botschaften» sein.

Seien sie aufmerksam für derartige, oftmals kleinste Veränderungen mit denen Ihnen der Patient etwas sagen möchte, auch oder gerade weil dies dem Patienten nicht immer bewusst ist. Mehr als zuhören ist gefragt, denn ihre Haltung sollte hinhörend, aufmerksam lauschend, also horchend sein.

Unter Umständen ist es notwendig, dass die Pflegeperson ihren Körper als Kontaktfläche anbieten muss. In Situationen, in denen Sicherheit und Stabilität fehlen, braucht es einen «horchenden» Körperkontakt. Es wird auf die Muskelspannung beider an der Interaktion beteiligten Personen geachtet, auf sich und den Patienten.

Wenn es z. B. gilt, das stabile Sitzen am Bettrand zu ermöglichen oder wieder zu erlernen, kann die Pflegeperson im Bett kniend oder daneben sitzend kleine Bewegungen des Patienten begleiten oder einleiten. Hierbei achtet Sie auf kleinste Veränderungen des Druckes gegen den eigenen Körper oder setzt Druck ein, durch Körperbewegung in Richtung des Kontaktpunktes zum Patienten. Damit stellt sie die Frage: «Verstehe ich Dich richtig? Möchtest Du mehr Sicherheit durch verstärkten Druck?» Sie setzt Druck als Form der Sprache ein. Ein Wechselspiel von gegeneinander Drücken führt vielleicht zu einem gemeinsamen Verständnis von Stabilität und Sicherheit, woraus etwas neues, z. B. ein gleichzeitiges Aufstehen als Ergebnis des Gesprächs entstehen kann.

- *Handeln im «Hier und Jetzt»*

Die Aufmerksamkeit auf die eigene Handlung im «Hier und Jetzt» zu richten dürfte im Alltag einer der wohl am schwierigsten zu realisierenden Aspekte des «Basalen Berührens» sein.

Sie cremen z. B. einen Arm ein und richten dabei ihre Achtung auf die Stelle, an der sich ihre Hände gerade befinden. Dabei denken sie nicht an die noch einzucremenden Finger oder den zu verbindenden Fuß, geschweige denn an den nächsten Patienten oder die noch vor ihnen liegenden anderen Aufgaben. Das würde sie zu sehr in ihrer Aufmerksamkeit von der Handlung und damit vom Patienten weg bringen.

Schalten Sie Fernseher, Radio oder andere Sie störende Dinge (z. B. blendendes Licht) oder ablenkende Gedanken möglichst aus.

Reflektieren Sie im Team die scheinbaren «Not-wendig-keiten» wie das eingeschaltete Licht als Signal zur Anwesenheit der Pflegekraft im Zimmer und zur Weiterleitung des «Schwesternrufs». Es führt meist zu einer jähen, akustischen Störung und Ablenkung vom Geschehen. Das Mobiltelefon führt zur ständigen Erreichbarkeit der Pflegenden, ganz gleich wo sie sich gerade befindet und unabhängig von ihrem Tun. Diese Form von Störungen sind im Alltag der Pflegenden mittlerweile «normal». Sie werden leider kaum hinterfragt.

Derartige Unterbrechungen wirken verwirrend auf den pflegebedürftigen alten Menschen. Sie unterbrechen Handlungen, zerreißen Sinnzusammenhänge, führen zur «Desorientierung» und der Anforderung, sich immer wieder neu auf die Beziehung mit der Pflegeperson einzulassen. Die Pflegeperson selbst wird durch die Unterbrechung ihrer «Arbeit» gleichermaßen gefordert. Sie muss die Beziehung beenden, neue Informationen aufnehmen, sich auf eine andere Person einstimmen, vielleicht beratend oder informierend Rede und Antwort stehen und so weiter. Emotionale Belastung kann die Folge für beide sein, da sie bei einer gemeinsamen Handlung gestört werden und sich immer wieder neu aufeinander einlassen müssen.

Hier sind gute Absprachen im Team erforderlich, um störungsfrei in Beziehung treten, sein und bleiben zu können. Insbesondere wenn «schwierige Patienten» mit Beeinträchtigungen oder Unruhe ihrer vollen Aufmerksamkeit bedürfen und gepflegt werden sollen, wäre das störungsfreie Arbeiten für beide Beteiligten wichtig. Sprechen sie sich gut im Team ab, wer das Telefon hütet, «auf die Glocke geht» oder die Kollegin bei der Mobilisation unterstützt. Solcherlei Tätigkeiten können beispielsweise von vorneherein auf Personen übertragen werden, die mit bewohnerfernen Tätigkeiten beschäftigt sind oder überwiegend zu Patienten gehen, die solche Unterbrechungen nicht als schwerwiegende Störung empfinden bzw. sich während der Pflegemaßnahme eher in einem verbal geprägtem Austausch und weniger in einem Somatischen Dialog mit den Pflegenden befinden.

Suchen sie evtl. nach einer visuellen Form von Anwesenheitsglocke (z. B. Fähnchen an der Tür), damit Sie im Notfall geholt werden können.

Ein gute Form der Absprache ermöglicht Ihnen das an sich schon schwierige Arbeiten in voller Achtung und Zuwendung mit dem Patienten.

- *deutlicher Abschluss der Handlung mit Berührungsgeste*

So wie die Begrüßung stattgefunden hat, verabschieden sie sich auch wieder vom Bewohner. Beenden Sie die Handlung, wie Sie diese begonnen haben. Die bekannte Geste zur Begrüßung wird nun als Verabschiedungsgeste eingesetzt. Seien sie dabei konsequent! Selbst wenn Sie nach der Verabschiedung festgestellt haben, dass die Zudecke Falten wirft oder das Hemd ein wenig verschoben ist, belassen sie es bei der Verabschiedung. Denn nur so entsteht der Eindruck einer abgeschlossenen Handlung. Die Person kann nun «bei sich sein» und die gewonnenen Eindrücke verarbeiten. Sie sollte Zeit bekommen, die Körpererfahrungen wirken zu lassen und zu genießen. Vielleicht ist nach der Verabschiedung noch ein «kleines Nickerchen» angesagt. Ein guter Hinweis, denn gerade in solchen Phasen erneuten tiefen Einschlafens finden intensive Lern- und Verarbeitungsprozesse des Erlebten statt.

Manchmal kann das Einschlafen aber auch darauf hinweisen, dass sie dem Bewohner zu viel an Eindrücken geboten haben. Die in der Pflege übliche

Redensweise: «Ich habe Herrn Meier fertig gemacht» erfährt dann wörtliche Bedeutung.

Immer noch herrscht das Denken vor, eine Pflegeperson ist «besonders gut», wenn sie viele Patienten von Kopf bis Fuß gepflegt, angezogen, ... und «gefüttert», d. h. «fertig gemacht» hat. Vielleicht ist der einzelne Patient deshalb erschöpft und braucht daher noch ein wenig Ruhe. Besser wäre es hier für Herrn Meier die Pflege in kleinere Abschnitte mit Pausen zu unterteilen.

- *sich entfernen*

Sich entfernen will ausdrücken, dass Sie ein Ritual für sich selbst finden, welches Sie aus der übernommenen Rolle der zugewandten, aufmerksam Pflegenden wieder entlässt, sie wieder frei macht für neue Begegnungen. Ähnlich wie beim «sich einlassen...» können sie z. B. tief durchatmen, kurz alles anspannen um es dann «wieder locker gehen zu lassen». Lassen Sie das Erlebte zunächst z. B. «im Raum stehen» oder «hinter sich», wenn sie bewusst «die Tür hinter sich schließen» oder durch den Türrahmen gehen.

Gönnen Sie sich eine Phase der Entlastung und des Übergangs, bevor sie zum nächsten Pflegeempfänger gehen. Tun Sie etwas, das Ihnen gut tut, die Eindrücke körperlich abschüttelt oder abstreift etc. Kurz, verarbeiten Sie das Erlebte, um nicht in dem Gefühl einer ständigen Anspannung zu leben.

Vielleicht findet dieses «sich entfernen» erst nach der Dokumentation statt. Irgendein einfaches, selbst gewähltes Ritual hilft Ihnen, wieder neue Kraft zu schöpfen, wenn Sie sich regelmäßig Zeit dafür nehmen.

Das «Basale Berühren» als eine Form voraussetzungslosen Begegnens, ist eine Herausforderung für alle Pflegenden. Die Vorgehensweise des «Basalen Berührens» hat sich bei Praktikern, die sich bemühen diesen Zugangsweg im Pflegealltag einzusetzen überaus bewährt. Sie fühlen sich weniger gestresst bei der Pflege und erkennen deutlich die angenehme Wirkung ihrer Pflege, auf sich selbst und den Anderen.

Basales Berühren ist die hochprofessionelle Form pflegerischer Berührung. Durch dieses Konzept wird die therapeutische Wirkung von Pflegehandlungen maximiert und gleichzeitig die Selbstpflege der Pflegenden unterstützt.

Dazu besteht jedoch erheblicher weiterer Forschungsbedarf. Umfangreiche wissenschaftliche Untersuchungen sind notwendig, um zu belegen, dass das «Basale Berühren» einen wirklichen Beitrag zur Entwicklung von Pflegequalität leisten kann. Ein Ergebnis der Forschung könnte sein, dass das von «außen» beobachtbare Handeln Rückschlüsse auf die «innere Haltung» der Pflegeperson zulässt.

3.6.2 Eigenberührung

Eine besondere Form stellt die Eigenberührung dar. In typischer Weise berühren wir uns selber in Momenten der Langeweile (Unterstimulierung, z. B. Däumchendrehen), Nervosität (Überstimulierung, z. B. Hände reiben), und Konzentration (begreifen wollen, sich in Beziehung zu einem Gedanken setzen, z. B. Daumen am Kinn und Zeigefinger vor dem Mund o. ä.). Wir können dies ebenso bei Säuglingen beobachten, die selbstversunken und sich selbst entdeckend mit ihren Händen und Füßen spielen. In Pflegeeinrichtungen sehen wir zudem Eigenberührung als autostimulative Verhaltensweisen infolge einer degenerierenden Habituation.

Eigenberührungen ermöglichen «Selbst-Erfahrungen». So werden uns einzelne Teile unseres Körpers bewusster und wir lernen unsere (Bewegungs-)Möglichkeiten kennen. Wir kontrollieren und verstärken Eindrücke, die wir über andere Sinnesbereiche (sehen, Mund, Kinästhesie) bekommen haben, mit Hilfe des Tastsinnes. Es werden sozusagen von zwei Seiten Informationen eingeholt und abgeglichen, was dann zu Bestätigung, Verstärkung oder Korrektur der schwächeren Information führen kann, die dann abgespeichert wird. Eigenberührungen potenzieren somit die Erfahrung vom eigenen Körper. Wir machen uns dies z. B. bei dem «Begleiteten Trinken» mit einem Hemiplegie-Patienten zunutze, indem wir an die gewohnten Eigenbewegungen und Eigenberührungen anknüpfen. (Siehe «Begleitende Bewegungen» Seite 242)

Eine andere Aufgabe der Eigenberührung besteht darin, unser «Körperbild» (siehe dort) zu formen und zu erhalten. In der Hauptsache bekommen wir unsere Informationen durch Bewegung und die vielen kleinen, immer wieder variierenden Berührungen von Materialien (Kleidung, Gebrauchsgegenstände, Luft, Wasser …). Im Sitzen wechseln wir häufig die Position der Beine. Die Beine oder Füße werden überkreuzt oder oft in gleicher Weise übereinander geschlagen. Dieser Kontakt zum eigenen Körper verläuft in stets gewohnter Form. Im Laufe des Lebens stellt sich die körperliche Struktur darauf ein.[14] Den wesentlichen Teil, insbesondere die nicht bekleideten Stellen des Körpers (Gesicht, Hände) berühren wir normalerweise hundertfach selber.

Dies steht ganz im Gegensatz zur anfangs beschriebenen Situation von pflegebedürftigen Menschen. Sie sind zu diesen Eigenberührungen eigen-

---

14 Erfahrung: A liegt in Rückenlage, beide Beine liegen entspannt nebeneinander auf der Unterlage. B führt nun das rechte über das linke Bein bzw. umgekehrt und legt es auf dem Schienbein ab. Meist spüren Sie bereits in der Bewegung, welches die gewohnte Art der Partnerin ist, die Beine zu überkreuzen. Diese bevorzugte Position nehmen auch Bewohner ein. Finden Sie diese heraus und ermöglichen Sie so dem Bewohner, «sich selbst in Besitz» zu nehmen.

aktiv kaum mehr in der Lage. Auch aus Angst vor auftretenden Hautläsionen werden sie so gelagert, dass Eigenberührungen verhindert werden. So verrinnt die Chance auf Bestätigung der eigenen Lebendigkeit.

3.6.3 Symmetrie durch Berührung

Eine einfache Eigenerfahrung von A. Fröhlich zeigt, dass das einmalige Entlangstreichen an einer Körperseite zu einer Verschiebung der gefühlten Körpermittellinie führen kann und nicht selten sogar zur Gangunsicherheit führt.[15] Diese Asymmetrie kann in der Situation zu Pflegender in vielfältiger Weise entstehen. Allein durch die Position des Bettes, Nachtschrankes u. ä. im Raum findet beispielsweise die Kontaktaufnahme meist von einer Seite her statt. Steht das Bett an der Wand, muss der Patient speziell gelagert werden, sind Zugänge oder Ableitungen (Infusion, PEG, Blasenkatheter …) zu einer Seite hin angebracht, ist ein Arm regelmäßig mit Verbänden o. ä. zu versorgen, …? Das bedeutet, es kann schnell, auch ohne eine Hemiplegie, eine Art Neglect-Syndrom, also ein Ablehnen bzw. Nicht-Wahrnehmen einer Körperseite entstehen.

Die Pflege sollte also eine ausgeglichene Wahrnehmung beider Seiten bzw. aller Körperteile ermöglichen. Dies kann durch unten beschriebene Waschung u. ä. oder durch ein bereits erwähntes Ausstreichen erfolgen. Es hat sich gezeigt, dass ein gleichzeitiges symmetrisches Ausstreichen jedoch ungeeignet ist, da – und dies wird beim Hemiplegiker besonders deutlich – wahrnehmungsveränderte Menschen noch schlechter als wir zwei Informationen (links – rechts) gleich stark folgen können. Sie entscheiden sich meist für die sowieso deutliche Seite, was dann genau zum nicht gewünschten Effekt führt. Vielmehr sollte an der deutlicheren Seite begonnen werden und danach auf die weniger präsente Seite diese Erfahrung übertragen werden. Und um das «Gleichgewicht» herzustellen wird nun die schwächere Seite betont, indem ich z. B. statt 2 x nun 4 x entlang streiche oder die Intensität (Druck, Temperatur, langsameres Tempo) erhöhe.

---

15 A liegt in Rückenlage, spürt seinen Körper (Auflageflächen, Muskelspannungen, Form, Unterschiede zwischen Rechts u. Links). Anschließend nimmt A in Gedanken (!) einen blauen Filzstift und zeichnet seine gefühlte Körpermittellinie damit nach. Hiernach streicht B mit einer deutlichen Berührung der Schläfe ausgehend an einer Körperseite entlang bis zu den Füßen. Nun stellt sich A einen roten Filzstift vor, der die jetzt gefühlte Mittelinie nachzeichnet. Anschließend stellt sich A mit geschlossenen Augen parallel auf und geht (geschützt von B) ein paar Meter geradeaus. Anschließend geht A mit offenen Augen zurück und läßt die Symmetrie durch B wiederherstellen.

3.7 Angebote zur Körpererfahrung

Der Körper (gr. Soma) ist der Ausgangspunkt menschlicher Entwicklung und pflegerischer Bemühungen. Daher ist das Ziel der früher sogenannten «somatischen Stimulation» nicht, den Körper oder die somatische Wahrnehmung zu stimulieren! Der Mensch mit seinem ganzen Erleben soll angesprochen werden und selbst entscheiden, wie er gepflegt werden möchte. Wir sprechen daher lieber von «Angeboten primär im somatischen Bereich». Angebote bergen in sich die Möglichkeit der freien Entscheidung von Annahme oder Ablehnung. Eine derart verstandene Pflege bietet daher die Chance, die Selbstbestimmung des Betroffenen zu fördern.

Auch ist die somatische Anregung nicht ausschließlich unter dem zentralen Ziel *das eigene Leben spüren* zu sehen. Sie steht aufgrund ihrer vielfältigen und grundlegenden Möglichkeiten an vorderster Stelle einer basal stimulierenden Pflege, welche in das Tagesgeschehen eingebunden ist.

3.7.1 Körperpflege

Die morgendliche Körperpflege eignet sich besonders gut, viele, ansonsten sehr komplexe Dinge somatischer Wahrnehmung zu vermitteln. Sie ist eine Form des «Somatischen Dialogs» und kann Tagesrhythmus, vertraute Abläufe (zigtausendfach in gleicher Weise vorher vollzogen), Ansichten, Geräusche, Gerüche, Munderfahrungen und vor allem orientierende Körpererfahrungen ermöglichen. Vertrautheit und Klarheit hilft besonders dem alten Menschen, sich zu finden, zu orientieren und evtl. von dort aus sich anderen/m zuzuwenden. Für die Pflege ist es eine Maßnahme, die sowieso zu tun ist und einen großen Zeitanteil der Pflege ausmacht.

Wird diese «normale» Zeit genutzt, ist häufig keine zusätzliche Maßnahme als Desorientierungsprophylaxe oder -therapie nötig. Außerdem bietet sie viel interessanten «Gesprächsstoff» für einen «Somatischen Dialog» (und auch für die anderen Sinne!).

Die Körperpflege sollte sich möglichst am individuell Normalen orientieren. Dies betrifft den Ablauf (z. B. zuerst Toilettengang → Hände waschen → Mundpflege → …) wie auch die Pflegemittel. Mittel zur Babypflege tragen zur Infantilisierung des alten Menschen bei und sind in jeder Hinsicht unpassend. Zum Normalen gehört eine sitzende oder stehende Position (selbst beim Baden nehmen wir zum Waschen mindestens eine halbsitzende Position ein). Im Übrigen kann der Patient im Sitzen (auch im Bett), selbst mit wenig Kraftressourcen mehr eigenständig übernehmen, als in flacher Rückenlage, wie Sie leicht bei sich selber erproben können.

In manchen Pflegestationen bekommen die Bewohner morgens den Kaffee ans Bett gebracht (**Abb. 3-12** auf S. 78). Zum Wachwerden und um die Flüssigkeitsbilanz zu verbessern.

Abbildung 3-12:
Kaffee ans Bett
gebracht

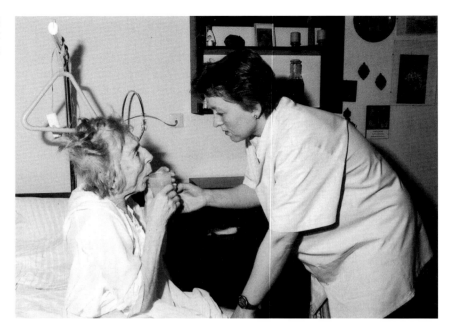

Wir halten dies für ein schönes Ritual, welches darüber hinaus auch Orientierung für das Folgende geben kann. Kaffee (oder Tee) ans Bett, das hört sich so ähnlich an wie Frühstück ans Bett, also: Im Bett bleiben, andere machen lassen (auch wenn dies keine bekannten Erfahrungen von früher sein dürften). Das gibt noch etwas Zeit vor dem Aufstehen oder Gewaschen werden und ermöglicht den Bewohnern, den Vorbereitungen zu folgen, statt von einem Waschlappen überrascht zu werden.

Vermeintlich bewusstlose Patienten/Bewohner sollten zu Anfang Gelegenheit bekommen, das Wasser zu spüren. Dies kann durch die Hand in der Waschschüssel erfolgen, die, falls sie nicht selbst aktiv ist, zum «Planschen und Wassertasten» bewegt wird (dadurch typisches Geräusch hörbar) oder indem der Bewohner den nassen Waschlappen in die Hand bekommt um ihn und das Wasser zu spüren. Nebenbei kann so auch die Temperatur überprüft werden (**Abb. 3-13**).

Die Vorbereitung und Hinführung über die Hände ist äußerst wichtig. Direkt mit dem Waschen im Gesicht zu beginnen kann äußerst problematisch sein und meist vom wahrnehmungsveränderten Menschen nicht nachvollzogen werden. Das Gesicht ist für diese Menschen häufig mindestens so intim wie der Genitalbereich. Die Reaktion ist oft Abwehr oder Rückzug. Der nach dem «Sich-vertraut-Machen» folgende Ablauf ist sehr individuell, wenngleich es einige «Wasch-Konzepte» gibt. Stellen Sie sich in einem Gespräch vor, bei dem Ihr Gegenüber Fragen abarbeitet oder Monologe hält, ohne auf Sie einzugehen. Sie werden den Eindruck bekommen, Ihr Gegenüber meint nicht Sie. Genau das wollen wir vermeiden.

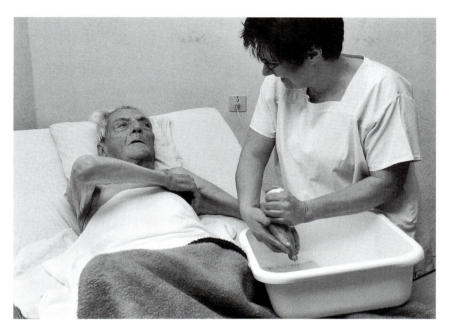

Abbildung 3-13: Fühlen der Wassertemperatur auch wenn nicht sitzend im Bett gewaschen werden kann

Das aufmerksame Erleben einer Ganzkörperwaschung im Bett wird nicht unwesentlich durch das zwangsläufig entstehende Kältegefühl erschwert. Die Zimmertemperatur lässt sich nicht «auf die Schnelle» auf 35 °C bringen. (Die normale Wohnzimmertemperatur bei alten Menschen liegt bei 20–25 °C). Selbst wenn die Wassertemperatur 45 bis 50° C beträgt, entsteht durch das Verdunsten des Wassers auf der Haut schnell ein (Verdunstungs-) Kältegefühl. Auch ein warmes Zudecken aller nicht im Moment zu waschenden Körperteile reicht nicht aus. Es sollte auf jeder Pflegestation fahrbare Wärmestrahler geben, die ein Auskühlen bei der Körperpflege vermeiden helfen. Im Bereich der häuslichen Pflege wäre der Einsatz von derartigen Geräten ebenso hilfreich, weil damit außerdem eine deutlichere Unterscheidung der Raumtemperatur des Tages von der der Nacht ermöglicht werden kann.

Waschen des Intimbereichs

In einigen älteren Veröffentlichungen wurde der Intimbereich innerhalb der basal-stimulierenden Pflege ausgeklammert. Dies wird zum einen dem Anspruch, dass basal stimulierende Pflege normale Pflege nur anders ist, nicht gerecht und birgt sogar noch die Gefahr weiterer Verwirrung in diesem Bereich. Bei primär bettlägerigen Bewohnern ist das Körperbild im Bereich Becken besonders diffus. Durch die ungünstige Konstruktion der Betten (Schürenberg 1998), Weichlagerung, Inkontinenzversorgung und typische, flüchtige, vorsichtige, «wuselige» Waschung des Intimbereiches wird dies hervorgerufen und eventuell täglich verschlechtert. Ein Nicht-Waschen oder «zweideutiges» (weil undeutliches) Berühren, negiert außerdem zusätzlich diesen Teil der Persönlichkeit, klammert ihn aus.

Deshalb soll auch die Intimwaschung mit der gleichen Berührungsqualität erfolgen. Bei der Waschung des Genitalbereichs ist daher auf ein Distanz schaffendes Material zu achten. Sicht- und hörbar werden Schutzhandschuhe zum Waschen angezogen, weil es nicht um Anregung geht, sondern um Reinigung der Genitalien. Die Berührung erfolgt nicht sofort und direkt im Intimbereich, sondern nähert sich von außen langsam an (siehe **Abb. 3-14, 3-15**).

Ansonsten ist es günstig, diesen Bereich zeitlich getrennt zu versorgen, z. B. beim Wechsel der Inkontinenzeinlage. Ist die Bewegungsfähigkeit vorhanden, sollte die Waschung «begleitend» erfolgen (**Abb. 3-16**).

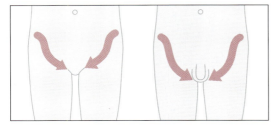

Abbildung 3-14: Waschrichtung im Intimbereich

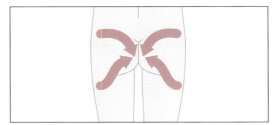

Abbildung 3-15: Waschrichtung im Intimbereich

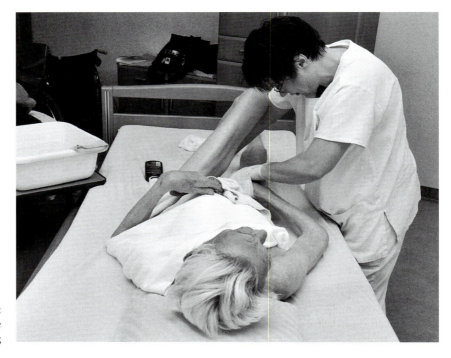

Abbildung 3-16: Begleitende Genitalwaschung

3.7.2 Die beruhigende und die belebende Ganzkörperpflege[16]

Der Mensch ist fast am ganzen Körper behaart. Die Haarwuchsrichtung verläuft bei allen Menschen in einer typischen Weise, da sie dem Ableiten von Schweiß, (Coli-)Bakterien und anderen Ausscheidungsprodukten dient (**Abb. 3-17**).

Darüber hinaus machen wir uns diese Richtungen unbewusst zunutze, wenn wir jemandem beruhigend über die Haare streichen, z. B. beim Trösten. Intuitiv streichen wir mit der Haarwuchsrichtung. Gegen die Haarwuchsrichtung streichen wir, um uns oder andere wach zu machen oder zu ärgern («das geht mir gegen den Strich»).

Sehr stark vereinfacht kann man beim beruhigenden Waschen vom (Hinter-)Kopf in Richtung Finger- bzw. Zehenspitzen streichen. Da jedoch kein «Marionetten-Gefühl» entstehen soll, bei dem Kopf, Rumpf, Arme und Beine in sich massiv aber untereinander nur durch Bindfäden o. ä. diffuses verbunden sind, wird der Arm gewaschen, indem auf der Brust begonnen wird (bei der belebenden Form entsprechend umgekehrt). Dies passt im Übrigen auch besser zur Haarwuchsrichtung. Bei den Beinen kann unterhalb der Taille jeweils an der Außenseite angesetzt werden (**Abb. 3-18 bis 3-21** auf S. 82).

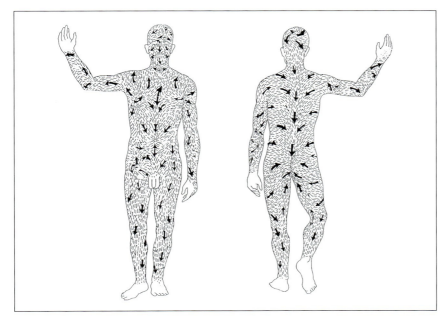

Abbildung 3-17: Haarwuchsrichtung – vereinfacht dargestellt

---

16 Fast alle Waschungen innerhalb der Basalen Stimulation in der Pflege wurden von C. Bienstein entwickelt und können genauso gut als Ausstreichung mit Creme oder trocken mit Materialien oder über Kleidung u. ä. angeboten werden!

Abbildung 3-18: Beruhigende GKW – Streichen mit der Haarwuchsrichtung. Die Streichungen überlappen im Bereich der Hüfte

Abbildung 3-19: Beruhigende GKW – Streichen mit der Haarwuchsrichtung. Die Streichungen überlappen im Bereich der Hüfte

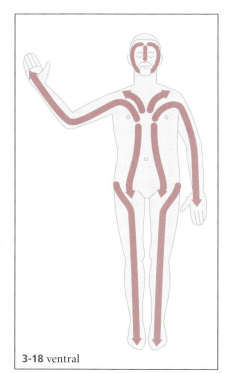

3-18 ventral

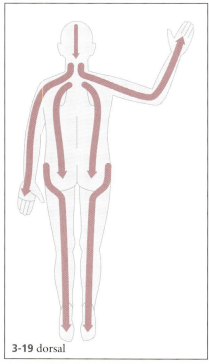

3-19 dorsal

Abbildung 3-20: Belebende GKW – Streichen gegen die Haarwuchsrichtung. Die Streichungen überlappen im Bereich der Hüfte

Abbildung 3-21: Belebende GKW – Streichen gegen die Haarwuchsrichtung. Die Streichungen überlappen im Bereich der Hüfte

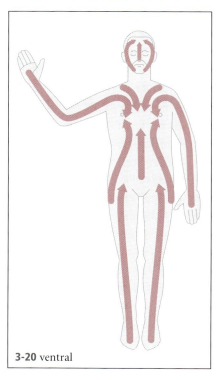

3-20 ventral

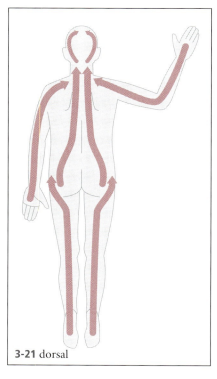

3-21 dorsal

Die Berührungsqualität soll, wie vorher beschrieben, «basal» sein und der Kontakt nicht unterbrochen werden (z. B. Wechsel erst der einen, dann der anderen Hand, oder vor dem Lösen der Hände, Kontakt mit dem Ellenbogen. Auch kann der Kontakt durch die Hand des Patienten an mir erhalten bleiben).

Eine derartige Abfolge und Vorgehensweise eignet sich ebenso für das Eincremen oder Einreiben.

Zusätze wie Pfefferminztee (geistig und körperlich belebend, fiebersenkend, leicht anästhesierend) oder Lavendelbademilch (beruhigend) können die Wirkung jeweils verstärken. Für das Kennenlernen des Patienten ist es jedoch ratsam, auf neue Waschzusätze zu verzichten, um eine Reaktion (Entspannung, Unmut, Hautreaktion) besser zuordnen oder begründen zu können.[17]

Selbstverständlich soll das jeweilige Abtrocknen in gleicher Weise erfolgen. Häufig fällt es schwer, diese typischen, seichten Berührungen der Handtuchzipfel kreuz und quer über den Körper zu vermeiden. Dem kann man begegnen, indem man das Handtuch zum Abtrocknen um – oder über das entsprechende Körperteil legt und über das Handtuch und somit die Haut streicht. Ähnliche Probleme machen Waschlappen, zu kleine und zu große Waschhandschuhe oder Einmalwaschlappen. Meist ist man primär damit beschäftigt, das «Ding» nicht zu verlieren, und kann sich von daher kaum auf eine gute Berührung konzentrieren.

Gut bewährt haben sich die «Waschsocken». Das sind einfachste Frotteesocken (ohne Ferse) die sehr preiswert im 10er-Pack erhältlich sind und zum Teil auch im Programm von Wäscheleasingfirmen zu finden sind (jedoch nicht unter «Waschsocken»). Dennoch, durch den Gummizug kann das An- und Ausziehen problematisch sein, wenn das Beibehalten des Körperkontaktes für diesen Menschen gerade wichtig ist.

Bezüglich Einmalwaschlappen ist noch anzumerken, dass sich diese – je nach Material – für eine basal stimulierende Waschung nicht eignen, da sie bedingt durch das Material im Vergleich zum Frottee einen sehr diffusen Eindruck hinterlassen können. Insbesondere bei der Waschung sollen deutliche Unterschiede spürbar werden, da Wahrnehmung Kontraste und Unterschiede braucht, um vergleichen zu können (Druck: ja-nein; warm-kühl; Haut-Waschlappen; Bewegungsrichtung: vor und zurück, …). Lassen Sie sich einmal Gesicht und Arme mit einem nassen Einmalwaschlappen waschen und achten Sie auf die Berührungs- und im Gesicht auf die Geruchserfahrung. Sie spüren unter Umständen nichts zwischen Ihrem Gesicht und der anderen Hand. Wir können einer Berührung einen eher sozialen – oder eher orientierenden Charakter geben, indem wir mit oder ohne Zwischenmedium arbeiten. Stoff, Creme, Handschuhe schaffen (unterschiedlich charakterisierten) Abstand. Ohne oder mit nur diffusem Material verschwimmen die Grenzen zwischen Berührtem und Berührer. Um Nähe und

---

17 Weitere Angaben über Zusätze finden Sie in dem Buch von Assmann 1996

Verbundenheit zu vermitteln, ist dies passend, wenn es an den entsprechenden, zugelassenen Stellen geschieht (Gesicht, Genitalbereich gehört bezogen auf Pflegepersonal eher selten dazu). Möchte ich aber seine Person in Abgrenzung zu anderen und der Umwelt deutlich machen oder vielleicht Körperform und Materialien, brauche ich ein deutliches Medium dazwischen. Es sollte so dick und nachgiebig sein, dass der andere Mensch dahinter noch wechselseitig spürbar ist. Hierzu sind unterschiedliche Materialien im Angebot der Bioläden und Drogeriemärkte zu finden. Diese können biografisch bezogen eingesetzt werden. Sie müssen Eigentum dieses Bewohners bleiben und dürfen aus Hygienegründen nie von anderen Personen benutzt werden. Die Naturmaterialien sind stets sorgfältig zu trocknen, da ansonsten Schimmelbildung oder Keimvermehrung zu erwarten sind.

3.7.3 Basal-stimulierende Anregungen bei Hemiplegie

Ein Schlaganfall hat nicht nur die deutlich sichtbare Halbseitenteillähmung zur Folge, sondern geht oft im Bereich der Lähmungen mit Wahrnehmungsveränderungen einher. Basale Stimulation bietet hier eine Möglichkeit, die von der Krankengymnastik und der Ergotherapie vermehrt genutzt werden könnte. Die Voraussetzung für gezielte Bewegung und Handlung ist das Spüren und Erkennen des Körperbereichs bzw. der Situation. Sehr selten sind wirklich alle Wahrnehmungsbereiche, z. B. innerhalb des plegischen Arms, gleich stark wahrnehmungsbeeinträchtigt. Mag auch die Berührung nicht gespürt werden, so könnten Temperatur und Bewegung nur etwas verändert empfunden werden. Unserer Erfahrung nach ist jedoch das Empfindungsvermögen von Vibration in diesem Bereich äußerst selten mitbetroffen (siehe Vibration). Eine Waschung bei Hemiplegie will die betroffenen Körperteile wieder deutlich spürbar machen, indem beispielsweise die Qualität der Berührung und die Wassertemperatur verstärkt wird (kühl, z. B. 20 °C bei schlaffer und warm, ca. 45 °C bei spastischer Lähmung). Zuerst wird das jeweilige Körperteil der nicht betroffenen Seite spürbar gemacht, um 1. anzusprechen, 2. Vertrautes aufzuzeigen und 3. dann eine «Vergleichserfahrung» für die betroffene Seite zu haben. («So sollte es sich anfühlen» – was ist davon jetzt spürbar, was muss stärker «herausmodelliert» werden?) Zunutze machen wir uns hierbei die Tatsache, dass die Nerven der zwei Hirnhemisphären nicht exakt in der Körpermittellinie enden, sondern vielmehr sich überlappen.[18]

Diese Grauzone fördert noch stärker, als es sonst auch passiert, den Abgleich zwischen den Wahrnehmungen der beiden Hemisphären. (Es findet immer ein Vergleich mit alten, gemachten Erfahrungen und denen der jeweils anderen

---

18 In den Abbildungen als zunehmend heller dargestellt. Blaue Hälfte entspricht der deutlich spürenden oder nicht betroffenen Seite.

Körperseite statt.) Es können die zeitgleichen Wahrnehmungen verglichen und ggf. korrigiert werden. Nutzen wir dies konsequent aus, so können wir häufig ein Verschieben der Grauzone von der Mitte weg zur betroffenen Seite feststellen. Die Wahrnehmung breitet sich aus und kommt wieder zurück.

Ein Beispiel: Der Patient mit Halbseitenwahrnehmungsstörung links hat beim Rasieren diese Gesichtsseite ausgeklammert. Er wurde dann angewiesen, sich konsequent von rechts nach links zu rasieren, statt dem Üblichen hoch-runter, kreuz und quer. Im Laufe der Tage wurde der gespürte Teil des Gesichtes größer und bei anderen Verrichtungen wie Rasierwassereinreibung o. ä. zunehmend weniger Stellen zum Ohr hin vergessen.

Wir möchten zwei Varianten von Waschungen bzw. Ausstreichungen bei Hemiplegie vorstellen. Zum einen die von C. Bienstein entwickelte Neurophysiologische Ganzkörperwaschung (Bienstein 2003, S. 163), die sich besonders bei eher spastischen Patienten bewährt hat, und zum anderen eine von uns entwickelte Variante, die eher bei schlaffen Lähmungen und normalem Muskeltonus zur Anwendung kommen soll.

Bei sehr kooperativen Patienten ist außerdem eine teilbegleitete Waschung möglich, die ebenso von der weniger betroffenen, zur mehr betroffenen Seite wäscht.

Wie in **Abb. 3-22 und 3-23** auf S. 86 zu sehen, wird an der nicht plegischen Seite (blau gerastert) begonnen und danach das entsprechende Körperteil der wahrnehmungsveränderten Seite gewaschen.

Vom Ablauf bietet es sich an, die Arme als Erstes zu waschen. Durch mehrmaliges, deutliches Ausstreichen in Richtung Schultern (evtl. ringförmig) wird die Form des gesamten Armes (einschließlich des Übergangs zum Rumpf) spürbar. Beim letzten Ausstreichen zieht die Berührung über die Brust (bzw. großflächig über Schlüsselbein, Brustbein zum anderen Schlüsselbein) zum betroffenen Arm. Der wahrnehmungsveränderte Arm wird dann jeweils vom Brustbein Richtung Fingerspitzen ausgestrichen. Die Vorder- und Rückseite des Rumpfes können getrennt gewaschen werden, je nach Bewegungs- und Belastbarkeit des Patienten. Die Beine werden analog zu den Armen gewaschen. Das Gesicht kann nach den Armen vom Patienten selber (u. U. begleitet) in der entsprechenden Weise gewaschen werden.

Die von uns entwickelte Variante der «Lemniskatenwaschung» besteht darin, dass die Extremitäten nicht wie oben beschrieben einmal zum Rumpf und die andere Seite vom Rumpf weg, sondern gleichartig gewaschen bzw. ausgestrichen oder eingecremt werden. Dieses Vorgehen vermittelt der Person die Symmetrie des Körpers. Zudem soll die gleichartige Richtung der Verbindung beider Körperseiten die Aufmerksamkeit des Betroffenen auf den Bewegungsablauf lenken. Auf diese Weise wird nicht nur körperlich, sondern auch mental die Aktivierung beider Gehirnhälten erreicht (vgl. Edu-Kinestetik aus der Kinesiologie). Dies geschieht vor allem dann, wenn die Bewegungen

Abbildung 3-22: Neurophysiologische GKW bei Hemiplegie (mit erhöhtem Muskeltonus) ventral

Abbildung 3-23: Neurophysiologische GKW bei Hemiplegie (mit erhöhtem Muskeltonus) dorsal

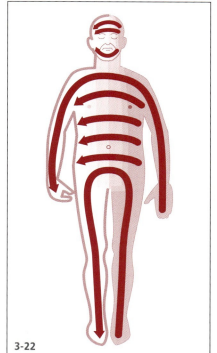
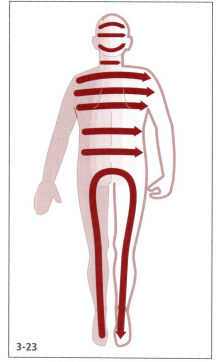

Abbildung 3-24: Lemniskatenwaschung bei Hemiplegie (mit normalem und schlaffem Muskeltonus) ventral

Abbildung 3-25: Lemniskatenwaschung bei Hemiplegie (mit normalem und schlaffem Muskeltonus) dorsal

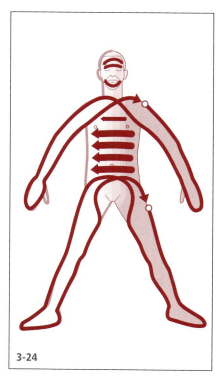
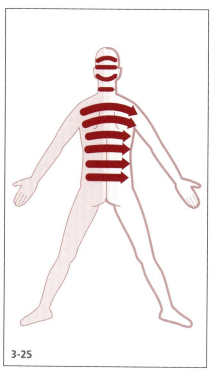

mit wenigen, orientierenden Worten begleitet und in der Vorstellung verfolgt werden, sowie fließend verlaufen. Die Körperquerachsen (Schultergürtel, Hüftgelenke) befinden sich bei einer Halbseitenspastik meist nicht in der Waage, daher macht es Sinn, dieses Ungleichgewicht durch die Richtung des Ausstreichens ansatzweise auszugleichen.

In der Variante (**Abb. 3-24, 3-25**) spielen die Körperquerachsen eine untergeordnete Rolle. Dafür werden die Extremitäten jeweils in Form und Richtung gleich gespürt, z. B. der erste Arm von der Schulter an der Außenseite zu den Fingerspitzen und von den Fingerspitzen über den Handteller an der Innenseite zur Achselhöhle und von dort über Schlüsselbein, Sternum, Schlüsselbein zur Schulter außen, weiter über die Außenseite zu den Fingerspitzen zur Achselhöhle über die Innenseite und von dort zum ersten Arm zurück und so fort.

Die Berührungsstreifen der Extremitäten bilden dabei Lemniskaten, die dem Bild einer liegenden 8 entsprechen («Lemniskatenwaschung» → ∞).

Die Beine werden in gleicher Weise, Rumpf und Gesicht in der Art wie anfangs beschrieben (von der nicht-plegischen zur plegischen Seite) gewaschen. Je nach Akzeptanz und Reaktion der Bewohnerin kann die Richtung der Bewegung ebenso gegen den Uhrzeigersinn gewählt werden. Der Beginn wäre dann stets an der nicht-plegischen Körperseite.

3.7.4 Entfaltendes Angebot

Die Entfaltungsmassage ist weitgehend der indischen Babymassage wie F. Leboyer sie im Buch «Sanfte Hände» beschreibt (Leboyer 1979) nachempfunden. A. Fröhlich hat sie modifiziert, um unter anderem «das Körperbild bis in die feinen ‹Verästelungen› der Extremitäten auszudifferenzieren» (Fröhlich 1998). Im Bereich der Geriatrie ist diese Massage besonders dann wichtig, wenn Menschen sich körperlich extrem zurückgezogen haben. Dies kann bei sogenannten «Bewusstlosen» wie auch körperlich äußerst «In-sich-gekehrten» Menschen der Fall sein. Bei beiden ist die Selbstwahrnehmung, das Selbst-bewusst-sein zentralisiert.

Die Entfaltungsmassage bietet ihnen an, sich wieder deutlich und angenehm zu spüren, sich in ihrem Körper «auszubreiten», und die Körpergrenzen (wieder) als mögliche Kontaktstellen zur Umwelt zu erfahren. Das Vorgehen ist bei Menschen, die mit der Zeit eine extreme Embryonalhaltung eingenommen haben, stark erschwert, für sie aber ist die Erfahrung besonders bedeutend. Hier empfehlen wir am Rücken zu beginnen und die Beugeseiten (Innenseiten) nur soweit die Bewohnerin es zulässt auszustreichen. Nach mehreren Tagen wird sich die Haltung dabei zunehmend entspannen und Zugang zum extrem «geschützten Bereich» zunehmend gewährt. Um diese Entspannung zu halten, oder auch zur Prophylaxe, empfehlen wir ein entsprechendes Positionieren (siehe dort, S. 99).

Die Massage beginnt idealerweise «in der Mitte der zentralisierten Wahrnehmung», hier das Sternum (Brustbein).[19] Zuerst wird mit beiden Händen von der Mittellinie aus dem Rippenverlauf folgend zu den Flanken (**Abb. 3-26**), «als wolle man Buchseiten glätten» (Fröhlich 1998, S. 198), gestrichen. Dies wird mehrfach wiederholt. Im nächsten Schritt wird durch mehrmalige, diagonal kreuzende Ausstreichungen zur gegenüberliegenden Schulter hin die Mitte noch stärker betont (**Abb. 3-27**). Die Letzte wird über die Schulter zum Arm hin weitergeführt. Nun wird erst der eine, später der zweite Arm ringförmig ausgestrichen. Eventuell «hilft» der Massierte mit, indem er den Arm «durch den Ring zieht» (Fassen Sie dies als Kommunikation, als Antwort auf). Die Hände werden durch das weitere Ausstreichen «bis zu den Fingerspitzen» ausdifferenziert (**Abb. 3-28**). Nachdem in gleicher Weise auch der zweite Arm «geformt» wurde, soll der Bauch entweder durch «walzenartiges» Ausstreichen beider Hände vom Rippenbogen zum Schambein oder durch im Uhrzeigersinn kreisende Bewegung der Hände auf der Bauchdecke bewusster werden. (Die kreisenden Ausstreichungen unterstützen die Darm-

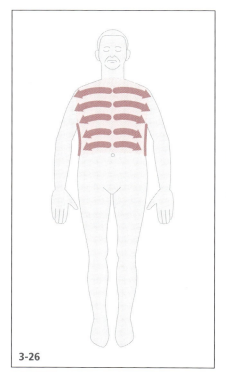

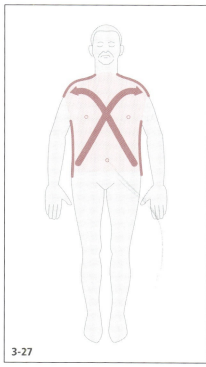

Abbildung 3-26: «Buchseiten glätten»

Abbildung 3-27: Diagonal kreuzende Ausstreichungen

---

19 Weil die «Begrüßungsberührung» von so immenser Bedeutung bei diesen Menschen ist, sei hier noch einmal darauf hingewiesen, obwohl wir sie als obligat bei somatischen u. a. Angeboten ansehen.

3.7 Angebote zur Körpererfahrung

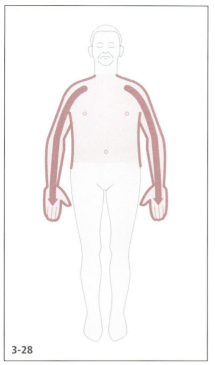

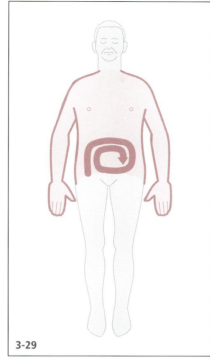

Abbildung 3-28: Ringförmiges Ausstreichen der Arme

Abbildung 3-29: Kreisende Bewegungen der Hände über den Darm

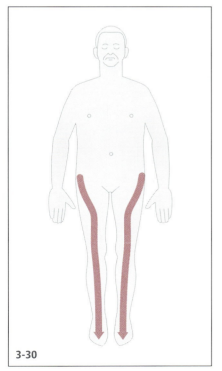

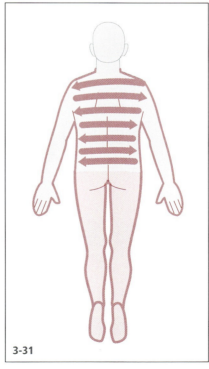

Abbildung 3-30: Ringförmiges Ausstreichen der Beine

Abbildung 3-31: Gegenläufige Bewegungen über den Rücken

Abbildung 3-32:
Ausstreichen vom Nacken ggf. bis zu den Füßen

Abbildung 3-33:
Abschluss der Entfaltungsmassage

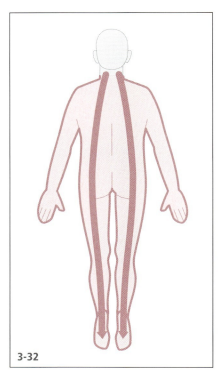
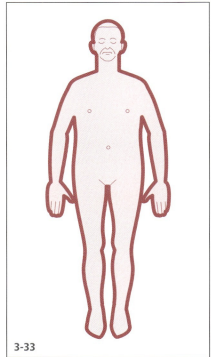

tätigkeit [**Abb. 3-29**].) Ebenso kann die Bewegungsrichtung zentral vom Nabel ausgehend begonnen werden, wenn dieser nicht als Tabuzone des Betroffenen gilt. Ähnlich wie bei den Armen gehen diese Streichungen in «Vermittlung der Beine» über. Diese werden ebenfalls möglichst ringförmig umfasst zu den Zehen hin ausgestrichen (Problem: Oberschenkel → mehrere großflächige Streichungen nebeneinander setzen). Daran anschließend werden die Füße in ihrer gespürten Form verfeinert, indem sie von der Ferse zu den Zehen hin kräftig und großflächig modelliert werden (**Abb. 3-30**).

Nachdem der Patient möglichst schonend (kinästhetisch und/oder «begleitet») in Seiten- oder Bauchlage gebracht worden ist, kann der Rücken vom Schultergürtel abwärts zum Gesäß hin mit gegenläufigen Bewegungen betont werden (**Abb. 3-31**). Hier wird besonders die große, klare Fläche des Rückens und seiner Mittellinie vermittelt («breiter Rücken», «Schutzschild», «gerades Rückgrat»). Hiernach wird vom Nacken über den Rücken zu Kreuzbein und je nach hygienischer Situation auch weiter bis zu den Füßen gestrichen (**Abb. 3-32**).

Erst zum Schluss, wenn überhaupt, wird das Gesicht und der Kopf nachgezeichnet (**Abb. 3-33**). Berührungen im Gesicht sind normalerweise schon stark vertrauensbedürftig, bei diesen Menschen in ihrer besonderen Situation aber noch viel mehr. Daher kommt «das Gespräch erst kurz vor Ende zu diesem (wunden) Punkt».

Gesichtswaschung/-massage

Diese Gesichtswaschung/-massage lässt sich ebenfalls gut bei anderen «Kopflosigkeiten» bzw. «Kopflastigkeiten» anbieten. Der alte Mensch erhält ein sehr intensives, klares und in der Regel angenehm empfundenes Bild von seinem Gesicht. Kopfschmerzen und Sorgen können gleich mit «abgestreift» werden. (Auch im privaten Bereich sehr zu empfehlen.)

Je nach Druck und Art der Behandlung des behaarten Kopfes kann z. B. Kopfdruck («zum Platzen», «wie ein Rathaus»), mit gleichmäßigem Ziehen der Haare begegnet werden, was den Kopf leicht und luftig erscheinen lässt. Oder mit großflächigem Druck bzw. Klopfen mit den Fingerspitzen Festigkeit und Grenzen («Oben») vermittelt werden, wenn jemand «ganz matschig im Kopf ist» oder «nicht weiß, wo ihm der Kopf steht».

Das Gesicht wird symmetrisch (**Abb. 3-34**) von der Gesichtsmittellinie Richtung Ohren mit dem Daumen und evtl. dem Daumenballen ausgestrichen (ausreichend W/O-Hautcreme verwenden).

Begonnen wird an der Stirn. Das kräftige Entlangfahren am knöchernen Rand der Augenhöhle und das vorsichtige Streichen über den Augapfel unter

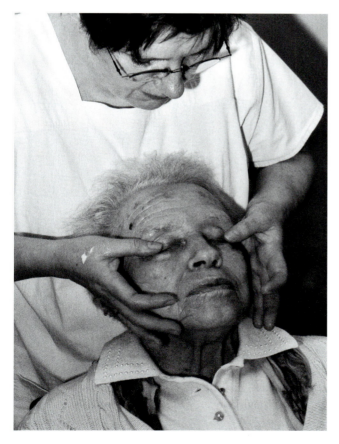

Abbildung 3-34: Gesichtsmassage (mit Cremereserve zwischen Daumen und Zeigefinger)

Abbildung 3-35: Symmetrisches Ausstreichen der Stirn

Abbildung 3-36: Deutliches Streichen über den Rand der Augenhöhle und vorsichtig über die Augenlider

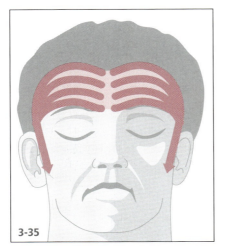
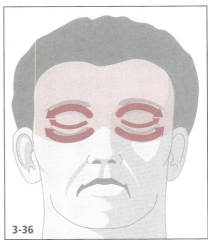

Abbildung 3-37: Nase und untere Gesichtshälfte

Abbildung 3-38: Massage der Ohrmuschel

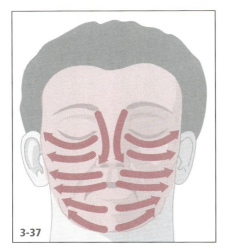
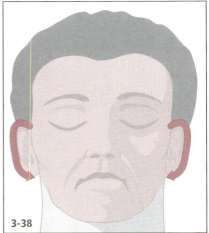

Abbildung 3-39: Klopfen der behaarten Stellen des Kopfes

Abbildung 3-40: Sanftes Ziehen an der Kopfhaut mit Hilfe der Haare

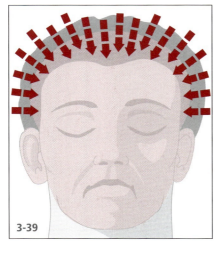
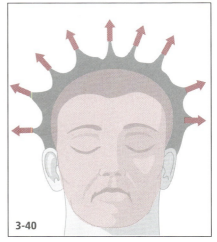

3.7 Angebote zur Körpererfahrung

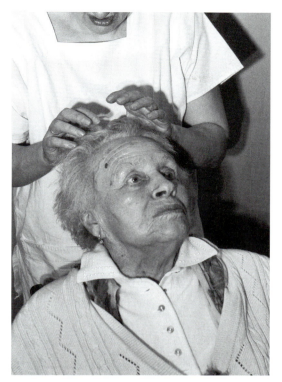

Abbildung 3-41: Klopfen mit den Fingerspitzen («prasselnder Regen»)

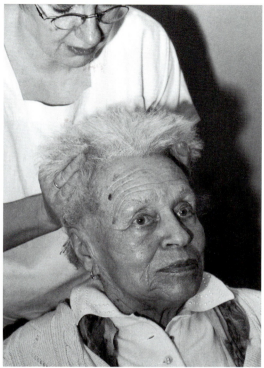

Abbildung 3-42: Haare zwischen den Fingern gezogen erzeugt Aufmerksamkeit

den geschlossenen Augenlidern wird häufig als sehr angenehm empfunden. Ein Massieren der Kaumuskulatur und der Ohrmuschel löst manch tiefsitzende Verspannung (**Abb. 3-35 bis 3-40**).

Nachdem das Gesicht und die Ohren ausgestrichen bzw. massiert wurden, werden entweder die Haare zwischen den Fingern gezogen oder der Kopf von den Händen umfasst und gedrückt bzw. geklopft (**Abb. 3-41 und 3-42**).

3.7.5 Diametrale Ausstreichung (nach C. Bienstein)

Dieses Angebot möchte primär die Muskulatur berühren und ausgleichen. Hierbei werden die Beuge- und Streckseite eines Körperteils (z. B. Arm) gleichzeitig gegenläufig (diametral), großflächig und mehrfach ausgestrichen. Es wird ein beugespastisches Muster also nicht aufgebrochen (was nicht selten zu einer Verstärkung besonders der Beugespannung führt), sondern der Streckmuskulatur der Anreiz zu stärkerer Spannung und der Beugemuskulatur analog zu mehr Entspannung gegeben. Als eigentliche Waschung lässt

Abbildung 3-43:
Diametrale Ausstreichung der ventralen Seite bei Beugespastik

Abbildung 3-44:
Diametrale Ausstreichung der dorsalen Seite bei Beugespastik

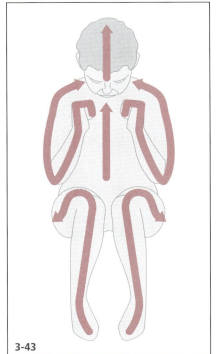

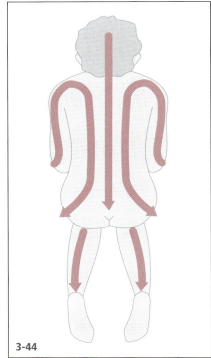

Abbildung 3-45:
Diametrale Waschung bei Streckspastik (ventral)

Abbildung 3-46:
Diametrale Waschung bei Streckspastik (dorsal)

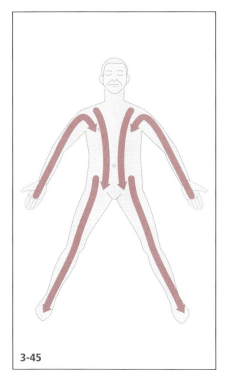

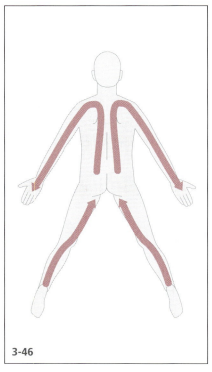

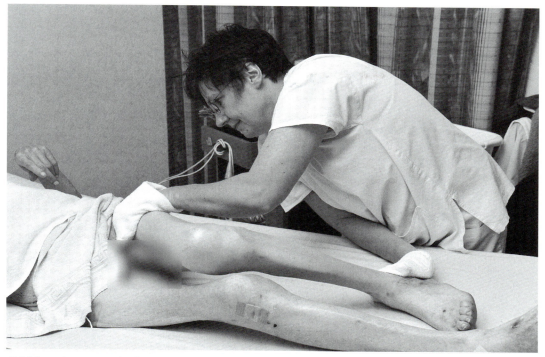

Abbildung 3-47: Gegenläufige Armbewegung bei diametraler Waschung

sie sich besonders bei starker Beugespastik nur selten einsetzen. Ein event. trockenes Ausstreichen ist hier aber umso bedeutender, um den Tonus zu beeinflussen.

Besonders bei starken Beugespastiken ist meist primär nur die Streckseite erreichbar. Jede Stelle der Beugeseite sollte dabei genutzt werden (**Abb. 3-43, 3-44**).

Bei einer Strecksymptomatik erfolgt das Ausstreichen genau in die andere Richtung (Abb. **3-45 bis 3-47**)

3.7.6 Basal stimulierende Körperpflege

Es ist natürlich berechtigt zu fragen, ob nicht alle vorher beschriebenen Waschungen basal-stimulierend sind. Die Antwort ist: «Ja»! Die verschiedenen Formen unterscheiden sich jedoch vor allem hinsichtlich der Absicht und der Berührungsebene. Bei der beruhigenden bzw. belebenden Waschung wird die Person über Haut und Haare angesprochen und es wird neben der Körperform (Haut) auch ein Körpergefühl (→ Haare) vermittelt.

Die Ausstreichungen bei Hemiplegie sprechen oberflächlich Nerven und lokale Wahrnehmung der Körperteile an. Durch Vergleichen und Verstärken kann Asymmetrie korrigiert werden.

Die Entfaltungsmassage dringt bis zum Innersten vor und zeigt verlorengegangene Räume für das Selbst-Bewusstsein auf, animiert diese, sich wieder zu «beleben»!

Die diametrale Ausstreichung erreicht die Muskulatur und regt an, alte, unnötige (Spannungs-)Muster loszulassen und eröffnet neue (Bewegungs-)Spielräume, gewährt dabei Schutz auch für die neue «Haltung».

Die basal stimulierende Waschung möchte den Menschen animieren, in Kontakt zur belebten und unbelebten Umwelt zu kommen, diese zuerst interessant, später mehr aktiv erlebbar machen, sowie Kommunikation von Seiten des alten Menschen unterstützen.

Bei dieser Entdeckungsreise zu zweit kommen verschiedenste Materialien zum Einsatz. Kontrastierend können im Wechsel Sisalhandschuhe, Naturschwamm, Frotteehandtuch, Fenster- oder Hirschleder, Waffelripp-Trockentücher und anderes verwandt werden, um die Haut und ihre Spürmöglichkeiten «an-und-für-sich» zu erfahren. Temperaturunterschiede und Konsistenzerfahrungen des Wassers (eintauchen, betropft werden, Schaum …) runden diesen Austausch, bei dem es am wenigsten um Sauber- Werden geht, ab. Hierbei sollen die Reaktionen, Äußerungen und Bewegungen des Gewaschenen besonders feinfühlig aufgenommen und interpretiert werden. Sehr gut lässt sich das mit einem Wannenbad kombinieren.

3.7.7 Baden

Beim Baden umschließt das Wasser große Teile des Körpers. Der gleichmäßige Wasserdruck gibt ein umfassendes Bild des Körpers. Bewegungsmöglichkeiten, besonders in Kombination mit warmem Wasser (ca. 40 °C), entstehen und werden viel intensiver erfahren.

Damit dieses möglich ist und anschließend lange nachwirken kann, ist der Transfer in die Wanne und wieder hinaus von großer Bedeutung. Ist der Patient/Bewohner bewegungseingeschränkt, kommen meist Lifter o. ä. zum Einsatz. Dabei verliert er aber schnell seine somatische Sicherheit, weil er zwar gesichert, von breiten Gurten umfasst am Haken hängt, das Gefühl von Sicherheit für ihn aber körperlich (somatisch) nicht deutlich wahrnehmbar ist. Der Bewohner spürt, je nach Modell des Lifters, nur Streifen an Rücken und Gesäß und nimmt sich «in der Luft hängend» wahr, weil der «Boden unter den Füßen» fehlt. Außerdem ist die unterstützende Nähe des pflegenden Menschen nicht deutlich spürbar. Es ist also darauf zu achten, dass der alte Mensch hierbei nicht nur eine Vestibulärerfahrung macht, sondern diese im Sinnzusammenhang steht mit Schwerkraft und Bodenkontakt (bzw. Wanne o. ä.). Die Füße oder die Hände sollten Gewicht tragen können. Die Körperhaltung sollte deshalb möglichst so sein, dass die Beine und Füße deutlich tiefer sind als Oberkörper und Kopf und das Sehen in Richtung der Bewegung möglich ist, statt dass die Decke über den Bewohner hinweg zieht.

Beim Rückwärtsfahren bewegt der Raum sich gar von ihm weg. Außerdem soll kontinuierlich (basaler) Berührungskontakt gehalten werden. Diese Körperhaltung ermöglicht im Übrigen auch den wichtigen und vertrauten Erstkontakt mit dem Wasser über die Füße oder die Hände statt mit dem Gesäß zuerst.

Nach dem Baden stehen zwei unterschiedliche und sehr interessante somatische Angebote zur Verfügung:

Die Gebadete mit einem oder zwei großen Handtüchern feste umschließend «einpacken» bzw. «umschließen» oder mit Hilfe eines starken Föns trocknen und mit warmer Luft «umfließen» lassen. Beides gibt ein angenehmes, deutliches Körpergefühl. Das Einpacken vermittelt Festigkeit und Zusammenhalt, das Fönen Leichtigkeit und Form. Beim Fönen ist jedoch neben einem sehr warmen Raum (Erkältungsgefahr) unbedingt vorher zu erwägen bzw. auszuprobieren, ob dieses verhältnismäßig seichte Gefühl angenehm und deutlich empfunden wird. Ansonsten kann es zu Unsicherheits- und Abwehrreaktionen bis zu Spastiken kommen.

Selbstverständlich ist auf einen guten Kontakt und eine sichere Position zu achten. Mit dem heißen Fön ist aus Sicherheitsgründen genügend Abstand zur Haut einzuhalten.

Mit einem guten Kontakt ist nicht nur eine großflächige Berührung gemeint. Wir müssen es immer wieder betonen, weil es so einfach, aber auch so bedeutend ist. Das Wesentliche bei der Basalen Stimulation ist es, über jede Berührung eine Beziehung herzustellen und in Austausch zu treten. Das bedeutet, diesen Menschen ernst zu nehmen und seine Fähigkeiten zu unterstützen, selbst wenn sie noch so verschüttet zu sein scheinen, auch wenn er noch so desorientiert, dementierend oder bewusstlos sein sollte. Dann kann ich nicht mehr sagen, wenn sich jemand an mir festkrallt beim Drehen auf die Seite oder beim Absenken des Lifters in die Wanne, «Sie brauchen keine Angst zu haben». Ich muss nach dem Grund der Angst suchen und einen spürbaren Weg finden, der die Ursache beseitigt oder vermindert. Die Ursache ist meist entweder zuwenig gespürte somatische Sicherheit, fehlender spürbarer Sinnzusammenhang und nicht genügend spürbare Nähe und Unterstützung durch eine Vertrauensperson. Appelle an die Vernunft und verbale Informationen können in der besonderen Situation häufig überhaupt nicht mehr verarbeitet werden. Es zählt nur noch die Körperwahrnehmung. Von ihr hängt das Bewusstsein für die eigene wie auch für eine andere Person ab, nur über sie kann u. U. noch Kommunikation stattfinden. Wir können nur empfehlen, mit einem solcherart verändertem Bewusstsein zu pflegen, dieses auszuprobieren und zu erleben, dann wird vieles deutlicher.

3.7.8 Die Vorderseite spüren

Die Erfahrungen des vorderen Brustkorbes sowie der Bauchdecke beschränken sich nicht selten auf diverse Ableitungen (EKG, Drainagen, PEG) und Verbandswechsel, also diffus oder schmerzhaft empfundene Fremdkörper, die das Gefühl für die Körpergrenze überdecken. Weitere, wichtige Möglichkeiten ergeben sich, wenn wir die «weißen Flecken der Körperlandkarte» beim Lagern mit Informationen versorgen.

Es ist primär die Vorderseite, die, wenn jemand nicht in Bauchlage gelagert wird, (fast) leer ausgeht. Eine leichte Zudecke gibt meist nur wenig Information, bis wohin Bauch und Becken sich ausdehnen. (Bei den alten Daunenplümos war das anders.) Auf Intensivpflegestationen werden die Patienten oft ohne eine Decke, eher mit einem Deckenbezug, teils nur mit einem Lendenschutz oder OP-Hemd bedeckt, um Fieber zu senken und Verbände sowie Ableitungen zu schützen.

Wir haben hier mit sehr gutem Erfolg Gelmatten (die sonst zur Dekubitusprophylaxe genutzt werden), Röntgen(-blei)schürzen oder Airex-Gymnastikmatten (möglichst zwei) benutzt, um Druck über 5 bis 15 Minuten angenehm, und «Vorne» als Form zu vermitteln. Mit gekühlten oder vorgewärmten Gelmatten kann ein weiterer Sinneskanal genutzt werden. Im Sommer kann ein im Kühlschrank gekühlter Deckenbezug dieses Angebot ergänzen oder ersetzen.

Der Vorgang des Auf- und Zudeckens wird als Ablauf vermittelt und gibt neben der Information über die Situation auch eine intensive und interessante Körperinformation. Wenn Sie Ihre Kollegen beim Auf- und Zudecken von Patienten beobachten und dieses vergleichen mit Ihrer Art zu Hause, so werden Sie feststellen, dass in der Pflege die Decken überwiegend «fliegen», während sie privat eher (schräg zur Seite hin) «kriechen».

Wenn Sie dieses Über-den-Körper-schieben oder -ziehen überdeutlich im Vergleich zum Normalen machen (z. B. mit beiden Händen großflächig schieben), kann der Patient den Vorgang mitverfolgen und erhält wieder einmal Gelegenheit sein Körperbild zu korrigieren und zu stärken.

Eine weitere Variante, welche kleine Eigenbewegungen (Atmung, Extremitäten) unterstützt und bewusst macht, sind Materialkissen – zugenähter Kopfkissenbezug mit ca. 5 bis 7 kg getrockneter Erbsen, Kirschkerne etc. (sind Dampf desinfizierbar) (Buchholz 1995).

Diese verschiedenen Materialien vermitteln durch abrollendes, fließendes und vibrierendes Gewicht das Gefühl der Vorderseite und der seitlichen Körperbegrenzung.

Besonders Patienten mit flacher Atmung und lange andauernder Rückenlage können das Auflegen des Sackes als angenehm empfinden, wenn speziell dem Brustkorb seine Beweglichkeit und damit dem Menschen die Kraft des Atmens deutlich wird.

Auch dieses Angebot ist nur möglich, wenn die Pflegekraft dabei im Austausch steht mit dem Bewohner, seine Signale (Atemrhythmus, Muskeltonus,

Abwehr, Puls, Augenbewegung …) aufnimmt und das Angebot entsprechend abwandelt. Hierbei ist zu beachten, dass dieses Gewicht nicht «auf mich zukommt», also von den Beinen zum Hals hin bewegt wird, sondern möglichst nach entsprechender «Vorankündigung» (= Berührungsgeste) vom Brustbein zur Peripherie ausgebreitet wird. Vorsicht ist beim Hals geboten, er muss frei bleiben von Druck, um eventuelle Gefühle der Beklemmung zu verhindern. Dies ist insbesondere dann wichtig, wenn ein Tracheostoma angelegt ist oder dieser Bereich als traumatisiert gilt.

3.7.9 Positionieren versus Lagerung

Deutlichkeit und Unterschiede sind auch die «Gesprächsthemen», die über Berührung und Material bei Lagerungen vermittelt werden sollen. Wir können das «Gespräch» (das Umlagern) und seine «Nachwirkungen» unterscheiden. Insgesamt sollten Lagerungen «jemanden in die Lage bringen, bzw. versetzen», zu:

- spüren, wie der Bewegungsablauf ist
- überblicken, was um ihn herum geschieht
- kommunizieren
- essen
- entspannen
- schlafen
- spüren, wo vorne, hinten, oben, unten ist

Schließlich dienen diese noch dazu, mit dem Gefühl von Sicherheit bzw. aus gespürter, sicherer Position seine eigene Lage zu überblicken. Das Wort Lagerung ist in der Pflege eigentlich ein Unwort. Gegenstände werden gelagert, nicht aber Menschen (außer in der Pflege). Lagern setzt Passivität des Objektes voraus, dient meist der Konservierung und scheint mit Individualität und Persönlichkeit nicht vereinbar zu sein. So verstehen wir Lagerung natürlich nicht. Hier einen neuen Begriff wie z. B. «Positionieren» zu entwickeln und einzuführen, wäre wichtig. Die Verfasser des «Expertenstandards Dekubitusprophylaxe in der Pflege» führen bewusst den Begriff «Bewegungsplan» ein, um den der «Lagerungspläne» abzulösen (Schiemann 2000). Gelagert wird zur Druckentlastung, Tonusregulation, Pneumonieprophylaxe usw. In der herkömmlichen Pflege dient die Lagerung primär der Therapie und Prophylaxe und sekundär der Entspannung. Ihre Wirkung (Druckentlastung …) ist in den meisten Fällen nicht direkt von dem Gelagerten nachvollziehbar, weil kaum spürbar. Typisch sind Superweichlagerungen und die verschiedensten Niedrigdrucksysteme. Typisch ist auch, dass genau jene Patienten, die so gelagert werden, innerhalb kurzer Zeit, wie manche es nennen, «durch den Wind sind», d. h. unruhig oder somnolent werden. Wir gehen davon aus, dass hierbei die Körperwahrnehmung habituiert, also ein völlig verwaschenes, flüchtiges Körperbild entsteht. Dieses wirkt sich wie bereits beschrieben auf das (Ich-)Erleben und Verhalten aus. Neander konnte zudem nachweisen, dass der Muskeltonus deutlich ansteigt bei Patienten, die superweich gelagert wurden (Neander 1996). Um dieser Art von psychosomatischen Reaktionen zu begegnen, sollten strenge Indikationen für diese Hilfsmittel gestellt und regelmäßig der aktuelle Bedarf hinterfragt werden. Gleichzeitig muss Desorientierungs- und Habituationsprophylaxe betrieben werden, indem die Position trotzdem spürbar gemacht wird und der Bewohner statt «in Watte gepackt» zu werden an nicht gefährdeter Stelle Schwerkraft, Festigkeit und klare Körperform spürt. Außerdem sollten die ebenfalls durch Weichlagerung nachweislich reduzierten Spontan- und Restbewegung (Knobel 1996) immer wieder gefördert werden, indem z. B. der Patient stundenweise «hart» gelagert wird (Kontraste und Unterschiede sind Voraussetzungen für Wahrnehmung).

Stützendes Positionieren

Ein anderer Aspekt ist, dass die Patienten (besonders dementierende) mit ihren Lagerungen oft nicht glücklich sind. Sie kennen die Situation sicherlich auch: 15 Minuten nachdem Sie eine Patientin in 30°-Lage mit Hilfe von Kissen im Rücken und unter dem Bein gelagert haben, liegt die Dame in Rücken- oder 90°-Seitenlage neben ihren Kissen. Physiologisch und bequem zu lagern reicht in bestimmten Situationen anscheinend nicht aus. Es ist in einem solchen Fall nachzuprüfen, wie sie früher gelegen hat, und vor allem, ob evtl. das weiche, nachgiebige Kissen als Referenz für ihr Gefühl, «sicher» zu liegen, ausreicht. Um Gewicht ablegen zu können, müssen wir einen deutlichen Widerstand spüren. Eine Stütze im Rücken, die nachgibt, fühlt sich zu Recht nicht vertrauenswürdig an.

Statt der Kissen im Rücken ist eine schiefe Ebene zu bauen, mit einer zweiten, gerollten Decke unter der Matratze, oft eine angemessene Alternative. Hierbei wird dann eine weitere, dünne Rolle zur Begrenzung an die tieferliegende Körperseite gelegt. Sie verhindert das Gefühl, abzurutschen ohne sich dabei fixiert zu fühlen. Ansonsten kann als Vorbereitung der Rücken durch «basales» Ausstreichen, als der Teil, der Stabilität, Schutz und interessante Erfahrungen gibt, vermittelt werden. Zur Positionierung selbst sollte dann eher festes, schwereres und «modellierbares» Material verwandt werden (z. B. Schaumstoffkeile, Hirsekissen, Wolldecken, Lagerungsmaterialien nach Klein [vgl. Klein-Tavolli 2000]).

Verbindendes Positionieren durch Eigenkontakt

Eigenkontakt und Eigenbewegungen spürbar zu machen bzw. zu nutzen ist auch ein Gedanke beim «verbindenden Positionieren». «Ordentliche» Rücken-, aber mehr oder weniger auch die meisten anderen herkömmlichen Lagerungen sind darauf bedacht, die Arme fern vom Rumpf und die Beine möglichst nicht gekreuzt o. ä. in gestreckter Position zu positionieren.

Beobachten Sie einmal Ihre Kollegen in der Übergabe und Ihren Partner im Schlaf. Wir haben meistens in zuhörenden und entspannten Situationen Kontakt zu uns selbst und schlagen z. B. die Beine übereinander oder haben die Hand am Gesicht oder Bauch. Wenn dies im Alter seltener zu beobachten ist, liegt dies wahrscheinlich nicht daran, dass man es nicht mehr braucht, sondern ist eher als Symptom zu sehen, dass der Kontakt zum eigenen Körper nachlässt und das agile Bewusstsein eingetrübt ist. Wenn Sie einen Menschen bewusst «verbindend positionieren» (Hand unter den Kopf, Beine übereinandergeschlagen …) werden Sie feststellen, dass dieser mehr Persönlichkeit in der Position ausstrahlt als bei Standardlagerungen. Wenn Sie nun noch das Kopfteil aufstellen und mit Hilfe der Hydraulik die Betthöhe so einstellen, dass Sie sich mit dem Patienten auf einer Augenhöhe befinden, wird dieser Effekt für beide Seiten deutlich verstärkt. Es könnte dann passieren, dass die berühmt berüchtigte fliegende Chefvisite ins Stocken gerät, weil nun dieser Mensch nicht zu «übersehen» ist, ja auf gleicher Ebene steht.

Um das Wegrutschen eines auf dem Brustkorb abgelegten Armes zu verhindern, haben sich ein Fensterleder oder dünne Schaumstoffstücke bewährt.

Ferner können Sie durch solch unkonventionelles, dynamisches Positionieren dem Tag eine spürbare Struktur geben, indem Sie Schlaf- und Wachpositionen, Aufnahme- und Rückzugspositionen sowie Aktivitäts- und Entspannungspositionen mit diesem Menschen entwickeln. Selbstverständlich sollten sich die Zeiten an der «individuellen Normalität» des Betreffenden orientieren, d. h. seiner Aufmerksamkeit, seinen Interessen, Möglichkeiten und Gewohnheiten.

Neben Körperteile verbindender Positionierung kennen wir auch umgrenzende Positionen oder «Nestlagerungen», die nicht nur die seitlichen Begrenzungen, sondern auch «oben», «unten», «vorne» und «hinten» spürbar machen wollen und einem Gefühl des «Zerfließens», der «Kopflosigkeit», des «fehlenden Bodens unter den Füßen» sowie des nicht spürbaren «Rückhaltes» oder der ungeschützten Vorderseite vorzubeugen bzw. entgegen zu wirken (vgl. S. 176).

Motivpositionen

Die zwei Stellen des Körpes, welche die wenigsten Informationen durch pflegerische Maßnahmen erhalten, sind das «oben und unten», also Schädeldach und Fußsohle. Außer beim Fußwaschen und Haarekämmen werden diese Bereiche und Aspekte in der Pflege nicht vermittelt. Sie werden im Gegenteil aus Angst vor Dekubitus und Spitzfüßen sorgfältig entlastet bei überwiegend bettlägerigen Patienten. (Die Bedeutung des Kopfes und der Fußsohlen für die Raumwahrnehmung wird im nächsten Kapitel, sowie in *Außenwelt erfahren* näher beschrieben.) Im Alltag betagter Menschen ist dies anders. Eine Vielzahl von Kopfbedeckungen (Hut, Schlafmütze, Haarnetz, Helm, Kopftuch, Perücke) sind vertraut, und die Füße stecken normalerweise in eher zu engen, neuen oder ausgetretenen, dem Fuß angepassten Schuhen. Es spricht nichts dagegen, tagsüber zeitlich begrenzt Schuhe, die Perücke oder den Hut im Bett zu tragen, solange die übrigen parallelen Erfahrungen nicht «Nacht» vermitteln und sinnzusammenhängend mit einer sitzenden Position im Bett stehen. Nachts kann die Schlafmütze oder das Haarnetz vertraute Erfahrungen ermöglichen.

Solche Motivpositionen sollen den Menschen motivieren. Sie können eine Wahrnehmung von Zeit und Körper begründen, zur Kontaktaufnahme und Auseinandersetzung mit der Umwelt anregen und den Antrieb dazu geben.

Es bedarf also neben den erwähnten Körperhaltungen interessanter ungewöhnlicher Materialien. Werden sie zum Positionieren selbst verwandt, sollten sie eher fest sein, also Widerstand bieten, jedoch großflächig dem Körper angepasst werden. Soll das Tasten, Sehen o. ä. gefördert werden, ist darauf zu achten, die Bewegungsressourcen zu nutzen. Der Arm, das Bein, der Kopf sollte dann selbst kaum Gewicht tragen. Die dadurch entstandenen «Spielräume» sollten überprüft werden. Taktile und visuelle Angebote dabei sollten kontrastreich, interessant sein und einen persönlichen Bezug haben.

Als Tast- und Lagerungsmaterialien eignen sich natürlich auch vertraute Gegenstände wie Maskottchen, das beliebte Sofakissen aus Brokatstoff mit Bordüren, die Schwarzwaldmädchen-Puppe usw. Wenn wir bei Männern nicht auf Arbeitsmaterialien zurückgreifen können, ist bei ihnen die Auswahl eher gering. Wichtig ist, dass diese Menschen aber nicht durch Kinderspielzeuge ohne persönlichen Bezug infantilisiert werden.

4. Sicherheit erleben und Vertrauen aufbauen

Nachdem der Betroffene sich als Person (primär über seinen Körper) erlebt hat, muss ihm eine Beständigkeit dieses Erlebens vermittelt werden. Er braucht das Gefühl von Sicherheit sowohl auf somatischer wie auch auf sozialer und kognitiver Ebene. Durch wiederholtes Erleben dieser Sicherheiten kann Vertrauen gegenüber Situationen und Abläufen wie auch zu Personen aufgebaut werden. Gibt es bereits solche «Inseln» oder vertraute Personen, können diese Grundstock und Orientierungshilfe sein, den eigenen Rhythmus zu entwickeln, die Außenwelt mit den anderen Personen darin zu erleben und sich in Beziehung zu ihnen setzen, selbstständig welche aufzunehmen und diese zu gestalten.

Als Sicherheit spendend werden diese Bedingungen erlebt, wenn sie einen Bezug zu den bisherigen Lebensgewohnheiten aufweisen. Die im Laufe der Biografie erworbenen Fähigkeiten, Rituale und Sinnzusammenhänge sind Ankerpunkte der Persönlichkeit.

4.1 Biografie als Zugangsweg zum alten Menschen

Die Biografie, wie im Brockhaus (1984) erklärt, ist eine Lebensbeschreibung der äußeren Geschichte und der inneren geistigen und seelischen Entwicklung einer Person.

In der Biografieforschung sind unterschiedliche Ansätze und Zugangswege zur Erschließung der Biografie dargestellt. Diese Ansätze betrachten die Normalbiografie und kritische Lebensereignisse. Deren Informationen eröffnen der Pflegekraft einerseits vielfache Möglichkeiten zum Verständnis des alten Menschen, und andererseits bieten sie Anlässe zu Gesprächsmöglichkeiten über Vergangenes. Für pflegerische Handlungsmöglichkeiten im Rahmen der Basalen Stimulation in der Pflege benötigen die Pflegenden jedoch konkrete Informationen über Körper- und Sinneserfahrungen des alten Menschen. Wie hat sich dieser Mensch konkret gepflegt? Welches sind seine körperlichen Gewohnheiten und Rituale?

Im nachfolgenden Abschnitt werden verschiedene Konzepte, wie Normalbiografie, Lebensereignisse, Aspekte der Pflegediagnose nach Böhm und der neue Ansatz der *Sensobiografie* dargestellt.

Die Darstellung der unterschiedlichen Betrachtungsweise soll helfen, die entscheidenden Faktoren zum basal stimulierenden Arbeiten anhand der Biografie zu erkennen, zu erheben und für die praktische Pflege nutzbar zu machen.

Der Begriff der «Sensobiografie» als Zugangsweg zum Erfassen körperlicher Rituale wird erläutert, ebenso wie die Bedingungen biografischen Arbeitens als Auslöser des «Erinnerns». Es wird ein Erhebungsinstrument vorgestellt, welches hilft, sensorisch-biografische Gewohnheiten zu erfassen, um Pflege individuell gestalten zu können.

4.2 Konzepte und Überlegungen zur Biografiearbeit

Lebewesen zu sein bedeutet, einen eigenen unverwechselbaren Lebenslauf zu entwickeln. Dieser beginnt mit der Befruchtung und endet in einer unverwechselbaren Art zu Sterben. Auf diesem Kontinuum des Lebens ist die Einzigartigkeit des Menschen geprägt von der Vielfalt und der Vielzahl seiner gemachten Erfahrungen. Die Rückschau des Menschen auf sein eigenes Leben findet jedoch stets aus seiner aktuellen Situation heraus statt, die wiederum Einfluss nimmt auf seine Lebensgeschichte.

Die Betrachtung menschlichen Lebens kann auf verschiedenen Ebenen erfolgen. In der Biografieforschung sind die unterschiedlichen Ebenen der Beschreibung im Wesentlichen geprägt von einer intellektuellen, mehr kognitiven Sichtweise. Sie beziehen sich vorrangig auf die Darstellung einer von außen erkennbaren Geschichte, Leistungen und Ereignisse, wie z. B. Schulbildung, Berufsabschluss, Ehrenämter, Krankheiten, Traumata usw.

Welche Rolle dabei den körperlichen und sinnlichen Erfahrungen zukommt und welche Bedeutung der Betroffene diesen jeweils beimisst, wird weniger beschrieben. Alle die Biografie prägenden, sensorisch über den Körper angeeigneten und durch aktive Auseinandersetzung mit der Umwelt erfahrenen Wahrnehmungen, Entwicklungen, Wachstumsprozesse und ritualisierten Handlungen werden bei den gängigen Konzepten weniger erfasst.

Eine Biografiearbeit, welche die spirituellen, seelischen, geistigen sowie sinnlich körperlichen Aspekte des Menschseins berücksichtigt, erschließt alle Dimensionen des Menschseins und hilft Pflegenden beim verstehenden Umgang mit alten Menschen (Abb. 4-1).

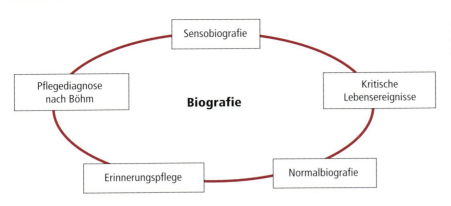

Abbildung 4-1:
Zugangswege zur Biografie

4.2.1 Normalbiografie

Jeder Mensch wird in eine bestimmte Umwelt, mit einer ihr eigenen Kultur «hineingeboren», sieht sich biologischen Gesetzmäßigkeiten und ökologisch ähnlichen Bedingungen ausgeliefert und entwickelt sich in historisch gleichem Zusammenhang, wie andere Menschen mit ihm.

Diese so genannte Normalbiografie des Menschen unterliegt Ereignissen, die im Allgemeinen einen hohen Grad an Vergleichbarkeit aufweisen, wie z. B. Einschulung, Konfirmation, Lehrjahre, Erwerbstätigkeit, Auszug aus dem Elternhaus, Heirat, das erste Kind etc. (**Abb. 4-2** auf S. 106)

Solche zuverlässigen Daten unterstützen den Zugangsweg zur Biografie des Menschen. So können Gespräche oder konkrete Fragen zu diesen Ereignissen «Türöffner» sein – z. B. «Herr Müller, wie war das damals, nach der Lehre als Zimmermann, als Sie auf der ‹Walz› waren?» –, um einen verstehenden Zugangsweg zu Verhaltensweisen zu finden und für die Pflege relevante Informationen zu erhalten oder Eigenheiten des alten Menschen akzeptieren zu lernen.

In der Biografieforschung wird, bedingt durch den gesellschaftlichen Wandel, die Betrachtungsweise der «Normalbiografie» immer stärker in den Hintergrund gedrängt. Dennoch kann im pflegerischen Alltag diese Normalbiografie Anlass zur «Aktivierung» durch Gespräche sein, z. B. über das Erleben der Einschulung, die eigene Hochzeit oder die Geburt des ersten Kindes. Stellen doch derartige Ereignisse Übergangssituationen von einer zur anderen Lebensphase dar. Diese sind häufig begleitet von festgelegten Ritualen, die ebenfalls Anknüpfungspunkte sein können. Diese althergebrachten Rituale verlieren in «modernen» Kulturen immer mehr an Bedeutung.

Die Sichtweise des Menschen als Individuum, welches zunehmend weniger in stabilen sozialen Verhältnissen lebt, muss nach der Bewältigung kritischer Lebensereignissen im Lebenslauf fragen. Diesem Zugangsweg zur Biografie wird mittlerweile eine große Bedeutung beigemessen, insbesondere dann, wenn im Alter Rückschau gehalten wird auf das eigene Schicksal, das

Abbildung 4-2:
Konfirmation

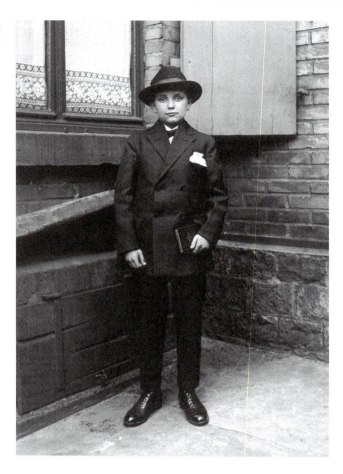

bisherige Leben und seinen Sinn. Hierzu werden Deutungsmuster zu Fragestellungen aufgeworfen, welche vornehmlich auf die psychische Bewältigung von Lebenssituationen ausgerichtet sind.

4.2.2 Bedeutung von Lebensereignissen

Im Leben eines Menschen geschehen immer wieder unverhoffte, ja unvorhersehbare Dinge, wie z. B. ein Verkehrsunfall, eine Fehlgeburt oder der Verlust eines geliebten Menschen. Solche Ereignisse werden oft als «Schicksalsschlag» gedeutet oder sind eine normale Folge menschlichen Seins oder Zusammenlebens. Löst sich z. B. durch den Tod eines Partners die intensive Bindung zu ihm auf und wird in der Folge als negativ einschneidendes Ereignis bewertet, kann man von einem kritischen Lebensereignis sprechen. Im Wesentlichen ist eine defizitäre Sichtweise dieser Situation ausschlaggebend für das weitere Erleben der eigenen Biografie.

Als Beispiel für Fragestellungen der Biografieforschung seien hier einige Themen angeführt, um aus dem Blickwinkel wissenschaftlicher Beschäftigung mit dem Thema «kritische Lebensereignisse» Schlüsse für die eigene praktische Arbeit ziehen zu können.

Man findet Untersuchungen zu Themen, wie das Verlassen des Haushalts der Kinder (empty nest syndrome) und dessen Wirkung auf die Frau (Fahrenberg 1986), die midlife crisis, die Krise insbesondere des Mannes im Übergang zum mittleren Erwachsenenalter (bis 60 Jahre) (Levinson 1986, Farrell und Rosenberg 1981), Erwerbs- und Hausarbeit der Frau (Kulms 1981), Arbeit und Altern (Kohli) etc.

Die Fragestellungen zielen auf die geistige und soziale Bewältigung des Lebens. Weitere Studien zum Erleben körperlicher Krankheiten betrachten die Lebensereignisse aus dem negativen Blickwinkel pathologischer Veränderungen.

So zeigt z. B. Bury (1982) die Wirkung von Krankheit als einschneidenden Bruch im Erleben der eigenen Biografie auf. Die betroffen Personen wurden durch die Krankheit gezwungen, ihre Lebensperspektive und ihr Selbstkonzept neu zu definieren. Dabei entstanden Brüche in allen gewohnten Sinnzusammenhängen. Diese Erfahrungen können eine sehr einschneidende Wirkung auf die Wahrnehmung des eigenen Lebensschicksals haben.

Gerhardt (1984) konnte zeigen, dass bei Patienten mit chronischer Niereninsuffizienz die veränderten Sinnzusammenhänge im Laufe der Zeit neuen Sinnstrukturen wichen und umschlugen zur Wiederherstellung von Handlungsbezügen. Die Menschen orientierten und organisierten ihr Leben neu.

Nachgewiesen werden konnte auch, dass plötzlich einsetzende, akut belastende Ereignisse relativ geringe Effekte auf die Entstehung oder den Verlauf von körperlichen Erkrankungen zeigten, wenn bestimmte Verhaltensstile der betroffenen Person mit in die Betrachtungen einbezogen werden (Holmes, Rahe 1980).

Kritische Ereignisse im Lebenslauf werden vor allem dann als belastend erlebt, wenn der Mensch keine Möglichkeiten der Beeinflussung hat, ob dieses Ereignis eintrifft oder nicht, z. B. Entlassung durch den Arbeitgeber, die ungewollte Einweisung in ein Altenheim durch die Angehörigen etc.[20]

Entsteht in diesen Situationen das Gefühl erlebter Ungerechtigkeit, kann dieses Empfinden zu einem quälenden Lebensereignis werden.

Wird ein kritisches Ereignis jedoch vorhersehbar und die betroffene Person kann sich darauf, z. B. durch vorhergehende, regelmäßige Besuche des Altenheims vorbereiten, so ist eine bessere Anpassungsfähigkeit zu erwarten und das Ereignis selbst wird weniger belastend erlebt.

---

20 Evers (1997) spricht in diesem Zusammenhang von der Pflegediagnose «Machtlosigkeit».

Besonders belastend wirkt sich ein Ereignis im Lebenslauf aus, wenn dadurch der Selbstwert der Person in Frage gestellt wird, wie dies z. B. bei Trennungserfahrungen, Scheidung, Opfer eines Unfalls oder Verbrechens etc. der Fall ist.

Trifft ein solches Ereignis nun zu einem Zeitpunkt ein, an welchem es üblicherweise nicht zu erwarten ist, entweder zu früh oder zu spät im Vergleich zur Normalbiografie, dann kann diese Lebenserfahrung als kritisch im Verlauf der Biografie gewertet werden, z. B. eine Beinamputation in jungen Jahren.

Eingebettet sind all diese kritischen Ereignisse in den normalen Lebensbezug eines Individuums. Oft sind diese eingebunden in ehedem belastende Situationen, wie z. B. finanzielle Sorgen, Angst um den Arbeitsplatz etc. Denken, Erleben und Verhalten des Menschen werden durch diese Ereignisse positiv wie negativ geprägt.

Die seelisch-geistige und soziale Verarbeitung dieser unterschiedlich erlebten Lebensereignisse des Menschen bestimmen die Bewertung seines persönlichen «Schicksals».

Auch kann dieses innere Erleben körperlich nach außen hin sichtbar werden, durch eine veränderte, in sich gekehrte Körperhaltung, körperliche Starre, vielleicht einen verbitterten Gesichtsausdruck.

Ebenso können andere Ereignisse in Form eines positiven Körpererlebens ausgedrückt werden und durch eine aufgerichtete Körperhaltung, farbenfrohe Kleidung, einen strahlenden, entspannten Gesichtsausdruck gezeigt werden. Kritische Lebensereignisse können Veränderungen in die Wege leiten, Entwicklungen in Gang setzen und Wachstumsprozesse anregen.

Schlagen die gewohnten Mechanismen zur Bewältigung dieser Lebensereignisse fehl, sucht der Mensch Orientierung, z. B. bei vertrauten Menschen, in der Spiritualität oder in Geborgenheit vermittelnden, Sicherheit spendenden, körperlichen Ritualen.

Die grundsätzlich vorhandene Fähigkeit des Menschen, neue neuronale Vernetzungen im Gehirn aufzubauen, das heißt zu lernen bis ins hohe Alter, ermöglicht einen derartigen Umgang mit kritischen Lebensereignissen.

4.2.3 Pflegediagnose nach Böhm

Eindrucksvoll belegt Böhm, wie durch die Auseinandersetzung mit biografischen Informationen pflegerische Interventionen gestaltet werden können. Böhms erfolgreiche Arbeit der Deinstitutionalisierung alter Menschen aus österreichischen psychiatrischen Anstalten zeigt eindrucksvoll, wie nach dem Konzept der «Pflegediagnose» die Datenerhebung innerhalb der Biografiearbeit organisiert werden kann. Ziel des positiven Lebenswerkes von Böhm ist es unter anderem, den alten Menschen aus seinem Tertiärgedächtnis zum Neugedächtnis zu führen, um ihm ein weitgehend selbstbestimmtes

Leben zu ermöglichen. Dieser kulturspezifische Weg der Biografiearbeit hat zur Entlassung vieler alter Menschen aus der stationären, psychiatrischen Behandlung geführt. Das Vorgehen im Pflegeprozess nach Böhm ist wesentlich bestimmt von der Pflegediagnose. Sein Konzept gründet auf den Elementen:

1. «der ärztlichen Diagnose,
2. dem Status, den der Patient auf der Abteilung inne hat,
3. dem differenzialdiagnostischen Ausgang und
4. der historisch, individuellen Biografie».
(Böhm 1991)

Im Weiteren werden die Ergebnisse der Pflegediagnose mit den persönlichen Prägungen, medizinischen Vorerkrankungen, Persönlichkeitsstörungen, Familienstrukturen, Schulbildung, Beruf etc. in Beziehung gesetzt. Hinzu kommen regionalgeschichtliche Kenntnisse.

In sinnvoller Weise integriert Böhm das Wissen um die Normalbiografie sowie Lebensereignisse und vernetzt dieses mit individuellen, biografisch geprägten Pflegemaßnahmen, die er Impulse nennt.

Insbesondere mit dem differenzialdiagnostischen Ausgang, dem Aufsuchen der Wohnung des alten Menschen, versucht er erinnerbares Wissen und Gefühle der Vergangenheit zu aktualisieren und für das Leben in der gewohnten, altvertrauten Umgebung zu motivieren.

Kulturspezifisch scheint der Ansatz (siehe Kap. 3) deshalb zu sein, da in Wien die Wohnungen der gerontopsychiatrischen Patienten noch Jahre nach ihrer Hospitalisierung nicht aufgelöst wurden und somit jederzeit in ihrem ursprünglichen Zustand wieder besucht und bewohnt werden konnten. Ein vergleichbarer Weg, der bei den derzeit herrschenden Wohn- und Lebensformen in Deutschland unvorstellbar wäre.

Sein «Psychobiographisches Pflegemodell» (Böhm 1999) begründet sich auf die innerfamiliären Prägungen und psychosozialen Lebensentwicklungen des alten Menschen in früher Kindheit und Jugend (bis etwa zum 25. Lebensjahr).

Im Sinne des Konzeptes der Basalen Stimulation in der Pflege nutzt Böhm die Erfahrungswelt der Sinne und ihre Bedeutung für die menschliche Identitätsentwicklung als biografischen Zugangsweg. Seine «Impulse» bedienen sich, ohne dass Böhm dieses ausdrücklich thematisiert, der körperlich wahrnehmbaren Ebene.

So ermöglicht z. B. das Erleben der eigenen Wohnung, selbst nach längerer Abwesenheit, immer einen spezifischen, unverwechselbaren sensorischen Eindruck, der auf ganz grundlegende Weise die Ich-Identität des Menschen anspricht. Die sinnliche Erfahrung der eigenen, selbst geschaffenen Wohnwelt weckt Vertrautheit und Erinnerungen auf ganz basaler Ebene. Das Mobiliar der Wohnung, seine Anordnung im Raum, die Bilder an der Wand, die unverkennbare Aufteilung der Zimmer und spezifische Bewegungsgewohnheiten die sich daraus ergeben. Der «Heimatgeruch», die verschiedenen taktilen Qualitäten unterschiedlicher Oberflächenstrukturen, die beim Gehen auf dem Teppich oder Parkett spürbar werden; all dies nutzt die Fähigkeit sensorisch ausgelösten Erinnerns.

Wer kennt nicht die Sehnsucht nach den eigenen Räumlichkeiten, nach einem länger andauernden Urlaub wieder «Daheim» zu sein? Da entsteht vielleicht das Bedürfnis nach dem eigenen Bett, dem «Perserteppich» mit den «akkurat gekämmten Franzen» und dem «Wackelkontakt» der Leselampe usw.

Beim «Böhmschen» Zugangsweg zur Biografie wird deutlich, wie jeder Mensch auf seine einzigartige, unverwechselbare Weise die Besonderheiten seines Lebens auf ein Neues zu meistern erlernt. Erinnerungen werden lebendig, Veränderungen möglich, neue Fähigkeiten entstehen zur Anpassung und Organisation des Selbst als Folge gezielter sensorischer Anregung. Kritisch anzumerken gilt, dass Böhm die Bedeutung des Körpers, seine sicherheitsgebenden Gewohnheiten und Rituale einseitig psychoanalytisch deutet und die sensorische Biografie, d. h. die Körperidentität, als Bestandteil ganzheitlich menschlicher Entwicklung und Mensch-Seins zu wenig bedenkt. Trotz alledem lässt sich sein Ansatz sinnvoll mit den Angeboten der Basalen Stimulation in der Pflege verbinden, insbesondere wenn psychiatrischer Pflegebedarf besteht.

4.2.4 Erinnerungspflege

Mit ihrem Buch «Erinnern» legen Osborn, Schweitzer und Trilling eine praktische Anleitung zur biografischen Arbeit mit alten Menschen vor. Eingebunden in eine Gruppensitzung werden Erinnerungen zu unterschiedlichen Themenbereichen in methodisch ansprechender Weise wachgerufen. Die Autoren nutzen bei ihrem Ansatz vielfältige Medien, welche die sensorischen Fähigkeiten ansprechen. Gegenstände des Alltags werden genutzt, um die vergangene Zeit lebendig werden zu lassen. Auch verwirrte Menschen können ihre Erinnerungsfähigkeit einbringen, entweder in Einzelarbeit oder in der Gruppe. Die sinnlichen Anregungen helfen ihnen, Informationen aus dem Tertiärgedächtnis abzurufen. «Brücken in die Vergangenheit lassen sich besonders gut über den Geschmacks-, Tast- und Gehörsinn schlagen. Samt und Seide verführen zu Berührungen, Kölnisch Wasser und Mottenkugeln riechen vertraut, auf Himbeeren und Zimtsterne reagieren die Geschmacksnerven» (Osborn 1997). Mit diesen Hinweisen zeigen die Autoren auf, wie wesentlich Wahrnehmung und Bewegung als Zugangsweg zum Erinnern sind. Über die Möglichkeit des individuellen Erfragens, kann der alte Mensch seine Lebensgeschichte in einem «Lebensbuch» (ebd.)[21] erfassen. Wird das Gedächtnis des Bewohners schwächer, kann diese Dokumentation zu einer wichtigen Quelle für die Betreuungspersonen werden. Sie erhalten individuelle Informationen und erfahren mehr über die Persönlichkeit des anvertrauten Menschen. Eine wichtige Grundlage für den respektvollen Umgang und die Achtung vor dem dementierenden Menschen.

Der Ansatz der Erinnerungspflege bietet methodisch hilfreich Anregung zum Erschließen biografischer Informationen. Konkrete individuelle Details zum Umgang mit dem eigenen Körper, damit in Verbindung stehende Rituale und der praktische Nutzen für die pflegerische Arbeit werden jedoch nicht ausdrücklich genannt. Damit werden zwar die Sinne als Ausgangspunkt biografisch «kognitiver» Arbeit eingesetzt, jedoch wird auch hier die Bedeutung des Körpererlebens im Lebenslauf weniger berücksichtigt.

4.3 Körpererleben im Lebenslauf

«Der Mensch ist die Summe seiner Lebenserfahrungen, die alle in der Persönlichkeit aufgenommen und im Körper strukturiert – eingebaut – werden.»
(A. Lowen)

Betrachtet man die Vielzahl der oben angeführten Untersuchungen, wird offensichtlich, dass Bedeutung, Einfluss und Auswirkungen des Körpers weniger, vor allem aber nicht ausdrücklich im zentralen Blickfeld biografischer Forschung stehen, im Unterschied zu kognitiven, sozialen und emotionalen Verarbeitungsprozessen von Lebensereignissen.

Dennoch spielen Betrachtungen zur Körperbiografie bei verschiedenen psychosomatischen und psychotherapeutischen Verfahren eine Rolle, wenn es um die Erforschung von individuellen Überzeugungen und Zielen des Körpererlebens geht.

In der psychoanalytischen Theorie Freuds werden durch die Strukturierung von analer, oraler und genitaler Phase Ansätze zu einer Körperbiografie erkennbar. Der Ansatz des «Body Landmark Model» von Fischer (1970), welches annimmt, dass Körperzonen mit bestimmten psychischen Themen verknüpft sind, setzt Körpererleben und lebensgeschichtliche Begründungen in einen Bedeutungszusammenhang.

Dennoch, in der Forschung wird der Frage der Bedeutung des beständigen Daseins und der Sinneserfahrungen des Körpers, bei allen sich verändernden Lebensereignissen und Lebenserfahrungen, noch zu wenig Beachtung geschenkt.

---

21 Mitarbeiter der ökom. Sozialstation Limburgerhof haben hierzu ein Buch zum selber schreiben vorgelegt. Sie bezeichnen es als «Memografie».

Milz merkt dazu an: «… unser Körper ist als Leib Versammlungsstätte unserer Gestimmtheiten, Gebärden und Gedanken, Mittelpunkt unseres subjektiven Erlebens und Orientierungspunkt unserer Wahrnehmungen. Mit ihm und durch ihn drücken wir uns aus und stellen Verbindungen zwischen uns und der Umwelt her. In ihm versammeln sich unsere Aufnahme- und Handlungsmöglichkeiten. Er vermittelt Botschaften von uns, über uns, für uns und für andere. (…) Die Geschichte unseres Körpers nimmt Einfluss darauf, wonach wir suchen, welche Wahlmöglichkeiten wir treffen, welche Erfahrungen uns berühren, was wir zulassen und was wir aktiv in Bewegung setzen. Seine Grenzen vermitteln uns ein Gefühl für die eigene Person und die Mit- und Umwelt. Körpererleben ist die Integration von vergangenen Erfahrungen, gegenwärtigen Anforderungen sowie Wünschen und Erwartungen an die Zukunft. Sie tragen alle zum «verbindenden Muster» (G. Beatson) bei, das die Wirklichkeit unserer subjektiven Wahrnehmung und Erfahrungen prägt. Sie wirken beständig auf die physiologischen und chemischen Prozesse unserer biologischen Existenz.» (Milz 1994, S. 73)

Dieses Zitat macht deutlich, welch elementare Bedeutung unserer Körper-Leib-Einheit in der Biografie zukommt. Wiedemann führt dazu aus: «Es zeigt sich, dass Körpererleben in umfassendere Interpretationsschemata eingepasst ist. Das heißt, körperliche Empfindungen interagieren mit kognitiven Strukturen, die in beträchtlichem Ausmaß sowohl emotionale Reaktionen wie auch Handlungsmöglichkeiten beeinflussen.» (Wiedemann 1995, S. 203)

Durch sich im Leben anfangs entwickelnde, dann ständig sich bewährende, immer wiederkehrende Körpererfahrungen, bestätigen wir unsere Lebendigkeit und Individualität, was sich in unserem Handeln ausdrückt und dieses bestimmt. Bestätigt wird diese Annahme von Pickenhain: «Die sich nach dem genetischen Programm im ZNS entwickelnden funktionellen Systeme bleiben nur bei immer wiederholter Nutzung erhalten und entwickeln sich weiter. (…) Die im Laufe unseres Lebens entstehende mentale Repräsentation ist die Steuerungsebene unseres gesamten unbewussten und bewussten Verhaltens. Sie bestimmt die Körperselbstwahrnehmung, das Kommunikationserlebnis und das Selbstwertbewusstsein des Menschen. Es handelt sich um ein dynamisches Geschehen, das ständiger Bewährung in aktiver Auseinandersetzung mit der Umwelt bedarf.» (Pickenhain 1998, S. 18 und 24)

Diese Auseinandersetzung findet hauptsächlich auf sensorischer Ebene mit dem Körper statt, da ohne den Sinneseindruck die Entstehung der mentalen Repräsentation nicht möglich wäre. A. Fröhlich schildert die Bedeutung des Körpers im Zusammenhang biografischer Erfahrungen wie folgt: «Wir sind der Überzeugung, dass alle unsere Erfahrungen, die wir im Laufe unseres

Lebens machen, nicht nur unter kognitivem Aspekt, d. h. in einer bewussten Erinnerung, sondern in einer umfassenden, eher ganzheitlichen, den Körper selbst einbeziehenden Erinnerung vorhanden sind. Die Summe aller sensorischen Erfahrungen, aller kommunikativen Erlebnisse, die Erfahrungen mit dem eigenen Körper, aber auch mit dem anderer Menschen, haben uns zu dem gemacht, was wir jeweils jetzt sind.» (Fröhlich 1998)

4.4 Sinneserfahrung als Zugangsweg zum «Ich»

Für eine individuelle, am Menschen orientierte Pflege, kann es besonders wichtig sein, genauere Informationen darüber zu erhalten, wie der Mensch im sinnlichen Umgang mit sich und den Dingen seine individuellen Erfahrungen erworben hat. Hierbei geht es um die Frage, wie sich seine Sinneserfahrungen und seine Sinnlichkeit in der Biografie niedergeschlagen haben und wie er seine «Sinnesbiografie» pflegt.

Erinnerungen an Personen oder Situationen, die im früheren Leben eine Rolle spielten, entstehen durch die Fähigkeit zur Aufnahme und Verarbeitung sensorischer Wahrnehmungen. Diese Lebensereignisse finden auf neurophysiologischer Ebene ihren Niederschlag in der mentalen Repräsentation, der individuellen Ausgestaltung der neuronalen Strukturen unseres Gehirns.

Ein geliebter, aber verstorbener Mensch fehlt uns primär dadurch, dass wir ihn nicht mehr sehen, seine Stimme nicht mehr hören oder seine Berührung nicht mehr erleben können. Wir vermissen seinen Körper, sein «Da-sein». In unserem Gedächtnis kann die Erinnerung an sein Aussehen konstruiert werden, vielleicht auch sein Geruch oder sein, durch strahlende Mimik auffallendes Lachen. Körperlich fehlt dieser Mensch uns dennoch, obwohl er auf geistiger Ebene stets vorhanden und mental abrufbar ist.

Diese Gedanken über die fehlende Existenz des «körperlich anderen» nach dem Tod, legen uns nahe, dass unser Körper eben mehr als nur «biomechanische Masse» oder eine Ansammlung von Organen ist. Die funktionale Betrachtungsweise und Nutzung des Körpers in der Medizin, reduziert den Menschen immer noch primär auf seine materiellen Bestandteile.

Dabei wird die Funktion unseres Körpers als Mittler zwischen belebter und unbelebter Umwelt teilweise vernachlässigt. Über den Körper nehmen wir Eindrücke auf, verarbeiten diese im Gehirn und wirken mit unserem Körper wiederum auf die Umwelt ein.

Im Zusammenleben und Erleben eignen wir uns Sinneseindrücke an. Es finden Entwicklungen statt. Lebensereignisse werden bewältigt, die unseren Lebensvollzug bestimmen.

4.5 Die Sensobiografie

Die aktive Auseinandersetzung des menschlichen Körpers mit sich selbst, der Um- und Mitwelt legt den Grundstein für unsere sinnlich somatischen Gewohnheiten, z. B. das Vorgehen bei der Körperpflege, Bewegungs-, Ess- und Trinkgewohnheiten etc. Diese Gewohnheiten prägen damit unser spezifisches Körpergedächtnis.

Durch oft unbewusst und allmählich in der Routine des Alltags entstehende, lieb gewonnene Rituale, welche uns Wohlgefühl, Geborgenheit und Sicherheit geben, erschließt sich die Ganzheit unserer Persönlichkeit auf der Basis unserer sensorischen Erfahrungen. Zudem entlasten Rituale «von der Notwendigkeit, die eigene Lebensgeschichte gänzlich und immer wieder neu zu erfinden» (Koch-Straube 1997, S. 356).

Die *Sensobiografie,* in dem hier benutzten Sinn, möchte einen Zugangsweg eröffnen zum Erkennen und Erfassen der sinnlichen Gewohnheiten des alten Menschen, welche sich im Laufe seines vergangenen Lebens entfaltet haben. Die Inhalte der *Sensobiografie* tragen ebenso wie die der «Normalbiografie» und «kritischer Lebensereignisse» zur Prägung der Persönlichkeit bei. Basal stimulierende Pflege kann auf diese Erfahrungen zurückgreifen und sie täglich aktualisieren, weil sie primär körperlich erlebt wird. Im Zusammenhang von Pflege nähren eingelebte Rituale das Wachrufen von Erinnerungen, bauen Vertrauen auf und bestätigen stets aufs Neue das Gefühl von Sicherheit für den alten Menschen.

4.5.1 Grundgedanken zur Sensobiografie

Die gewonnenen Informationen der Sensobiografie sind Bestandteil der Pflegeanamnese und können im Rahmen des Pflegeprozesses weiter verarbeitet werden. Vor allem aber dienen sie der individuellen, personzentrierten Durchführung der Pflege. Das Ziel, mit Hilfe der Fragen Rituale zu erfassen, soll helfen, die Pflege nach dem Prinzip der «individuellen Normalität» zu planen. Rituale, so Rebmann, sind «sich wiederholende Ereignisse. Als solche können sie nur wahrgenommen werden, wenn ihnen strukturelle Elemente zu eigen sind, die sich nie verändern. Je nachdem, kann es sich dabei um den Ablauf des Geschehens, um die räumlich/zeitliche Einbettung, um die Handlungen der beteiligten Menschen, um die verwendeten Gegenstände, Dinge oder Materialien handeln.» Individuelle Normalität ist also das für den Bewohner übliche, alltagsbezogene Handeln, das seine körperliche Identität geprägt hat, diese erhält und ihm hilft, sich selbst lebendig zu fühlen. Eine derartig strukturierte Pflege schafft Vertrautheit mit dem Selbst. Das Erinnern der eigenen Fähigkeiten findet auf einer sehr tief verankerten Erfahrung von Bewegungs- und Wahrnehmungsfähigkeit statt. Im eigenen Leben vielfach wiederholte, automatisierte Bewegungen werden aufgenommen und im Prozess der Wahrnehmung als «zu sich gehörend» erkannt. Das Wissen um die individuelle Normalität des anvertrauten Menschen ermöglicht Pflegenden, basal stimulierende Angebote auszuwählen oder im kommunikativen Bezug neu zu entwickeln.

Die Durchführung der Pflege in gewohnten, ritualisierten Abläufen, in gleichförmiger Art und Weise hilft dem wahrnehmungsbeeinträchtigten Menschen, das eigene Leben zu spüren und die von der Pflegeperson am Körper ausgeführten Handlungen als etwas lebenslang Bekanntes und Vertrautes zu erfahren. Eine am alten Menschen ausgerichtete, die Persönlichkeit respektierende basal stimulierende Pflege erfasst die Sensobiografie und berücksichtigt die daraus gewonnenen Informationen im alltäglichen Handeln, wie die nachfolgende Beschreibung aufzeigen soll.

4.5.2 Frau Maier – Eine Fallbeschreibung

Frau Maier ist dement und erlebt die morgendliche Körperpflege als unangenehm, ja vielleicht sogar als Ein- oder Angriff. Nach dem behutsamen Wecken erfolgt die Ankündigung der Kollegin, sie jetzt zu waschen. Sie nimmt dies ohne Kommentar entgegen. Ihr Blick verrät jedoch Ungewissheit über das, was jetzt geschehen soll. Die Kollegin D. hat das Waschwasser bereits vorbereitet. Frau M. wird entkleidet und liegt mit bedecktem Oberkörper im Bett. Vorsichtig beginnt die Pflegekraft das Waschen des Gesichts von Frau M., die sich in Rückenlage befindet. Sie zeigt keine Abwehr auf die Berührung des Gesichts. Die Kollegin fährt mit der Waschung fort. Bei der Berührung der Brust und der Achselhöhlen mit dem Waschlappen setzt sie sich sprachlich zur Wehr, mit einem eindeutigen: «Jetzt hör doch uff!» Unbeirrt wäscht die Kollegin D. weiter. Mehrmals entgegnet Frau M. der Kollegin: «Hör uff!»

Sie fährt fort, denn schließlich müssen die Bewohner des Heims täglich gewaschen werden, weil der Pflegestandard dies so vorsieht und die Angehörigen das erwarten. Hinzu kommt das Wissen, gegen das Pflegeverständnis von «Sauberkeit» der Mitkollegen zu verstoßen. Annahme ist, die Bewohner könnten sonst zu sehr «riechen» und würden dadurch von den Mitbewohnern gemieden. Dieser Druck verlange D. ein derartig unwürdiges Verhalten ab, was ihr zunehmend Schwierigkeiten bereite, wie sie im anschließenden Gespräch berichtet.

Auf die biografisch begründete Anregung, den Vorgang des Waschens abzubrechen, da eine derartige Vorgehensweise auch eine Form körperlicher Gewalt an Frau M. darstellt, reagiert Kollegin D. erfreut. Sie selbst sagt, sie fühle sich dabei unwohl, täglich die gleiche Prozedur ertragen und austragen zu müssen. Schließlich ist ihr bewusst, was sie Frau M. zumutet.

Nach dieser kurzen Besprechung und Unterbrechung zieht Kollegin D. ihr das Nachthemd an und begleitet Frau M. auf die Toilette. D. führt Frau M.

von hinten an Brustkorb und Becken, so dass sie die Zimmertür selbstständig öffnen kann. Ebenfalls ist sie in der Lage, die Tür zur Toilette zu öffnen. Dort findet nach dem morgendlichen Wasserlassen die Intimwaschung im Stehen statt. Diesen Vorgang des Waschens toleriert Frau M., weil der Ablauf ihrer «individuellen Normalität» und zudem dem biografischen Sinnzusammenhang des Waschens mit aufgerichtetem Oberkörper entspricht. Das Ankleiden ist ebenfalls im Stehen gut möglich.

Frau M. nimmt das Frühstück in ihrem Zimmer ein. Sie sitzt am Tisch, vor sich das Frühstück, und die sitzende Kollegin. D. gibt ihr in warmen Kaffee eingeweichtes Marmelade-Brötchen mit dem kleinen Löffel. Frau M. öffnet kaum den Mund. Auf den Impuls, Frau M. die Tasse in die Hand zu geben und durch eine begleitende Bewegung die Tasse zum Mund zu bringen, reagiert Frau M. mit Abwehr.

Danach erhält Frau M. einen ersten taktilen Eindruck des Frühstücks mit den Fingern. Sie erhält das mit Marmelade bestrichene, klebende Brötchen in die Finger. Nun eine erste Reaktion!

Frau M. lässt das kleine Stück Brötchen fallen und wischt sich die Finger an der Serviette ab. Ein erster Hinweis der Eigenaktivität! Von nun an verändert sich das Geschehen. Kollegin D. zeigt mit ihrem Zeigefinger auf den Teller und sagt ihr, dass hier der Teller mit dem Brötchen darauf steht. Frau M. blickt auf den Teller und legt ihre Hand links neben den Teller. Nun berührt D. mit ihrer Hand die linke Hand von Frau M. und weist sie, erneut visuell und verbal, auf das Brötchen hin. Plötzlich hebt Frau M. den rechten Arm und ergreift vorsichtig mit zwei Fingern den «Reiter» und schiebt das mundgerecht zubereitete Stück Brötchen in den Mund. Danach bewegt sich ihre Hand, ganz ohne Aufforderung zu der großen, schweren Kaffeetasse. Es gelingt ihr, trotz des Gewichts der Tasse, daraus zu trinken.

Der Vorgang des Essens geht anschließend nicht von alleine weiter. Immer wieder muss D. die Hand von Frau M. großflächig berühren, um sie daran zu erinnern, dass das Frühstück weitergeht. Der Vorgang des Frühstückens dauert deshalb ca. 15 Minuten. Zeit, die Frau M. braucht, um weitgehende Autonomie und Selbstbestimmung zu erleben, trotz ihrer schweren Lebenssituation.

Die Beschreibung dieser Situation verdeutlicht, wie wichtig die Berücksichtigung körperlicher Gewohnheiten und gewohnter Rituale im Verlauf der Pflege sind. Obwohl viele körperliche Gewohnheiten «allgemein normal» sind, wie z. B. Körperpflege, Ess- und Bewegungsgewohnheiten, sind die individuellen Unterschiede besonders bedeutungsvoll für die Ausprägung der Persönlichkeit des Menschen. Solche Situationen und Unterschiede sollen durch die Fragen zur Sensobiografie erfasst werden.

4.5.3 Fragen zur Sensobiografie

Es ist möglich, mit Angehörigen, Freundinnen und Freunden, vor allem aber mit dem Betroffenen selbst den Themenkatalog[22] der *Sensobiografie* sorgfältig im Laufe der ersten Wochen oder Monate seines Aufenthalts im Heim, der Langzeiteinrichtung oder im häuslichen Wohnumfeld zu erarbeiten. Dabei darf dieses Erhebungsinstrument nicht als Ausgangspunkt für ein «Frage-Antwort-Spiel» verstanden werden. Schon gar nicht als ein «Anamnesebogen» im klassischen Sinn, der irgendwann einmal ausgefüllt wurde, um anschließend in dunklen Hüllen des Dokumentationssystems ein «Makulaturdasein» zu fristen.

Die einzelnen Fragen (siehe Anhang S. 259) sollen Anregung sein zum Austausch, zum Gespräch über Themen, die über das rein körperliche Geschehen hinaus gehen. Die Beschäftigung mit den früheren Gewohnheiten, dem Zustandekommen von Ritualen kann Stimmungen und Gefühle wachrufen, die möglich sein dürfen, zugelassen und begleitet werden sollen. Zentrale Ziele der Basalen Stimulation in der Pflege werden im Austausch lebendig und können somit in der Pflege berücksichtigt werden.

Die Fragen zu körperlich sinnlichen Erfahrungen im Zusammenhang mit Ritualen und biografischen Ereignissen wecken Erinnerungen. Erinnerungen, die unter Umständen mit schlechten Erfahrungen einher gehen, wenn z. B. das zuletzt geborene Kind am Samstagabend in die fast kalte, seifig graue Zinkwanne zum «Reinigungsbad» musste und neidisch auf die älteren Geschwister wurde oder vielleicht Ekelgefühle geweckt wurden. Gerade bei auftauchenden Erinnerungen braucht derjenige Unterstützung, um sich bei den wachgerufenen Gefühlen begleitet zu wissen.

Wesentlich beim Einsatz der Fragen ist, die verschiedenen Erfahrungen aus unterschiedlichen Lebensabschnitten des alten Menschen zu thematisieren und zu dokumentieren. Insbesondere das frühere Verhalten in Kindheit und Jugend scheint nach Böhm in Erinnerung zu sein (Tertiärgedächtnis).

So können Fragen, wie: «Wie sah damals als Kind, vor dem Krieg, ihr morgendliches Frühstück aus? Und wie später, in ihrer Jugend?» eine Art Türöffner sein, um von da ausgehend auf die ritualisierten Abläufe im Erwachsenenalter zu sprechen zu kommen.

Mit Hilfe solcher Informationen entsteht ein facettenreiches Bild der Individualität dieses der Pflegeperson anvertrauten Menschen. Es werden gewohnte, Sicherheit spendende Abläufe erfragt und somit multisensorisch abgespeicherte Rituale erkannt, die den Ablauf der Pflege leiten können. Diese Informationen sind nach deren Analyse Ausgangspunkt für das Verstehen und konkrete pflegerische Angebote. Sie sollen dem Menschen helfen, Sicherheit zu erleben und Vertrauen aufzubauen. Pflege wird dadurch zu einem spezifischen, hoch individualisierten Ablauf.

---

22 Den ausführlichen Fragenkatalog finden Sie im Anhang.

Die Chance, ein annäherndes Wohlbefinden des alten Menschen zu erreichen, soll damit gesteigert werden. Ebenso trägt ein basal stimulierendes Angebot zum Erinnern bei, durch den gewohnten Ablauf und vertraute Rituale. Erinnern ist in seiner Grundbedeutung von *Innaron* «machen, dass jemand einer Sache inne wird» abgeleitet. Um dem dementierenden Menschen zu helfen, sich zu erinnern, sind sinnliche Erfahrungen des eigenen Körpers und der Umwelt unabdingbare Voraussetzungen. Die Pflegekraft ist damit aktiv am Prozess des Erinnerns beteiligt, indem sie eine bekannte Körpererfahrung auswählt und als basal stimulierendes Angebot spürbar macht. Als Grundlage zur Auswahl der Angebote dienen die Fragen zur *Sensobiografie*. Sie erfassen Angaben zu: Namen, Geburt, Beruf, Familie (Herkunfts- und eigene Familie), Heimat, Freunde, Beschäftigungen, Gewohnheiten (bezogen auf Sinnesbereiche und ihre Bedeutung damals sowie heute), Körperempfinden, Körperkontakt (mit anderen, eigener Körperkontakt z. B. bei Körperpflege), Kleidung, Bewegung, Liegen-Sitzen-Stehen-Gehen, Vibrationsempfinden, Schmecken, Riechen, Hören, Tasten, Sehen (siehe S. 275 ff.).

4.5.4 Umgang mit dem Fragenkatalog

Es wäre vermessen zu erwarten, dass jeder Bewohner oder Patient die Fragen zum Erhalten sensorisch biografischer Gewohnheiten selbstständig und vollständig beantworten könne oder wolle. Insbesondere die Zielgruppe der Menschen, für die dieses Buch geschrieben ist, wird kaum in der Lage sein, auf solch differenzierte Fragen zu antworten.

Die Fragen sollen dazu anregen, sich sowohl verbal mit dem Bewohner als auch auf der Ebene «Basalen Berührens» auszutauschen. Eine «horchende», aufmerksame Berührung ermöglicht, Mitteilungen des Bewohners wie kleinste Veränderungen, z. B. der Muskelspannung, zu erkennen. Dadurch wird es möglich, die eigene Vorgehensweise zu reflektieren und zu verändern. Ein den anderen «meinenden» Austausch achtet auf diese Mitteilungen und verändert z. B. die Art des Beginns der Berührung, die Bewegungsrichtung, den Druck oder die Geschwindigkeit der Berührung und gibt damit zu Verstehen, dass der anvertraute Mensch verstanden und respektiert wird.

Bei fehlenden Vorinformationen zur *Sensobiografie* kann es hilfreich sein, z. B. bei der Körperpflege Variationen des Beginns, Zeitpunktes und der Reihenfolge der Pflegehandlung zu prüfen, um herauszufinden, bei welcher Art und Weise sich der betroffene Mensch am wohlsten fühlt. Wesentlich für ein derartiges Vorgehen sind die differenzierte Dokumentation der Abfolge der Handlungen (z. B. eintragen in ein Schema, das den Körper zeigt) und die beobachteten «Antworten» des Bewohners. Ist die gewohnte Art erkannt, wäre ein nächster Schritt das Eintragen des Vorgehens nach der *Sensobiografie* in das Dokumentationssystem. Anschließend erfolgt die Einweisung aller an der Pflege beteiligten Personen, um das Erkannte und für gültig befundene Vorgehen für den Bewohner zu ritualisieren. Dies bedeutet, die Pflege erfolgt zu einem bestimmten Zeitpunkt, in der festgelegten Art und Weise, ohne jedoch in eine Routine zu verfallen, die aktuelle Reaktionen des Bewohners missachtet.

Sollte es möglich sein, über das gesprochene Wort die Fragen zu erörtern, wäre es sinnvoll, über einen längeren Zeitraum im «Einzelgespräch» mit der Bewohnerin die gewünschten Antworten zu finden. Die sehr differenzierten Fragen weisen einen hohen Grad an Intimität auf, der Vertrauen braucht, um sich öffnen zu können. Der Inhalt der Fragen geht weit über die Erhebung der medizinischen Anamnese hinaus, weil höchst private und persönliche Gewohnheiten erforscht werden, die unter Umständen nicht einmal dem intimsten Partner bekannt sind. Aus diesem Grund sollten die Fragen möglichst mit einer Pflegeperson beantwortet werden, die das volle Vertrauen des Bewohners genießt oder dies aufbauen und weiter nutzen kann.

Eine weitere Möglichkeit der Bearbeitung entsteht durch die Mithilfe von Geschwistern. Insbesondere die sehr frühe Kultur der familiären Rituale kann durch deren Beteiligung erfasst werden.

Das Beispiel von Frau T. zeigt, wie hilfreich das Wissen um verinnerlichte Gepflogenheiten ist. Frau T. saß zu den Mahlzeiten immer in einer sehr erwartungsvollen Haltung am Esstisch, ohne mit dem Speisen zu beginnen. Erst wenn ihr eine Pflegekraft das Essen eingab, aß sie. Es schien, als ob sie auf etwas warten würde. Das Gespräch mit dem um zwei Jahre jüngeren Bruder ergab, dass ein strenges Ritual im Elternhaus herrschte. Wenn alle gemeinsam bei Tisch saßen, wurde erst das übliche Gebet gesprochen und dann mit dem Essen begonnen. Startete ein Kind vor dem Gebet, wurde es vom Vater körperlich gestraft. Nachdem dieses Ritual bekannt war, wurde das Tischgebet von den Pflegenden ritualisiert. Von da an aß Frau T. wieder selbstständig.

Des Weiteren ist die Mitarbeit der Lebenspartner möglich. Diese können vor allem Auskunft geben über die Zeit des Erwachsenenalters und damit in Verbindung stehender sensorischer Rituale. Die vertrauensvolle Begleitung im persönlichen Gespräch wäre in dieser Situation besonders wichtig. Hin und wieder sind auch einzelne Informationen aus der Kindheit des Partners bekannt und können für die *Sensobiografie* genutzt werden. So liegen vielleicht Fotografien, Filme oder Tagebücher vor, die Auskunft über bestimmte Rituale geben können. Andere zeitgeschichtliche Dokumentationen wie Fernsehsendungen etc. können einen Anhalt bieten für das «allgemein, normale Leben», z. B. der Arbeiter-, Beamten- oder Angestelltenfamilie.

Dennoch werden nicht alle Fragen zu beantworten sein. Könnten Sie genaue Auskunft geben über den Ablauf des Waschens Ihres Partners oder Ihrer Partnerin?

Ein weiterer Zugangsweg zur *Sensobiografie* ist also der Versuch, die eigenen sensorischen Rituale der Pflegeperson zum jeweiligen Themenbereich der Fragen zu erfassen. So kann es sinnvoll sein, die Fragen zunächst einmal für sich selbst zu bearbeiten. Dabei werden einem eigene ritualisierte Handlungen bewusst.

Sind die eigenen Abläufe erst einmal reflektiert, können verschiedene Vorgehensweisen und Möglichkeiten überlegt und auf die Situation und die Bedürfnisse des Bewohners übertragen werden. So kann eine Bandbreite an Auswahlmöglichkeiten entstehen, die dann mit dem Bewohner in der Praxis «erarbeitet» werden. Im nächsten Schritt wird dem nicht sprechenden Bewohner eine Variation angeboten.

Beispiel 1: Das Zähneputzen erfolgt häufig im Rahmen der Körperpflege im Bett, vor dem Aufstehen. Zeigt der Bewohner Abwehr, indem er den Mund nicht öffnet, wäre es sinnvoll nach dem Aufstehen am Waschbecken oder nach dem Frühstück die Zahnpflege anzubieten.

Beispiel 2: Herr B. lässt sich zur Duschwanne ohne Widerstand führen. Der letzte Schritt in die Wanne ist nur mit erheblicher Anstrengung der Pflegekraft zu überwinden, da die verbalen Aufforderungen keine Wirkung zeigen. Die Variation des Ablaufs, angepasst an seine individuelle Normalität, erleichterte das Einsteigen. Wie zu erfahren war, war es Herrn B.s Gewohnheit, zuerst die Duschwanne mit heißem Wasser auszuspülen, da er das Stehen auf dem kalten Wannenboden hasste. Nachdem die Kollegin ihm den Brausekopf mit dem warmen Wasser in die Hand gegeben hatte, spülte er die Wanne aus und stieg nahezu von alleine ein.

Bei der jeweiligen Interaktion wird dann stets auf Zeichen des Bewohners geachtet, die Akzeptanz oder Ablehnung des ritualisierten Angebotes signalisieren (s. o. der körperliche Widerstand von Herrn B.).

Schließlich könnten die beantworteten Fragen in Zeiten eigener Pflegebedürftigkeit professionell Pflegenden Anhaltspunkte für die gewünschte Pflege bieten.

Sind die Fragen erst einmal für den jeweiligen Bewohner bearbeitet, sollten die Informationen von allen an der Pflege Beteiligten zur Kenntnis genommen und in der Pflegeplanung berücksichtigt werden.

Neue Mitarbeiter haben die Möglichkeit, diese Informationen einzusehen und in Phasen der Einarbeitung die Reaktionen der Bewohnerin auf den pflegerischen Ablauf zu beobachten. Im kritischen Austausch mit den KollegInnen könnte dadurch die vielleicht schon eingespielte und lange nicht mehr reflektierte Routine überprüft werden.

Interessant ist die Beobachtung der *Sensobiografie* insbesondere im Bereich der geschmacklichen Angebote. Immer wieder konnte beobachtet werden, dass insbesondere dementierende Menschen jetzt Geschmacksrichtungen bevorzugen, die sie zuvor nie mochten. Daher ist nichts so sicher wie der Wandel sensobiografischer Gewohnheiten beim dementierenden Menschen. Was heute gewünscht wird, kann morgen abgelehnt, aber übermorgen wieder ersehnt werden.

Solche Beobachtungen zeigen, wie wesentlich die alltäglich neue Reflexion der eigenen Pflege ist. Trotz der weitgehenden und detaillierten Erfassung der sensobiografischen Daten ist es sinnvoll, dem Patienten immer wieder mit einer offen teilnehmenden Haltung zu begegnen. Was gestern für die dementierende Bewohnerin gut war, kann heute völlig anders gewünscht werden. Dennoch ist dies kein Plädoyer für eine «geschichtslose Pflege», bei der das vorherige Dasein des Bewohners keine Bedeutung hat.

> **Merke:** Das strukturierte, an Gewohnheiten und Ritualen der Bewohnerin orientierte, regelmäßig wiederkehrende Angebot hilft dem Menschen, Sicherheit zu erleben und Vertrauen aufzubauen.

4.6 Sicherheit

Wir unterscheiden zwischen somatischer, sozialer und kognitiver Sicherheit. Sicherheit ist ein gefühlter Zustand, der zunächst einmal sehr kurzlebig ist. Durch Wiederholung und Intensität kann er anhaltender sein und schneller wieder neu erreicht werden. Ein Mensch mit starken Wahrnehmungs-, Bewegungs- und Kommunikationseinschränkungen, fortgeschrittener Demenz, die durch ausgedehnte Bettlägerigkeit, neurologische Erkrankungen u. ä. bedingt sind, erlebt sich primär über und durch seinen Körper (Körper-Ich). Daher steht für ihn an erster Stelle die Somatische Sicherheit.

4.6.1 Somatische Sicherheit

Unter *Somatischer Sicherheit* verstehen wir, sich über Berührung seines Körpers in Bewegungssituationen und in verschiedenen Positionen bewusst zu werden, sicher zu sein und sich sicher zu fühlen. So können eventuelle Lageveränderungen im Raum angstfrei und bewusst nachvollzogen werden. Die (orientierende) Berührung erfolgt z. B. beim Umlagern von der Seiten- in die Rückenlage durch die Pflegekraft, beim Positionieren selbst durch deutliches Material.

Somatische Sicherheit beim Umlagern vermittelt z. B. ein unmittelbar vorheriges Ausstreichen der Körperseite, auf welcher die Bewohnerin anschließend in Seitenlage liegt. Beim Zurückrollen in Rückenlage beschreiben Hand und Unterarm der Pflegenden den (Gewichts-)Verlauf, den der Oberkörper zurücklegen wird. Hiermit wird in der im Raum erhöhten, von sich aus unsicheren Position der Seitenlage «Rückhalt» vermittelt.

Durch ein spiraliges Bewegen mit der diagonal vom Becken zur Schulter entlang gleitenden Hand, resp. Arm erfährt die Person eine maximale Unterstützungsfläche und kann die Bewegung anhand des Verlaufs des Gewichts besser nachvollziehen. Wenn die Hand am Körper weiter in Richtung Schulter streicht, folgt dieser Berührung der unmittelbare Kontakt des

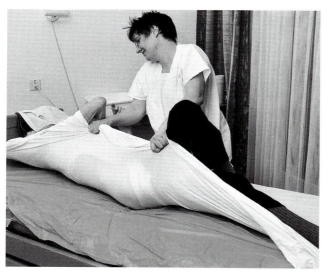

Abbildung 4-3: Somatische Sicherheit – Drehen in die Seitenlage mit dem Laken

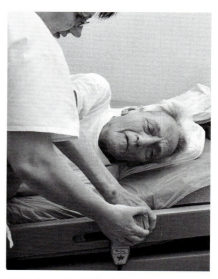

Abbildung 4-4: Sicherheit spüren in Seitenlage

Bettes. Das herkömmliche Zurücklegen von der Seiten- in die Rückenlage fühlt sich für Langlieger und Wahrnehmungsbeeinträchtigte schnell als «nach hinten kippen» oder «Sturz ins Leere und Ungewisse» an. Bei berührungsempfindlichen Menschen und solchen, die Abstand brauchen, hat sich beim Positionswechsel ein Laken bewährt (**Abb. 4-3**).

Auch die Durchführung der weiter unten beschriebenen vestibulären Angebote soll Somatische Sicherheit vermitteln helfen (**Abb. 4-4**).

4.6.2 Soziale Sicherheit

Soziale Sicherheit kann zuerst durch das bereits beschriebene Kontakthalten vermittelt werden. Dieser Kontakt, der je nach Wahrnehmungs- und Konzentrationsfähigkeit über Berührung, Sichtkontakt von Seiten des Patienten oder gehörte Ansprache erfolgt, versichert dem Betroffenen meine Anwesenheit und Zugewandtheit seiner Person gegenüber. Er nimmt sich und die Pflegekraft in Beziehung zu ihm wahr.

Werden die Angebote zeitlich stabil und regelmäßig wiederkehrend angeboten, kann sich das Gefühl der Zuverlässigkeit von Struktur und Ablauf einstellen. Kommt die gleiche Person hinzu, welche die Mitteilungen der pflegebedürftigen Person versteht, kann so etwas wie «sozialer Optimismus» (Claessens 1972) entstehen, der Sicherheit gibt.

4.6.3 Kognitive Sicherheit

Kognitive Sicherheit wird vermittelt, indem die Informationen von den einzelnen Sinnesorganen zueinander und den früheren Erfahrungen passen. Wir nennen das *Sinneszusammenhänge* vermitteln. Es lässt sich zum Beispiel die tausendfach gemachte Erfahrung «Kaffee trinken» nicht mit den aktuellen Wahrnehmungen: «Halbhohe Rückenlage im Bett, Nachthemd, Hände auf der Bettdecke, Plastiktülle des Schnabelbechers zwischen den Lippen und ein dünner, warmer Strahl geruchsarmer, farblich kaum erkennbarer Flüssigkeit, der über die Zunge Richtung Rachen läuft und nach Kaffee schmeckt» – vereinbaren. Dies kann zum Verschlucken (fehlende Weiterführung des Vorgangs) zur Abwehr («was soll das») oder zu Resignation und Rückzug («ich verstehe das alles nicht») führen. Wenn «richtige» Informationen primär über die Umweltsinne vermittelt werden, aber nicht mit den von den Körpersinnen kommenden Wahrnehmungen zusammenpassen, wird normalerweise zuerst den Wahrnehmungen der Körpersinne vertraut. Deshalb reicht die verbale Ankündigung «ich mache Ihnen jetzt den Mund sauber» und das Zeigen der Zahnbürste manchmal nicht aus, weil die Körperposition, die fehlende Berührung des Materials in der Hand und deren Bewegung in diesem Moment der Bewohnerin etwas anderes vermitteln.

Eine Sicherheit vermittelnde Situation muss also von der Pflegekraft so gestaltet werden, dass sich der alte Mensch in einer spürbar sicheren Körperposition befindet oder dem Bewegungs- und Gewichtsverlauf in der ihm eigenen Geschwindigkeit und möglichst in der gewohnten Weise folgen kann. Er muss die Zugewandtheit der Pflegeperson spüren und Sinneserfahrungen durch deren Deutlichkeit und Vertrautheit zuordnen und verarbeiten können. Um Vertrauen aufbauen zu können, bedarf es Kontinuität, Verlässlichkeit und Wiederholung. Das bezieht sich auf einzelne und alltägliche Pflegehandlungen wie auch auf Personen. Das heißt, jedes Angebot sollte geplant und von allen Pflegekräften für diese eine Person gleich durchgeführt werden. Solche, möglichst schriftlich fixierten Absprachen behindern übrigens keinesfalls eine jeweilige individuelle Prägung durch die einzelne Pflegende. Innerhalb der Anwesenheiten beim Bewohner vermittelt das Kontaktverhalten Kontinuität und Verlässlichkeit. Außerdem ist eine für die Patientin überschaubare Anzahl von Pflegekräften wichtig. Die regelmäßige und vorhersehbare Wiederkehr der Gesichter und ihres dazugehörigen Pflegestils bauen Vertrauen auf und festigen dieses Gefühl.

Ähnlich der Situation eines Kleinkindes bedarf ein alter Mensch, der sich in einer für ihn undurchschaubaren, verwirrenden und teilweise bedrohlichen Situation befindet, eines Höchstmaßes an Sicherheit und Vertrauen, die ihm helfen, sich zurechtzufinden, neu zu lernen, zu erinnern und sich scheinbar Neuem zu öffnen. Bezugspflege für besonders stark verwirrte Menschen ist unerlässlich.

4.6.4 Strukturiertes Vorgehen

Feste Strukturen haben schnell für uns einen negativen Beigeschmack oder werden als einengend empfunden. Tatsächlich sind sie im gewissen Maß jedoch lebenswichtig und Voraussetzung für Lernen und Entwicklung besonders in den grundlegenden Lebensphasen. Lernen ist das Erkennen fremder und das Schaffen eigener Gesetzmäßigkeiten. Desorientierung, haben wir gehört, entsteht bzw. wird unterstützt von für den alten Menschen akut nicht erkennbaren Ordnungen. Wie oft blicken Mitarbeiter selber nicht mehr durch bei dem, was gerade auf der Station abläuft. Es braucht Genies, um das Chaos zu beherrschen. Wenn wir schlecht «drauf» oder mit den Gedanken woanders sind, helfen und tragen uns feste, vertraute Arbeitsabläufe. Weil ich über mein Tun nicht (mehr) nachdenken muss, entstehen freie Kapazitäten. Wenn nun die Kapazitäten durch hirnorganische Veränderungen, Kreislaufbelastungen, unbekannte Umgebung/Situation, fehlende «rechte Hand» (z. B. Partner) und anderes mehr deutlich reduziert bis minimiert sind, werden vertraute Situationen zum Rettungsanker und sind neu zu entdeckende, klare Strukturen das Erste, was neu gelernt wird.

Solche deutlichen Strukturen fangen beim Tag-/Nacht-Rhythmus an und hören beim Jahresrhythmus auf. Dazwischen liegen Tagesablauf der Station und einzelner Aktionen wie morgendliche Körperpflege, Verbandswechsel, Essen, Therapien, Bewegungsabläufe – alles was an Maßnahmen bei der Betroffenen anliegt.

Achten Sie einmal darauf, wie lange es dauert, bis jemand Außenstehendes (z. B. Angehörige) die geheimen Abläufe und Zeiten der Station durchschauen kann, und woran das liegt. Hat jede Schichtleitung oder gar Pflegeperson ein anderes System oder sind diese zumindest abgestimmt worden? Wer von den Patientinnen und Bewohnern hat bei der Zeitplanung die Priorität? Werden stark Bettlägerige oder Somnolente als letztes oder «wenn Zeit ist» versorgt? Wird die Einschätzung, dass es «zeitlich bei denen nicht so darauf ankommt» von der Beobachtung, dass sich Bettlägerige, somnolente Menschen im Unterschied zu mobilen ihre festgelegten Zeiten nicht so vehement einfordern? Hier kann die Einschätzung «der kriegt nichts mit» dazu führen, dass er nichts bekommt, was mit ihm zu tun hat, ihn anspricht und ihm die Situation durchschaubar macht.

Ansonsten ist es natürlich eine sehr komplexe Aufgabe, eine Struktur zu schaffen und zu erhalten, die auch für diese Gruppe Pflegebedürftiger als sehr klar und einfach erlebt wird. Die Struktur einer Pflegestation ist und bleibt per se äußerst komplex. Darin zu leben bietet Möglichkeiten zwischen den Polen «einfach – anstrengend», «hohe – niedrige Anforderung an Lernfähigkeit», «geringe – hohe geistige und/oder körperliche Flexibilität». Damit leben müssen die Bewohnerinnen, Patienten und das Pflegepersonal, ohne dabei zu vergessen, dass strukturiertes Vorgehen Sicherheit geben kann.

4.6.5 Sicherheit in der Nacht

Wie können wir spürbar die Nacht vom Tag trennen? Der Tag ist gewöhnlich reich an sicherheitsspendenden Rhythmen und Ritualen. Die einzelnen Wochentage setzen außerdem noch deutliche Akzente (z. B. Putztag, Freitag = Fischtag, Samstag = Badetag, Liedernachmittag, Skatrunde …). Eine Unterscheidung der Wochen-Nächte dürfte kaum möglich sein. Denn die Nacht an sich bietet deutlich weniger Sinneserfahrungen als der Tag. Deshalb wirkt sich ein veränderter oder gar fehlender Tag-Rhythmus negativ auf die Sicherheit und Orientierung in der Nacht und den Schlaf aus.

Das Sehen in der Nacht

Schläft der Eine in einem durch Rollladen «stockdunklen» Raum, so ist der Zweite ein Blinken der Leuchtreklame von der gegenüberliegenden Straßenseite hinter den Vorhängen gewohnt oder Sternenhimmel und Mondlicht. Keiner ist es gewohnt, dass ein weißes «Nachtgespenst» namens Schwester/Pfleger in regelmäßigen Abständen das Licht einschaltet und am Bett auftaucht. Gerade in häuslicher Umgebung wird auf das Einschalten des Lichts in der Nacht verzichtet, wenn z. B. der Toilettengang notwendig ist.

Jeder Mensch hat in sich einen «inneren Bewegungsplan» seiner Wohnung. Er weiß durch jahrelange Gewohnheiten genau, wo Schränke zum Stützen sind oder Geländer zum Festhalten. So ist er auf das nächtliche Sehen nur wenig angewiesen, da mit Hilfe des Tastsinns meist das Restlicht zur Orientierung im Raum ausreicht.

Hörerfahrungen in der Nacht

Ähnlich verhält es sich mit der Geräuschkulisse. Nur sehr wenige schlafen gewöhnlich bei absoluter Stille, besonders wenn sie in der Stadt wohnen. Häufig sind mehr oder weniger rhythmische Geräusche wie vorbeifahrende Autos oder Uhrenticken vertraut. Auch hier gibt es eine Vielzahl an Unterschieden. Uhrengeräusche reichen von dem langsamen metallischen «Tacken» der großen Standuhr, über das feine «Klicken» des Uhrzeigers beim elektrischen Wecker, bis zum «Surren» des Radioweckers. Diese Unterschiede werden Ihnen erst bewusst, wenn die Uhr stehen bleibt oder ausgewechselt wird. Im Patientenzimmer ist es selten ruhig, deshalb sind die seltenen, eventuell vorhandenen rhythmischen Geräusche nicht mehr hörbar. Wenn nicht gerade die Patientin im Nachbarbett versorgt wird, hört man, dass auch nachts in der Station gearbeitet wird. Die Schritte auf dem Flur, Geräusche aus dem Hygieneraum oder lange anhaltendes Läuten der Nachtglocke bestimmen die Geräuschkulisse in der Nacht.

Lageempfinden in der Nacht

Normalerweise unterscheiden wir den Tag von der Nacht durch unsere Körperhaltung. Verbringen wir ab dem 2. Lebensjahr den Tag primär in aufrechter oder sitzender Haltung, so ist die Nacht immer durch eine liegende Haltung geprägt. Wobei übrigens die wenigsten freiwillig in ausgestreckter Rückenlage schlafen – wesentlich häufiger verbreitet sind die verschiedenen Seitenlagen und Variationen der Bauchlage. Zudem haben die meisten eine differierende Ein- und Tiefschlafposition. Ein weiterer verwirrender Faktor ist also die Situation, wenn der Tag ebenfalls überwiegend im Bett verbracht wird. Sie kennen dies vielleicht von eigener Bettlägerigkeit bei starker Schwäche als Folge einer schweren Grippe o. ä. Zum Nachtschlaf zu finden fällt sehr schwer. Meist nutzt auch die gewohnte Einschlafposition nicht, da diese tagsüber schon mehrfach eingenommen wurde. Außerdem spielt auch die Position des Bettes eine Rolle. Zu Hause ist zum einen das Bett näher am Boden und zum anderen entweder an einer Seite von einer Wand oder vom Partner «begrenzt». Selbst wenn dieser verstorben ist, besteht keine Angst, heraus zu fallen, da sein/ihr Bett und meist auch Bettzeug einen Schutz bilden. Im Krankenhaus ist das Bett fast doppelt so hoch, schmaler und steht frei im Raum, zusammen mit dem Bett eines oder mehrerer Fremder. Die Umstellungsprobleme durch ein fremdes Bett kennen Sie selbst vielleicht von Urlaubsreisen. Gerade alte Menschen reagieren darauf mit Verwirrtheit. Zu ihrer Sicherheit wird dann ein Bettgitter an das Krankenhausbett angebracht. Entsteht das Bedürfnis aufzustehen, wird das Bettgitter meist durch spiralige Bewegung des ganzen Körpers überwunden. Durch die Gitterhöhe stürzt die Betroffene zudem ca. 40 bis 50 cm tiefer als von der Bettkante.

Tasterfahrungen in der Nacht

Die Nacht ist ärmer an Tasterfahrungen. Bett- und Nachtwäsche werden zu Hause meist nur wochenweise gewechselt, im Gegensatz zur Tageskleidung. Üblicherweise tragen wir in der Nacht eher weit geschnittene, bequeme Kleidung. Die jetzige Generation der Bewohner trägt zudem öfter Nachthemden und Haarnetz, Schlafmützen etc. Am Tag fühlen wir eine, zumindest im Bereich der Unterwäsche, engere, vom Tasten her interessantere und abwechslungsreichere Kleidung. Hier wird es den Bettlägerigen wieder einmal schwer gemacht: Kein Unterschied zwischen Tag- und Nachtwäsche, und am Tag sind kaum mehr als Bettwäsche und Nachthemd zu tasten. Andere Materialien sind selten von ihm/ihr selbstständig erreichbar.

Das Schmecken in der Nacht

Geschmacklich lässt sich normalerweise der Tag von der Nacht gut unterscheiden. Der Tag ist von vielen unterschiedlichen Geschmackserlebnissen geprägt, die Nacht schmeckt anfangs nach Zahncreme oder Mundwasser, eventuell nach dem Schlummertrunk. Zum Morgen hin breitet sich ein fader, eventuell leicht pelziger Geschmack im Mund aus. Als Schlaftrunk ist besonders bei älteren Menschen ein Glas Sekt oder Bier vor dem Zubettgehen sehr beliebt. Sekt, Kaffee oder Tee werden auch oft von den Hausärzten als paradoxes Schlafmittel «verschrieben».

Immer mehr alte Patientinnen werden in der Klinik und im Altenheim mit Unterstützung von Sondenkost ernährt, die meist die ganze Nacht über als Dauerinfusion verabreicht wird. Entgegen der landläufigen Meinung schmecken die Betroffenen etwas davon. Es kommt immer zu kleinen Aufstoßern. Hierbei gelangt ein klein wenig des Aromas in den Mund und somit an die Geschmacks- und Riechnerven. Auch die Geschmacksrichtung «Neutral» hat einen typischen Geschmack! Für diese Menschen schmeckt der Tag und die Nacht im Pflegebereich gleich, nach Neutral, Schoko, Vanille und manchmal nach Erdbeere. Kinder träumen vielleicht davon, den Geschmack von Eiscreme rund um die Uhr zu haben – Erwachsene wohl nicht. Zudem verändert sich das Zeitgefühl, da der Rhythmus von Appetit oder Hunger wegfällt. Ein ständiges Gefühl von Appetitlosigkeit ist die Folge.

In der Regel wird auch die kontinuierliche Verabreichung der Bolusgabe vorgezogen. Dies ist ein weiterer verwirrtheitsfördernder Faktor, denn normalerweise fühlen wir den Bauch nach dem Essen, also 3- bis 6-mal am Tag, gefüllt und nicht ständig fast leer.

Geruchserfahrung in der Nacht
Ebenso in Bezug auf Geruch gibt es spürbare, charakteristische Unterschiede zum Tag. Lassen Sie sich einmal mit geschlossenen Augen durch die Wohnung eines älteren Menschen führen. Sie riechen meist sofort, welches das Schlafzimmer ist. Die Gewohnheit, das Fenster in der Nacht offen oder geschlossen zu haben, verstärkt diese Wahrnehmung in der Nacht noch. Besonders bei offenem Fenster kommt es zudem zu einem deutlich spürbaren Temperaturunterschied. Krankenhaus- oder Wohnschlafzimmer, bei denen meist gleichbleibende Temperaturen vorherrschen, sind insofern keine geruchliche Orientierungshilfe.

Pflegebedürftige, die «die Nacht zum Tag machen» und umgekehrt, mit Worten eines Besseren zu belehren, ist in der Regel erfolglos. Nur wer «alle Sinne beisammen hat» schenkt den Worten glauben. Nach dem Motto «Wer nicht hören will, muss fühlen» sollte er deshalb mit möglichst vielen Sinnen die Nacht wie gewohnt erleben können.

Wir gehen in der Basalen Stimulation davon aus, dass alle Sinne, so ihre Organe nicht geschädigt sind, immer gleichzeitig und kontinuierlich ihre Informationen weiterleiten, damit sie an zentraler Stelle in einen Sinnzusammenhang gebracht und somit zur Wahrnehmung werden. Umgekehrt werden sinnzusammenhängende Abläufe als bedeutungsvolle Wahrnehmungen wiedererkannt.

Es gibt also spezifische Informationen, die zusammen mit den Zeitangaben der inneren Uhr unter «Nacht» und «Schlafen» abgespeichert sind. Diese zu aktivieren bzw. notfalls zu ergänzen ist die Aufgabe der Pflege. Auf der anderen Seite müssen wir darauf achten, dass tagsüber möglichst wenig von diesen «Nacht»-Informationen für die Betroffenen zu spüren sind. Dass dies in der Praxis nur unzureichend umgesetzt wird, zeigen die Patienten, die anscheinend allein durch ihre Bettlägerigkeit am Tage sehr schläfrig sind. Sie scheinen ihr «Bewusst-Sein» langsam und allmählich zu verlieren.

Äußerst hilfreich sind deshalb Anknüpfungspunkte, die sich aus den Fragen zur *Sensobiografie* ergeben.

Wie wichtig Einschlafrituale bei kleinen Kindern sind, ist den meisten klar, welchen Stellenwert sie bei Erwachsenen haben, weniger. Wichtig ist der Ablauf und das Vorhandensein einzelner Handlungen wie Mundpflege, Toilettengang, Zurechtlegen der Wäsche für den nächsten Tag, Einnehmen der Medikamente, Schlaftrunk, Bettlektüre und Einschlafposition.

Zur Schlafenszeit können die Vorhänge zugezogen und ein kleines Dämmerlicht eingeschaltet werden (außer, wenn die Bewohner gewohnt sind, in absolut dunklem Raum zu schlafen). Das Dämmerlicht kann zur Beobachtung und Orientierung der Patientin dienen. Durch die veränderte Sehleistung im Alter sind diese Menschen oft nach dem Einschalten der normalen Beleuchtung am Bett lange Zeit geblendet. Umgekehrt benötigen alte Menschen 45 Minuten und länger für die Dunkelanpassung nach dem Ausschalten des Lichts (nach E. Grond). Die dadurch jeweils mögliche Panik ist verständlich.

Die sichtbar geschlossenen Vorhänge und eventuell ein Foto, welches sonst auf der heimischen Nachtkonsole steht, können bekräftigen, dass Nacht ist.

Fehlt nun an der gewohnten Seite die Wand oder/und der Partner, so kann dies sehr gravierende Einschlafprobleme machen. Der spürbare Unterschied durch das Umstellen des Bettes über Nacht an die Wand kann schon viel Orientierung geben.

Falls die Mobilisation in den Stuhl nicht möglich ist, sollte tagsüber besonders zu den Aktivitäten wie Waschen, Essen (auch bei Sondenkostgabe), Besuch, Fernsehen usw. eine sitzende Position im Bett eingenommen werden. Die gewohnte Einschlafposition sollte für die Nacht vorbehalten sein. Lässt sie sich nicht mehr nachvollziehen, so kann eine neue, viel Schutz gebende Lagerung gewählt werden. Angezogene Beine, eine deutliche Referenz vor dem Bauch und dem Thorax z. B. durch eine aufgerollte Decke oder ein Kopfkissen scheinen dem zu entsprechen. Der Patient sollte möglichst seine eigene Kleidung tragen. Tagsüber bieten sich bequeme Hosen, Hemd oder Bluse, Strickjacke o. ä., zur Nacht Nachthemd oder Schlafanzug an.

Diese Unterscheidung ermöglicht einen erheblich größeren Umfang an Tasterfahrung für die Hände und den Körper, was wiederum die Abgrenzung der Tages-/Nachtzeiten klarer macht. Ein getragenes (!) Nachtgewand (Geruch) des Partners, zum Einschlafen an das Kopfende gelegt, verstärkt dies.

Die vertraute Geräuschkulisse lässt sich selbst im Krankenhaus oft z. B. durch die Nachttischuhr nachempfinden. Im Extremfall kann zum Einschlafen eine Tonaufnahme von zu Hause abgespielt werden. An solche «Banalitäten» kann gedacht werden, wenn der dementierende Bewohner ins Krankenhaus eingewiesen wird. Dennoch ist hierbei Vorsicht geboten. Es kann durch die Vertrautheit der Geräusche leicht zur Desorientierung aufgrund von Verwechslungen kommen. Der Betroffene wähnt sich unter Umständen in seiner häuslichen Umgebung, die letztendlich nichts mit seinem momentanen Umfeld gemeinsam hat. Deshalb sind weitere Orientierung schaffende Ansprache und Angebote empfehlenswert, z. B. die Information, wo er sich befindet und wer die pflegenden Personen sind.

Neue Einschlafrituale (z. B. Atemstimulierende Einreibung) können mit den alten Menschen geschaffen werden und so nicht nur Tag und Nacht, sondern auch die neue Lebenssituation besser fassbar machen.

4.7 Stabilität

Gespürte Verlässlichkeit und Stabilität der Körperfunktion sind auch eine Voraussetzung für das Erlernen und Wiedererlernen von Bewegungsabläufen. Meine innere Stabilität hilft mir, standhaft zu sein, mich zu positionieren und Belastungen zu begegnen. Diese innere Stabilität ist jedoch nicht nur psychisch zu sehen, sondern auch körperlich. Wir haben bereits mehrfach erwähnt, dass sich Körper und Psyche nicht trennen lassen oder isoliert betrachtet werden können. In elementaren Lebenssituationen, die zu dem hier thematisierten Pflegebedarf führen, ist diese Trennung schon gar nicht nützlich. Die Medizin versucht, dem über die zunehmend anerkannte Disziplin der Psychosomatik nahe zu kommen. Wir würden demgegenüber eher in einem begrenzten Bereich von «Somatopsyche» sprechen wollen.

In elementaren Situationen und bei stark eingeschränkten Hirnleistungen geht das Erleben vom Körperlichen aus. Vergleichen Sie Ihr Gefühl innerer Stabilität nachdem Sie 2 bis 3 Tage mit Fieber, Grippe o. ä. im Bett verbracht haben mit dem nach einer halben Stunde joggen. Nach kurzer Zeit der Bettlägerigkeit «spüren Sie Ihre Knochen nicht mehr». Nach einer Narkose ist das «Knochenbewusstsein» eingeschlafen, und durch das Liegen kommen kaum neue Informationen hinzu. Unsere Knochen spüren wir durch Vibration, nicht durch Gewicht! Durch das Gewicht spüren wir nur die Haut und die Muskeln um die Knochen. Ohne gespürte Knochen können wir uns nicht differenziert bewegen. Die Bewegungen werden plump oder der Mensch sackt in sich zusammen. C. Bienstein geht davon aus, dass der überwiegende Teil der Patientinnen, die beim ersten Aufstehen nach der OP kollabieren, dies nicht tun, wenn ihnen vorher beispielsweise durch Stampfen mit den Beinen, auf der Bettkante sitzend, das Stabilitätsgefühl der Knochen in den Beinen zurückgegeben wird und der Körper sich nicht verhält, als hätte er «Pudding in den Beinen». Immobilität und mangelnde Eigenaktivität verhindern somit das Gefühl für die Knochen und deren Anteil an Bewegung. Diese Bewegungen reichen vom Gehen über Sitzen, Arm- und differenzierte Fingerbewegungen (Essen, Handarbeit …) bis hin zu Rippenbewegungen, die für eine kräftige Atmung wichtig sind. Durch mangelhafte Bewegung wiederum schließt sich der Teufelskreis. Mobilisation, Eigenaktivitätsförderung (Körperpflege, Essen, Trinken …) und Atemunterstützung muss also immer durch vibratorische Angebote vorbereitet und begleitet werden.

4.8 Erlebte Sicherheit durch primär vibratorische Angebote

Vibrationen werden primär von den Vater-Pacini-Körperchen aufgenommen. Sie befinden sich in den unteren Hautschichten, in Muskeln, Faszien, Gelenken und im Periost sowie in Gelenkkapseln.[23]

Innerhalb der physikalischen Therapie und bei bestimmten Formen der Schmerztherapie spielt Vibration eine bedeutende Rolle. Hierbei wird primär die Vibrationsempfindung in der Haut und den Muskeln angesprochen. Aufgrund einiger Kontraindikation, z. B. bei Gefahr von Spastiken, sollten Vibrationen der Muskeln, auch wenn sie gute Informationen über die Körperform vermitteln, den Therapeuten vorbehalten bleiben.

Die bewusste Wahrnehmungsfähigkeit für Vibrationen lässt ab dem 50. Lebensjahr zunehmend nach, bei Frauen häufiger als bei Männern (Grond 1991). Es kommt also nicht darauf an, eine möglichst kräftige Vibration zu vermitteln, sondern möglichst in physiologisch vertrauter Weise und mit darauf gerichteter Aufmerksamkeit. Auch hier gilt, dass Vibration nicht an dem Körper gemacht wird, sondern diese Erfahrung dem Menschen angeboten wird.

4.8.1 Alltägliche Vibration

Hauptgegenstand der Vibration in der Basalen Stimulation in der Pflege sind alltägliche und physiologische Vibrationen, die über die Knochen aufgenommen und aufgrund ihrer Struktur besonders gut durch das gesamte Skelett geleitet werden.

Im Säuglingsalter ist die Hauptvibrationsquelle die Stimme der Eltern, wenn die Kinder z. B. im Arm gehalten werden. Der durch Sprache und Singen vibrierende Thorax der Eltern überträgt seine Schwingungen auf die Rippen und den Schädel des Säuglings. Später kommen beim Fortbewegen Vibrationen über die Beine und Arme hinzu. In der Zeit, wo das gezielte Benutzen der Arme und Hände geübt wird, sind Klopfspiele, z. B. mit dem

---

23 Außerdem gibt es nach Verrillo (vgl. Verrillo 1974) noch das Non-Pacini-System. Es können oberflächliche und tiefe Vibrationsrezeptionen unterschieden werden, je nach Lage der erregten Vater-Pacini-Körperchen.

Teelöffel auf dem Tisch, besonders beliebt. Vor dem Laufenlernen ist bei Kindern oft das Klopfen der Fersen im Sitzen zu beobachten.

Auch wenn sich die Anzahl der elektrischen Geräte in der Küche, im Bad und Hobbykeller erst nach dem Krieg deutlich erhöht hat, haben alte Menschen hiermit tausendfache (Vibrations-)Erfahrungen machen können. Außerdem war der Anteil starker Vibration im Berufsleben und bei den Fortbewegungsmitteln (Kopfsteinpflaster) größer als heute.

Darüber hinaus dürfte die wichtigste und durchgehende Vibrationserfahrung die sein, die beim Gehen entsteht. Diese Wahrnehmungen werden jedoch bei zunehmender Immobilität stark reduziert. Erst kommt es zu einem «schlurfenden» Gang, bei dem die Füße Bodenkontakt behalten und so der kleine Stoß beim Aufsetzen des Fußes entfällt. Später werden die Bewohner primär in Rollstühlen oder ähnlichem auf glattem Boden gefahren. Zudem fällt, wie bereits im vorigen Kapitel erwähnt, durch die «Arbeitslosigkeit der Hände» deren Vibrationserfahrung weitgehend weg. Die Folge ist eine reduzierte und unklare Wahrnehmung der Knochen.

Die Knochen haben keine Druck- und Berührungssensoren wie die Haut. Sie können ausschließlich durch Schmerz (Verletzung der Knochenhaut) und Vibration wahrgenommen werden. Um sich sicher und differenziert (fort-)bewegen zu können, brauchen wir ein deutliches «Knochenbild», als Teil des Körperbildes. Durch eigene Bettlägerigkeit dürfte Ihnen dieses Gefühl bekannt sein. Das Gehen wird wackelig und ungelenk und auch die Hände haben ihre feine, genaue Bewegungsfähigkeit kurzzeitig verloren.[24]

Ziel vibratorischer Angebote ist es daher, die gewohnte Vibrationserfahrungen zu erhalten und neue, interessante Möglichkeiten zu finden, um über ein klares «Knochenbild», differenzierte und sichere Bewegung zu ermöglichen. Atmung und Sprache können durch einen bewussteren Einsatz der knöchernen Anteile, besonders des Brustkorbes, gefördert werden. Darüber hinaus ist ein Gefühl für die «innere Stabilität» und die klare tragende Struktur des Skelettes psychisch sehr wichtig.

Das Einfachste ist also, die gewohnten Vibrationserfahrungen beim Bewohner zu belassen, indem z. B. die Elektrorasur in Form der Begleiteten Bewegung durchgeführt wird. Häufig unterstützt die gespürte Vibration des Gerätes jedoch hierbei schon die Bewegungs- und Koordinationsfähigkeit, da der Patient durch die Vibration die jeweilige Muskelkontraktion deutlicher spüren und kontrollieren kann. Das ist insbesondere bei Menschen mit Apoplexie und Hemiparesen von Bedeutung (**Abb. 4-5** auf S. 132).

Um diese Wahrnehmung zu verstärken und für eine motorische Information zu nutzen, ist das Spüren möglichst vieler bekannter, vor allem aber zusammenpassender Erfahrungen der einzelnen Sinnesbereiche nötig. Dieser

---

24 Versuchen Sie in einer solchen Situation einmal zu schreiben und vergleichen Sie Ihre Schrift mit der von vorher.

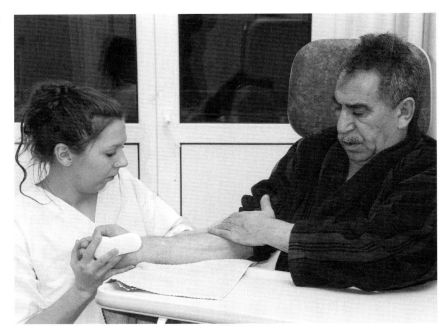

Abbildung 4-5: Vibration des mehr betroffenen Armes (bei Hemiplegie)

Sinnzusammenhang kann hier insbesondere mit gewohnten Bewegungsabläufen gekoppelt sein: Essen, Trinken, Aufstehen aus dem Bett und anderes (s. auch Sinnzusammenhang).

Gewohnte, alltägliche Vibrationserfahrungen wieder erfahrbar zu machen, fällt oft schwer, da diese ja meist mit speziellen Köperbewegungen verbunden sind. Solche jedoch sind durch Schwäche, Gelenkdegenerationen und Bettlägerigkeit meist stark eingeschränkt und somit die Ursache für den Mangel an internen, knöchernen Vibrationserfahrungen. Somit müssen wir diese «von außen» imitieren.

So kann beim Aufsetzen vor dem Hinstellen aktiv oder passiv mit den Füßen gestampft werden. «Schlurfende» können ermuntert werden, öfter mal aufzustampfen oder die Füße mehr anzuheben. Dies kann ihre Unsicherheit und Verhaften am festen und sicheren Boden reduzieren und vielleicht den Teufelskreis durchbrechen. Kommt das Ausstreichen der Beine hinzu, entsteht das Spüren einer festen Verbindung zum Boden.

Verstärkt werden kann das Gefühl der Beine durch Stampfen der Füße in unterschiedlichen Materialien. Eigene Erfahrungen mit Bewohnern zeigen, dass z. B. Bewegung der Füße, treten, stampfen, greifen, in einer halb mit Reis gefüllten Waschschüssel die Sensibilität der Füße erhöht.

Sitztanz mit Fußstampfen, Klatschen und ähnlichem haben Unterhaltungswert, (körper-) orientierende und wahrscheinlich auch sturzprohylaktische Wirkung.

Simple Gegebenheiten wie Anklopfen könnten forciert und für Vibrationsanregung genutzt werden.

Treppensteigen ist interessanter und weniger desorientierend als Aufzug fahren, weil die Veränderung im Raum auch visuell erfasst werden kann und demjenigen zusätzlich sehr gute Vibrationserfahrungen gibt. Jedoch ist es hilfreich, nicht nur das gerade, normale Heruntergehen zu probieren, sondern auch zu ungewöhnlichen Arten zu ermuntern. So fühlen sich manche alte Menschen wesentlich sicherer, wenn sie seitlich oder rückwärts die Treppe hinabgehen. Treppen hinaufsteigen ist natürlich anstrengender und kann deshalb durch Aufzugfahren ersetzt werden. Leider werden die Treppenhäuser in öffentlichen Gebäuden und Altenheimen immer mehr versteckt gebaut und von der Gestaltung vernachlässigt. Während früher das Begehen der Freitreppen und kunstvoll gestalteter Treppenhäuser des Jugendstil ein erhebendes Gefühl war, sind moderne Treppen durch ihre Steilheit oft eine Strafe.

Wir vermuten, dass ausgiebige Vibrationserfahrungen, besonders der Beine, als Teil innerhalb der Sturzprophylaxe günstig wären.

4.8.2 Stimme und Vibration

Nicht zu unterschätzen ist eine vibrierende Stimme. Beim Sprechen und Singen wird der knöcherne Thorax in Vibration versetzt. Auch hier zeigt sich wieder einmal das ausgeklügelte, sich selbst unterstützende System des Körpers. Durch das Spüren des die Lunge beweglich umgebenden stabilen Brustkorbes, wird die Atmung und somit auch das Sprechen und Singen bewusst und gekräftigt. Die Lautbildung bei Säuglingen wird wahrscheinlich durch das Spüren der elterlichen Brustkorbvibration, wenn sie im Arm gehalten werden und mit ihnen gesprochen wird, gefördert. Gleichsam können Sie, während Sie mit dem Bewohner sprechen, seine Hand an Ihren Brustkorb legen. Hierdurch wird Ihre Anwesenheit nicht nur sichtbar und hörbar, sondern auch über den Tastsinn und die Vibration der eigenen Stimme spürbar.

Scheuen Sie sich nicht, bei passender Gelegenheit den Bewohner (Seite an Seite oder hinter ihm Rücken am Brustkorb) direkt «anzusprechen» bzw. in ihn «hineinzusingen». Dies kann Nähe vermitteln und Geborgenheit geben, wodurch Vertrauen ermöglicht wird. Insbesondere bei autostimulativen Lautäußerungen kann so Sicherheit gegeben werden, die Aufmerksamkeit für den anderen entstehen und geholfen werden, das autostimulative Verhalten in einer anderen Qualität zu spüren.

4.8.3 Vibration mit Geräten

Leider ist das Repertoire an «vibrierenden Pflegeangeboten», neben Elektrorasur und elektrischem Zähneputzen, noch sehr gering bzw. begrenzt, sodass öfter Vibrationsgeräte benutzt werden müssen. Vibration mit den Händen zu vermitteln, wie es in der Physiotherapeuten-Ausbildung vermittelt wird, ist leider meist sehr schwirig und bedarf großer Übung. Wer dies kann, sollte diese Fähigkeit gegenüber einem elektrischen Gerät vorziehen, weil empfundene Handarbeit weit intensiver und physiologischer ist als jedes Gerät.

Durch die unphysiologischen Frequenzen und Intensitäten können auch Schäden verursacht werden. Insbesondere eine Harnleiterschiene und ähnliches kann verrutschen und in ihrer Funktion beeinträchtigt werden, bzw. Schmerzen verursachen (vergl. Inglis 2001). Auch bei bestehender Osteoporose ist Vorsicht geboten. Positive und negative Auswirkungen auf das Knochenwachstum werden noch kontrovers diskutiert. Resonanzschwingungen sind nicht zu befürchten. Laut Arbeitsmedizinern liegen die Resonanzfrequenzen des menschlichen Körpers im Bereich 2 bis 50 Hz. Für den Augapfel bei 90 Hz. Langandauernde, vibratorische Belastungen in diesen Frequenzbereichen würde zu mechanischen Ermüdungsbrüchen des Skeletts und zu schädigender Wirkung auf die Blutgefäße nach 3 bis 5 Jahren führen.

An dieser Stelle sei bemerkt, dass Wahrnehmung von Vibrationen nur halbbewusst wird, ähnlich wie die auch zur Tiefensensibilität gehörende Bewegungsempfindung (Propriozeption oder Kinästhesie). Dennoch sind beide als basale Wahrnehmungsbereiche lebenswichtig.

Wir konnten feststellen, dass gerade im Bereich des Oberkörpers einschließlich des Kopfes die Schwingung einer Stimmgabel (mit einer Frequenz zwischen 100–200 Hz) als ansprechender empfunden wurde als die Vibration von Handmassagegeräten, elektrischen Zahnbürsten, Rasierapparaten (1000–10 000 Hz) o. ä. Wohlbemerkt ansprechender, nicht immer deutlicher.

Die typischen Aufnahmepunkte für Knochenvibrationen sind beim Gehen die Ferse, bei Geräten der Handballen und beim Sprechen u. ä. das Brustbein. Von hier aus wird sie optimal weitergeleitet. Bei den Extremitäten hängt dies mit den langen Röhrenknochen zusammen, durch die sich die Schwingung in der Längsachse (longitudinal) ausbreitet (**Abb. 4-6**).

Es lohnt sich besonders bei einem Umzug in ein Heim, die künftigen Bewohner oder deren Angehörige zu fragen, ob nicht irgendwo im Kleiderschrank ein Handmassagegerät oder gar ein Vibrationskissen schlummert. Nicht alle sind für unseren speziellen Zweck zu nutzen. Auch ein Vibrator ist sehr gut geeignet, erweckt verständlicherweise aber häufig das Gefühl von Peinlichkeit und Scham.

4.8 Erlebte Sicherheit durch primär vibratorische Angebote

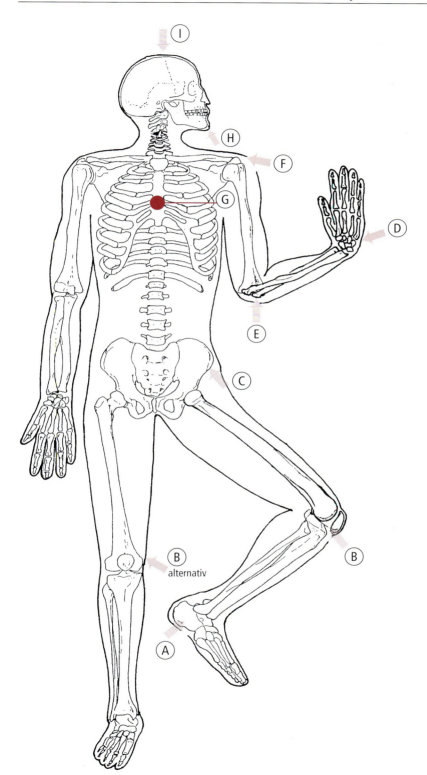

Abbildung 4-6:
Skelett und Haut mit Ansatzpunkten für Vibration

Weitere technische Hilfsmittel, wie z. B. eingebaute Lautsprecherboxen in ein Bett, können zum Spüren von Musik oder Stimmen eingesetzt werden. Hierzu gibt es im Fachhandel mittlerweile einiges an Angeboten. Dies dient jedoch wenig der Stabilitätserfahrung über die Knochen, sondern wird primär über Haut und Muskeln wahrgenommen.

4.9 Sicherheit erfahren durch primär vestibuläre Angebote

Eine weitere Voraussetzung für gespürte Sicherheit ist es, sich im Gleichgewicht zu fühlen, seine Position und diese im Verhältnis zur Außenwelt zu spüren.

Die vestibuläre Wahrnehmung, also die Wahrnehmung meiner Körperpositionen und Bewegungen im Verhältnis zum Raum bzw. zur Schwerkraft, erfolgt nicht nur über den Vestibulärapparat (Bogengänge, große und kleine Vorhofsäckchen) (Faller 1980, S. 376), sondern auch über die Propriozeption oder Kinästhesie. Der kinästhetische Sinn nimmt, durch Rezeptoren an Muskeln, Bändern und Gelenken, die Muskelspannung und die Stellung der Knochen zueinander wahr.

Das Vestibularsystem hat somit nicht nur Auswirkungen auf die Bewegung[25], sondern auch auf das Sehen. Unabhängig von Fortbewegung und Sehen ist das Vestibularsystem ein wichtiges Orientierungsorgan. Deshalb haben fehlende Bewegung und Veränderung sowie aus dem Zusammenhang gerissene Bewegungen, z. B. in nicht gewohnten oder physiologischen Positionen, schwerwiegende Folgen.

Ein Ziel vestibulärer Erfahrungen ist, dass der Betroffene sich im Verhältnis zur Schwerkraft spürt. Einzelne Körperteile, aber auch der ganze Körper sollen wahrgenommen werden. Die Schwerkraft ist neben der visuellen Orientierung (Horizont, andere Person) die wichtigste Referenz zur «Positionsbestimmung». Erlebte Schwerkraft und aufrechte Positionen sind Voraussetzung für Sicherheit und (Selbst-)Vertrauen.

Weitere Ziele der vestibulären Pflegeangebote sind also ein möglichst bewusstes, deutliches Wahrnehmen der aktuellen Körperposition, als auch verloren gegangene Erfahrungen der Körperlage wieder zu entdecken (Buchholz, 2007, S. 21). Auch die Bewegungsabläufe hin zu anderen Positionen, die Unterstützung von Orientierung mittels Rhythmen (Tag/Nacht, persönliche Geschwindigkeit) sowie das In-Bezug-setzen zur Umwelt (belebt und unbelebt) sollen betont und spürbar werden.

---

25 Es steht mit allen Sklettmuskelzellen in Verbindung (Tomatis 1992, S. 144)

4.9.1 Liegen

Die Position «Liegen», bei der insbesondere der Kopf sich in einer nahezu horizontalen Position befindet, ist physiologischerweise mit Ruhe, Schlafen und Abschalten verbunden. Es kommt zu einer Blutdruckregulation (Pschyrembel 1977, S. 1282), Müdigkeit oder Entspannung und die Fähigkeit zur Konzentration wird erschwert.

Da das Liegen viel zu oft für viele alte, stark pflegebedürftige Menschen die überwiegende Position auch tagsüber ist, werden ein großer Teil von Tag-Nacht-Rhythmus-Störungen, Somnolenz und Desorientierung hiervon begünstigt. M. Schmidt (promovierter Biologe und Krankenpfleger) geht aufgrund von Experimenten an Ratten und Forschungen in der Raumfahrt davon aus, dass die nicht durch neurologische Schäden bedingten, generalisierten Beugekontrakturen, entgegen der bisherigen Annahme aufgrund der unterschiedlichen Ausprägung von Beuge- und Streckmuskulatur und bei mangelnder Nutzung, durch eine fehlende Schwerkrafterfahrung im Liegen verursacht wird. Das heißt: Das mehr oder weniger aktive Stehen (z. B. beim Transfer in den Stuhl, Stehbett) bzw. aufrechte Sitzen mit Bodenkontakt der Füße wirkt den pflegeaufwendigen und Lebensqualität stark mindernden Beugekontrakturen (bis hin zur Embryonalhaltung) entgegen. Nicht nur prophylaktisch, sondern auch therapeutisch sollten solche Positionen mehrmals am Tag eingenommen werden. Über die erforderliche Dauer und Häufigkeit liegen leider noch keine wissenschaftlichen Erkenntnisse vor.

4.9.2 Mobilisation

Der Begriff «Mobilisation» wird häufig für Aktionen, bei denen der Patient in den Roll- oder Ruhestuhl bzw. «an den Tisch mobilisiert» wird, benutzt.[26] Sie geschieht leider viel zu oft mit Hebe- und Tragetechniken (einschl. Lifter), bei denen der Bewohner den Bewegungsablauf durch unphysiologische Kraft-, Schwerkraft- und Geschwindigkeitserfahrungen nicht nachvollziehen und orientierend wahrnehmen kann. Das Konzept der Kinästhetik gekoppelt mit der begleitenden Bewegung kann hier sehr hilfreich sein.

Die Zeiten solcher «Mobilmachungen» sind häufig ineffektiv. Unter Umständen werden die alten Menschen zum oder nach dem Frühstück «rausgesetzt» und müssen eine Stunde und länger aushalten, bis sie eventuell völlig erschöpft und unfähig mitzuhelfen wieder «ins Bett gebracht» werden.

---

26 Der Begriff, wie er in Pflegeeinrichtungen benutzt wird, hat kaum etwas mit seiner eigentlichen Bedeutung zu tun. Auch deshalb sollte hier ein neuer gefunden werden. Der Begriff «Positionierung» kann sowohl «Lagerung» wie auch «Mobilisation» ersetzen.

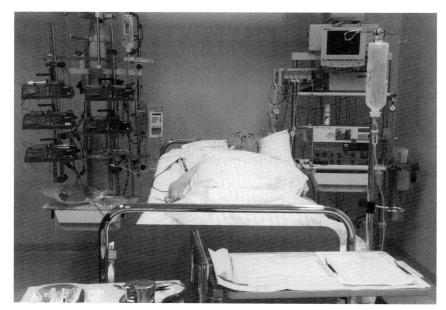

Abbildung 4-7:
Patient zwischen Kurve, Geräten und Infusionen

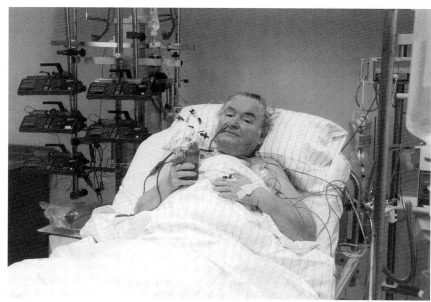

Abbildung 4-8:
Patient im Bett «positioniert»

Wir haben häufig erleben müssen, dass die Patienten sich nach solchen Aktionen gegen eine weitere «Mobilisation» anfangs gesträubt haben und später diese dann resigniert über sich ergehen ließen.

Ein Aspekt von In-Bezug-setzen wird sehr deutlich, wenn Sie sich auf den Boden legen, während Ihr Gesprächspartner sitzt oder gar steht. «Oben» und «unten» wird dann schnell sozial empfunden. Bezogen auf das Krankenhaus wird es am bereits erwähnten Beispiel «Visite» klar: Selbst wenn der Patient im Bett oder auf dem Toilettenstuhl sitzt, befindet sich der Patient unterhalb der Augenhöhe des Arztes und der Pflegekräfte. Die eine muss «aufschauen», die andere «herab». Stärken Sie Patienten, indem Sie sie aufrichten und mittels Hydraulikbett mindestens auf Ihre Augenhöhe bringen, bzw. begeben Sie sich so oft wie möglich mit Ihrem Gesicht auf Augenhöhe des alten Menschen (**Abb. 4-7, 4-8**).

4.9.3 Sicherheit und Geschwindigkeit

Ein weiteres Problem der «Lang-Lieger» ist die vestibuläre Überforderung schon beim Umlagern und erst recht beim «auf die Bettkante setzen». Für uns normale Bewegungen und Geschwindigkeiten werden von den Patienten als zu heftig, ruckartig und nicht nachvollziehbar empfunden. Neben der bereits erwähnten, verminderten Schwerkraftwahrnehmung («schweben» auf Antidekubitusmatratzen, Mobilisationstechnik) spielt die subjektiv als zu schnell empfundene Bewegungsgeschwindigkeit, insbesondere des Kopfes, bei mangelhaft wahrgenommener, sicherer Unterstützungsfläche eine große Rolle. Je kleiner die empfundene Unterstützungsfläche ist, umso heftiger wird die Bewegung des Kopfes empfunden.[27]

Aus diesen Gründen wird beim Wiederanbahnen der vestibulären Wahrnehmung nicht nur die Geschwindigkeit und die Ausladung der Bewegung dem betroffenen Menschen angepasst, sondern auch die Größe und Art der Unterstützungsfläche. Zudem gibt es Unterschiede in der Bewegungsrichtung. Vom «vor und zurück» (Schaukelstuhl) über seitwärts (schunkeln), kreisen (Drehstuhl) zum «auf und ab» (Trampolin) wird die vestibuläre Erfahrung aufregender und komplexer. Die erste und einfachste Form vestibulärer Anregung wäre demnach ein leichtes, langsames Wiegen des Kopfes in Rückenlage. Durch das Aufliegen aller Körperteile wird eine maximale und deshalb sehr viel Sicherheit gebende Unterstützungsfläche erreicht. Nydahl beschreibt sehr gute Erfahrungen und intensive Interaktion, wenn dies zudem im Atemrhythmus des Patienten erfolgt (Nydahl 2003, S. 148). Außerdem ist manchmal die deutlichere Schwerkrafterfahrung auf einer festen (!) Unterstützungsfläche, wie sie beim Aufstellen der Beine in Rückenlage mit herabgesetztem Fußteil entsteht, hilfreich.

Je nachdem wie die Berührung am Kopf durch die Pflegekraft von der Person erlebt wird, sollte dies mit zwei Händen erfolgen. Als Schale unter

---

27 Vergleichen Sie bei sich selber ein leichtes Kreisen des Kopfes im Liegen, des Kopfes und Oberkörpers im Sitzen auf einem Hocker und des gesamten Körpers im Stehen mit zusammenstehenden Füßen.

dem Hinterkopf vermitteln sie Sicherheit und Nähe durch die spürbare Person.[28] Nydahl begleitet bisweilen dieses Kopfdrehen, indem er die Hand des Bewohnes an dessen Kopf hält (2003, S. 148).

Wird dies positiv und nicht als Unterforderung o. ä. erlebt, kann diese Bewegungs- und Raumerfahrung, im Zusammenhang mit einer zugewandten Pflegekraft, schrittweise komplexer erfolgen.

Auf den grundlegenden Unterschied zu Maschinen wie Rotorest® Bett, rotierende Antidekubitusmatratzen u. ä. wollen wir an dieser Stelle ausdrücklich hinweisen. Bei der Basalen Stimulation soll immer der Mensch, die Person, angesprochen werden. Dies ist durch ein Gerät nicht möglich! Der Mensch braucht insbesondere in den hier beschriebenen Situationen von Pflegebedürftigkeit, Bewusstseinsveränderung oder Krankheit, ein menschliches Gegenüber. Deshalb ist der Einsatz solcher, ansonsten durchaus sinnvoller Medien nur im Rahmen intensiver Begleitung und Zuwendung empfehlenswert.

Jedoch kann es auch dann noch wichtige Unterschiede geben. So unterscheidet Martin Buber die Begegnungsweisen zweier Menschen als «Ich und Es» oder «Ich und Du». «Bei der Ich-Es-Begegnung reduziert sich das eigene Interesse auf das Gegenüber als fremdes, äußeres Objekt.» «Bei der Ich-Du-Begegnung handelt es sich hingegen um eine ganzheitliche Art der Beziehung, bei der die besondere, prinzipielle mir als Mensch gleichgestellte Person des Gegenüber im Mittelpunkt steht und dadurch in ihrer Anwesenheit aufmerksam anerkannt wird.» (Buber nach Milz 1994, S. 50)

Eine klare, meinende Berührung kann den Charakter z. B. eines Transfers mit einem Lifter aus dem Bett in den Stuhl oder die Wanne deutlich verändern, die Wahrnehmung, das Erleben des Bewohners in diesem Moment zum Positiven hin verbessern. Wird die Lage des Patienten mit Hilfe des Bettes verändert (Kopfteil verstellen, Anti-Trendelenburg-Lage, …) sollte dies mit einer begleitenden, vielleicht auch ein Stück orientierenden Berührung einhergehen (**Abb. 4-9**). Klarer ist diese in der Regel, wenn sie an der in die jeweilige Bewegungsrichtung zeigende Körperseite gespürt werden kann. Das Gefühl weggedrückt/-gestoßen zu werden, soll so vermieden werden.

Als noch deutlicher erfahren die Betroffenen einen diametralen (beugenden oder streckenden) Impuls am Thorax, der das Beugen beim Aufrichten und das Strecken beim Absenken vorzeitig spüren lässt (siehe diametrale Ausstreichung).

In der Art kann der Bewohner dann schrittweise und über Tage hin, individuell angepasst, falls möglich in die Fußtieflage, dann in die 90°-Seitenlage bis hin zum Quersitzen auf der Bettkante gebracht werden. Hier kann sehr viel Nähe und Sicherheit durch den Bodenkontakt der Fußsohlen vermit-

---

28 Mit einem Tuch – dabei die Ohren frei lassen – kann der Patient bei sich bleiben und spürt eine große, gleichmäßige Unterstützungsfläche.

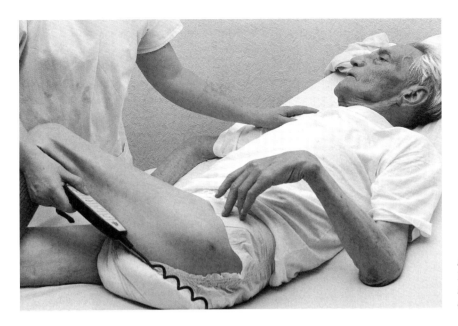

Abbildung 4-9: Begleiten beim Absenken des Kopfteils

telt werden, und die hinter dem Patienten kniende Pflegekraft kann eine sehr intensive Erfahrung ermöglichen. Eine neue Perspektive nach langem «Darnieder-Liegen»: Aufrechtes Sitzen, Überblick, Beweglichkeit und alles mit einer stützenden Pflegekraft oder Angehörigen «im Rücken». Durch Schaukeln und Kreisen im Rhythmus des Bewohners wird auch die Körper-Rumpf-Kontrolle des Patienten gefördert und der Genesungsverlauf meist erheblich vorangebracht.

Hier sei noch einmal die bei dem Thema Positionswechsel erwähnte Möglichkeit, Somatische Sicherheit über ein Laken zu geben, angesprochen. Diese im ersten Moment befremdliche Art wird von den Betroffenen meist als sehr angenehm empfunden, da sie sich «fallen lassen» können und Geborgenheit während der Bewegung erfahren. Die von der Pflegeperson aufgewandte Kraft wird nicht punktuell als «Arbeit mit mir», sondern als großflächige, gleichmäßige Körperinformation wahrgenommen. Jedoch erfordert es etwas Übung und sollte unbedingt mit Blickkontakt einhergehen.

Die komplexeste Art der Fortbewegung ist die, welche mit der komplexesten Vestibulärwahrnehmung einhergeht. Das Springen und aufrechte Drehen ist allerdings aktiv nur selten bei Pflegebedürftigen möglich. Treppen steigen statt Aufzug fahren, gehen statt Rollstuhl fahren und Tanzen ist besonders, z. B. bei sonst umtriebigen Bewohnern, möglich und förderlich. Auch hier macht wieder die besondere Begleitung und der Sinnzusammenhang den Unterschied.

5. Den eigenen Rhythmus entwickeln

Wir werden in einen fremden Rhythmus hineingeboren und machen uns mit ihm, wie wir gehört haben, nach Möglichkeit vertraut. Erst dann, und nur dann, können wir unseren eigenen entwickeln. Basale Stimulation möchte die Menschen beim Finden ihres Weges unterstützen und ihre Eigenheiten fördern.

Genauso wenig, wie sich stark Wahrnehmungsbeeinträchtigte oder Menschen in elementaren Lebenssituationen kaum den Anforderungen einer Pflegestation (Zeitrhythmus, Bewegungsrhythmus, Personenwechsel) anpassen können, sind die Möglichkeiten der Einrichtung begrenzt, sich diesen Menschen mit ihrer ganz speziellen Sensobiografie anzupassen. Im Rahmen von «ganzheitlicher Pflege», «kundenzentrierter Betreuung»[29] und ähnlichen Vorstellungen wird dies jedoch gefordert und scheitert spätestens wieder bei den «Kunden», die keinen «königlichen» Eindruck machen oder ihr Recht zu wenig einklagen (können). Was ist z. B. mit den Menschen, die unfreiwillig ins Krankenhaus oder Altenheim kommen?

Ist der betroffene Mensch nun in der Lage, nachdem ihm in der «Akutphase» Sicherheit, Vertrauen und somit ein Stück Selbstorientierung gelassen wurde, sich gegenüber Neuem ein wenig zu öffnen und seinen Platz dort zu finden?[30] Um ihn dabei zu unterstützen, müssen wir in der Lage sein, die derzeitigen Körperrhythmen des Bewohners wahrzunehmen sowie seine bisherigen Lebensrhythmen in Erfahrung zu bringen. Bosch beschreibt in ihrer Studie «Vertrautheit» (Bosch 1998) das Verhaftetsein von dementierenden, alten Menschen in ihren alten Lebensrhythmen. Die beobachteten, dementierenden Ordensfrauen zeigten ein anderes Verhalten als die bereits erwähnten Hausfrauen. Der strenge Rhythmus ihres früheren Ordenslebens, die klaren hierarchischen und tageszeitlichen Strukturen mit festen Messe- und Gebetszeiten orientierte ihr Leben.

---

29 Nicht nur aus der hier eingenommenen Perspektive sind die Begriffe «Kunde», «Klient», «Gast» usw. unpassend und müssen die damit in Zusammenhang stehenden Konzepte überdacht werden.

30 Beim persönlichen Umsetzungsprozess von BS in der Pflege wäre dies der Zeitpunkt, nachdem die «technische» Handhabung vertraut ist und nun die eigene Persönlichkeit verstärkt einfließt, sich der eigene Stil entwickelt.

Nicht selten läuft die alte innere Uhr immer noch genau so wie vor 30 Jahren. Weil es nicht effektiv ist, z. B. «Nachtmenschen» umpolen zu wollen, gibt es in manchen Altenheimen Nachtcafés oder laden Nachtwachen die Patienten ein, sich nach 22.00 Uhr noch zu beschäftigen, ohne dass sie die anderen dabei stören. Morgens werden «Morgenmuffel» zu, mit den Betroffenen abgestimmten Zeiten, später geweckt. Dieses Anpassen von Lebens- und Institutionsrhythmus erscheint noch recht einfach.

5.1 Rhythmischer Positionswechsel

Komplexer, weil individueller und situationsabhängig, ist beispielsweise das Drehen aus der Rücken- in die Seitenlage im Rhythmus der Bewohnerin. Dieser Positionswechsel wird als heftig empfunden, was sich in Abwehrverhalten (Dagegen-Stemmen, Steif-Machen, Schreien …) zeigen kann. Der Atemrhythmus des Patienten stellt sich hier oft als Schlüssel dar. Der Atemrhythmus ist *der* Rhythmus des Menschen. Noch stärker als der Herzschlag ist er an das Erleben gekoppelt und in Ruhe deutlicher spürbar als das Herz. Von außen kann man die Atmung leichter beobachten als den Puls, besonders wenn keine Hand zum Pulsfühlen frei ist, weil man dem Betroffenen z. B. gerade hilft sich aufzusetzen. Auch ist die Herzfrequenz zu schnell, um eine große (Körper-)Bewegung darauf abzustimmen. Die Atmung passt sich zum Teil schon von selbst den Bewegungen an. Wie nun ein solcher angepasster Bewegungsablauf aussieht, kann nicht vorhergesagt werden – er muss sich entwickeln. So kann das Aus- und Einatmen in eine Schaukelbewegung umgesetzt werden, bei der in kleinen Schritten die Person immer mehr nach vorne bzw. auf die Seite kommt. Oder diejenige wird nur in den Einatemphasen beispielsweise ein kleines Stück nach vorne bewegt, während beide in den Ausatemphasen eine kleine «Pause» machen, die neue Orientierung und Kraft gibt.

Umgekehrt eignet sich das Ausatmen häufig für eine Rück- oder Abwärtsbewegung. Was das Richtige ist, muss vorsichtig erarbeitet werden. Es sollte aber dokumentiert und von den anderen Pflegekräften übernommen werden. Dieser Zeitaufwand macht sich sehr bezahlt, selbst wenn die gefundene «Lösung» immer wieder angepasst werden muss. Hierdurch wird ein hohes Maß an Vertrauen zur Pflegekraft aufgebaut. Dann sind oft Bewegungsabläufe möglich, die sonst nur zu zweit bewältigt werden konnten, körperlich anstrengend oder angsteinflößend für alle Beteiligten waren. Durch die Bewegung im Atemrhythmus werden diese Bewegungen erst jetzt denkbar und möglich. Lassen Sie sich einmal auf ein solches «Abenteuer» bei einem der vielen «nicht mobilisierbaren» Bewohner ein – Sie werden überrascht und beeindruckt sein!

5.2 Atemstimulierende Einreibung

In kleinerem Maße abenteuerlich ist die Atemstimulierende Einreibung (ASE) nach C. Bienstein. Sie wurde im Rahmen der Basalen Stimulation entwickelt. Sie wird ebenso als atemtherapeutisches Mittel oder besser für die «Atem-Pflege» genutzt.

Die Atmung ist ein starkes Ausdrucksorgan für die Befindlichkeit eines Menschen (Angst → stockender Atem, aufgewühlt → schnelle Frequenz, Entspannung → tiefer, ruhiger Atem...).

H. Schröder weist im Buch «Atmen» (Bienstein 2000) auf die Herkunft des Wortes Atem hin. Es kommt aus dem Sanskrit und meint «das Eigentliche des Menschen». Im Alt-Indischen ist der Atem der Träger der eigentlichen Lebenskraft. Im Deutschen gibt es eine Vielzahl von Redensarten hierzu: Etwas kann «atemberaubend» sein oder uns «in Atem halten», es lässt uns «Aufatmen» oder macht uns «atemlos». Es kann aber auch sein, dass «die Luft raus ist» und uns «der Atem ausgeht» bis hin, dass jemand «sein Leben ausgehaucht hat».

Dies soll zeigen, wie verantwortungsvoll wir mit Pflegemaßnahmen wie der Atemstimulierenden Einreibung umgehen müssen.

Diese Einreibung wurde aus den Grundlagen der Basalen Stimulation heraus entwickelt (Schürenberg 2004b). C. Bienstein hat darüber hinaus noch verschiedene andere Konzepte eingebunden und miteinander vernetzt. Neben der «mechanischen» Beeinflussung der Atembewegung, durch Zusammendrücken des Thorax bei der Ausatmung und das Anheben der Rippen als Signal und Unterstützung der Einatmung, entsteht eine entspannende Wirkung allein schon durch die «Rückenmassage». Durch die spezifischen spiraligen Bewegungen der Hände entstehe eine Art «rhythmische Massage», die der von I. Wegmann entwickelten nahe kommt (vgl. Hauschka 1984).

Den «Atem erfahrbar» zu machen und ihn durch die Berührung der Hände (Kontaktatmung) von den oberen Lungenspitzen schrittweise bis hinunter zum Zwerchfell zu leiten, stammt von I. Middendorf (vgl. Middendorf 1984). Über den verstärkten Druck in Daumen und Zeigefinger parallel zur Wirbelsäule die körpereigene Atem- und Kreislaufregulation zu aktivieren ist der japanischen Shiatsumassage angelehnt (vgl. Lidell 1986).

Zu Anfang wurde von C. Bienstein postuliert, dass der Rhythmus des Einreibenden und nicht der des Patienten von Bedeutung sei (Bienstein 1991, S. 68). Es hat sich jedoch in der von uns durchgeführten Studie (Schürenberg 1993) schon herausgestellt, dass die Akzeptanz und auch die Wirkung der Einreibung verstärkt und teils erst möglich wurde durch ein besonderes «auf den Menschen zugehen». Indem wir seine Atmung übernehmen und dann als fragendes Angebot gemeinsam (über die Bewegungen der Hände vermittelt) eine meist ruhigere und tiefere Atmung ausprobieren und erleben, erreichen wir die Person eher, weil wir ihr voraussetzungslos begegnen. Diese

Erfahrungen wurden theoretisch bestärkt durch das Konzept der «Basalen Kommunikation» (vgl. Mall 1995).

Kein anderer Lebensrhythmus ist so unmittelbar zu beeinflussen wie die Atmung. Die Atmung lässt sich bewusst verändern (Tiefe, Frequenz …) und ist durch andere (Personen oder Maschinen) mechanisch manipulierbar. Das faszinierende ist die Wechselseitigkeit von Ausdruck und Eindruck bzw. Empfinden. Keine andere Körperfunktion lässt sich so fein, intensiv und direkt durch andere wie durch uns selbst verändern. Diese äußeren Veränderungen führen sofort zu einer «inneren» Befindlichkeitsveränderung. Spezielle Atemtechniken für die Bereiche Meditation, Entspannungskonzepte, Asthmatherapie u. v. m. sind bekannt.

Weil wir mit der ASE den Menschen tief in seiner Person ansprechen und unterstützen, eigentlich sogar beeinflussen, ist der Rahmen und die verantwortungsbewusste Vorgehensweise so wichtig.

Die Stichworte «Angebot», «Basales Berühren», «Kontakt halten» und «Begleiten» sollen hier dennoch nicht noch einmal erläutert werden.

Bei vielen bettlägerigen alten oder depressiv gestimmten Menschen ist «die Luft raus», während verwirrt-aggressive oder stark unruhige «unter Dampf stehen». Wenn wir diese Menschen durch eine Atemstimulierende Einreibung zu einer ruhigen, tiefen Atmung verhelfen, wirkt sich dies akut auf die Stimmung und das Einschlafen aus. Untersuchungen belegten, dass eine regelmäßige Einreibung (mind. 5 aufeinanderfolgende Tage) sich zudem sehr nachhaltig auf die Person auswirkt. Exemplarisch seien hier die Ergebnisse aus der Studie von Annette Lehmann aufgeführt (Lehmann 1994). Bei acht stark verwirrten Patienten wurde eine Verlaufsbeobachtung vorgenommen. Alle Patienten wurden vorher als sehr unruhig beschrieben. Diese Unruhe äußerte sich bei sechs von ihnen motorisch, bei anderen durch Schreien oder starke Aggression. Sechs der Beobachteten waren zeitlich desorientiert oder hatten einen gestörten Tag-Nacht-Rhythmus. Bei zwei der Eingeriebenen waren nur eine kurze, vorübergehende Beruhigung zu beobachten. Bei den anderen sechs Patienten stellte sich spätestens nach der vierten Nacht ein normaler Tag-Nacht-Rhythmus ein. Zuvor gegebene Medikamente wie Dipiperon®, Haldol®, Eunerpan® und Atosil® waren nicht mehr nötig. Die meisten benötigten anschließend weniger Unterstützung bei den ATLs. Autostimulation und selbstschädigendes Verhalten wurden eingestellt oder waren nur noch zeitweise zu beobachten.

In anderen Arbeiten belegte Sofortwirkungen sind u. a.: verkürzte Einschlafzeiten, Erübrigen von Schlafmitteln (Schürenberg 1993), Schlafförderung (Schiff 2006), Beruhigung und Angstreduktion innerhalb der OP-Vorbereitung (Lengauer 1994) sowie Konzentrationsförderung (Geppert 1994, unveröffentlicht). Weiterhin liegen umfangreiche Beobachtungen vor, dass diese jeweils 5 bis 10 Minuten intensives, gemeinsames Atmen ein Mehr an Lebensenergie bedeuten. Dies gab Bewohnern, denen «es die Sprache verschlagen hat» teils sogar die gesprochene Sprache wieder. Anderen hat die Einreibung «den Rücken freigehalten und gestärkt» oder ganz einfach gut getan hat.

Es gibt keine vergleichbare Pflegemaßnahme die dermaßen oft, eindeutig und vielfältig in ihrer intensiven Wirkung auf zu Pflegende beschrieben und belegt ist. Dabei wird meist auch die Zufriedenheit der Pflegekräfte erwähnt. Wir empfehlen, sich unbedingt die Atemstimulierende Einreibung, z. B. in einem Basisseminar «Basale Stimulation in der Pflege», anzueignen bzw. ihre Handhabung zu korrigieren oder verfeinern zu lassen, durch einen erfahrenen Kursleiter oder Praxisbegleiter für BS in der Pflege. Als Vor- oder Nachbereitung solch einer Anleitung folgt die nachstehende Beschreibung.

5.2.1 Durchführung der ASE

Die Einreibende sollte 5 bis 10 Minuten ausschließlich für diese Maßnahme Zeit haben. Es empfiehlt sich daher, sich bei den Kollegen abzumelden und nach Möglichkeit, statt die Anwesenheitslampe (mit Schwesternrufsignal) einzuschalten, ein Schild «Bitte nicht stören – ASE» an der Zimmertür aufzuhängen. Falls bei der Gelegenheit noch andere Pflegemaßnahmen (Toilettengang, Verbandswechsel …) durchgeführt werden sollen, setzt man diese der Atemstimulierenden Einreibung voran, um deren Wirkung nicht unnötig zu stören. Wenn Entspannung, Ausgeglichenheit, gute Atmung und gestärkte Aufmerksamkeit für spezielle Maßnahmen (physikalische Therapie, Logopädie, große Untersuchungen …) förderlich sind, ist es für die Patienten durchaus sinnvoll, die Einreibung als Vorbereitung anzubieten. Bei zu stark aggressivem Verhalten neigenden Personen sollte die Einreibung prophylaktisch erfolgen, wenn sich eine gespannte Situation anbahnt (Schürenberg 2008).

Diejenige, bei der eine ASE durchgeführt werden soll, benötigt eine Sitzgelegenheit, die Zugang zum Rücken für die Pflegekraft lässt. Der Patient wird die Möglichkeit gegeben, den Oberkörper abzulegen bzw. sich mit den Armen leicht abzustützen[31]. Es empfiehlt sich, der Patientin zusätzlich ein Kissen o. ä. als Polsterung anzubieten.

Nicht so sehr bewährt hat sich das Stützen durch eine zweite Pflegekraft, da für alle Beteiligten die Konzentration auf die Einreibung erschwert wird. Statt dem Atemgespräch am Rücken zu folgen, ist der Patient schnell geneigt, sich mit der stützenden Pflegekraft zu unterhalten (**Abb. 5-1** auf S. 148). Grundsätzlich ist ebenso eine 135°-Bauchlagerung oder eine 90°-Seitenlage bei der ASE möglich, wird aber z. B. von Asthmatikern meist nur ungern eingenommen.

---

31 z. B. einen Hocker vor den Tisch, rittlings auf den Stuhl mit Rückenlehne, Bettkante mit davor geschobenem Stuhl mit hoher Rückenlehne und Bodenkontakt mit den Füßen, z. B. auf einem Fußschemel

Abbildung 5-1:
ASE mit Pflegekraft als Stütze – Wer spricht mit wem?

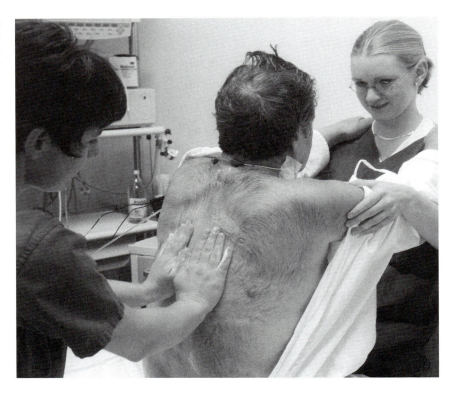

Eingerieben wird mit einer W/O-Körperlotion, die nach Möglichkeit vorgewärmt sein sollte. (W/O = Wasser in Öl; siehe Etikett z.B. «für trockene Haut», ... Lotio F»).

Um die Wirkung zu erreichen sind ein paar, bereits mehrfach erwähnte, Prinzipien bzw. die Elemente des Basalen Berührens zu beachten:

1. Die Einreibung wird nicht «*am*» Patienten vorgenommen, sondern «*mit*» ihm als Dialog durchgeführt. Daraus resultiert:
2. Der Berührungskontakt bleibt vom Auftragen der Creme bis zum Abschlussausstrich kontinuierlich erhalten.
3. Die Berührung sollte immer:
   - möglichst großflächig mit
   - gleichmäßigem, deutlichem Druck bei
   - geschlossener Hand (angelegtem Daumen),
   - den Körper nachformend und
   - «horchend»

   sein.

Zuerst wird die Creme mit oben beschriebener Berührungsqualität symmetrisch in überlappenden Streifen auf Rücken und Flanken aufgetragen.

Ohne im Weiteren den Kontakt zu unterbrechen, versucht die Pflegeperson, die Atmung des Patienten zu erspüren (z.B. Hände liegen auf den

Flanken oder auf den Schultern. Meist ist der Atemrhythmus unüberhörbar). Nun versucht die Einreibende diese Atmung zu übernehmen. Wenn es ihr möglich ist, atmet sie genau so und bewegt sich im Folgenden synchron dazu. Dies erfordert ein gutes Gefühl für die eigene Atmung und deren Regulationsmöglichkeiten. Kann sich die Einreibende aus verschiedenen Gründen auf diese «problematische oder beängstigende» Atmung nicht einlassen, atmet und bewegt sie sich etwas langsamer bzw. gleichmäßiger als der Patient, aber an ihm orientiert!

Von den Schultern ausgehend wird in kreisenden Bewegungen zur Atmung passend der Rücken ausgestrichen. Durch das Streichen entlang der Wirbelsäule und Rippen wird auf den Thorax Druck ausgeübt und dadurch die Ausatmung mechanisch unterstützt (**Abb. 5-2 bis 5-4**).

Durch das Zurückdrehen der Fingerspitzen in Richtung Wirbelsäule bekommen die Rippen den Impuls, sich zu heben, womit die Einatmung forciert wird (**Abb. 5-5 und 5-6**).

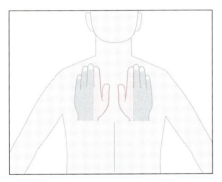

Abbildung 5-2: Die Hände erspüren und leiten die Atmung

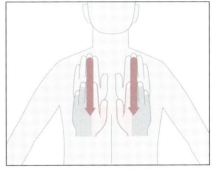

Abbildung 5-3: Während der ersten Hälfte der Ausatmung streichen die Hände parallel zur Wirbelsäule (Ph. 1)

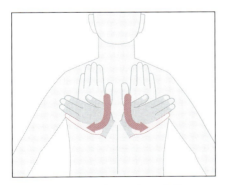

Abbildung 5-4: In der zweiten Hälfte der Ausatmung ziehen die Fingerspitzen nach Außen und Vorne (Ph. 2)

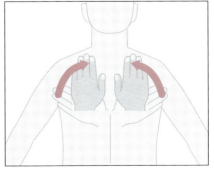

Abbildung 5-5: Während der Einatmung drehen die Hände wieder zur Wirbelsäule zurück (Ph. 3)

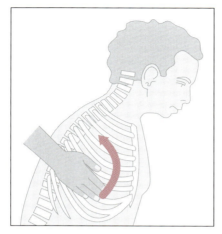

Abbildung 5-6: ASE im Profil: die Finger heben die Rippen zur Einatmung

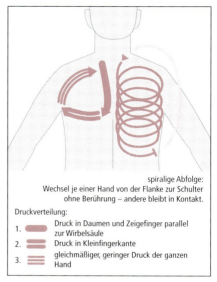

Abbildung 5-7: Phasen der Druckverteilung und absteigende Spiralen

Nach 5–6 Kreisen sind die Hände an den unteren Rippenbögen angelangt und werden, statt sie Richtung Wirbelsäule zu drehen, in dieser Einatemphase im Wechsel (Kontakt halten!) wieder auf die Schulter gelegt, um erneut zur Ausatmung entlang der Wirbelsäule streichen zu können, usw.

Langsam, aber kontinuierlich wird dem Patienten eine etwas langsamere bzw. tiefere gleichmäßigere Atmung durch entsprechende Bewegung der Hände (geringere Geschwindigkeit, Verlängern der «Ausatembewegungen») angeboten.

Während der ganzen Einreibung üben die Hände einen deutlichen, gleichmäßigen Druck aus, zu dem aber in der Phase 1 und 2 ein spezifischer, stärkerer in Daumen und Zeigefinger (Ph. 1) bzw. Kleinfinger und Kleinfingerkante (Ph. 2) hinzukommt (**Abb. 5-3 bis 5-5, 5-7**). Die Hände passen sich der «Rückenlandschaft» an, folgen der Haarwuchsrichtung und bilden keine Hohlhand (**Abb. 5-8**) (siehe auch Video «Atmen», Bienstein 1994).

Durch solch einen voraussetzungslosen und respektvollen Zugang werden auch aggressive und asthmatische Patienten angesprochen und lassen sich dann nach und nach auf das «bessere» Atmen ein. Gleichzeitig wurde besonders häufig bei älteren, zurückhaltenden Damen beobachtet, dass diese nach einer klaren Vorgabe verlangten, indem sie in der Zeit, wo die Hände der Einreibenden ihren Atem erspüren wollten, gar nicht atmeten und sich dann sofort an den Bewegungen der Hände der Einreibenden orientierten. Hieran wird erneut deutlich, wie wesentlich der unmittelbare, achtsame Austausch mit dem Betroffenen ist. Rezepte oder standardisierte Festlegungen helfen wenig bei einem individualisierten Pflegeprozess.

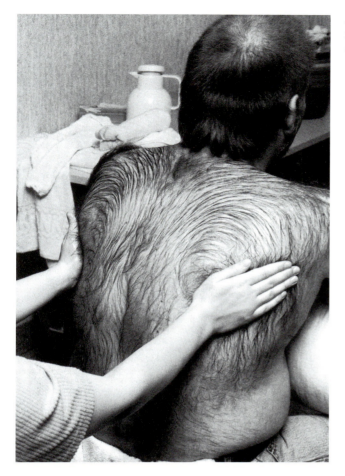

Abbildung 5-8: Das Ausstreichen in Haarwuchsrichtung unterstützt die Wirkung der ASE

5.3 Zwänge durch die Pflegeinstitution

Es gilt also auch hier wieder, den anderen Menschen kennen zu lernen, auf ihn zuzugehen oder einen gewissen Abstand zu wahren und dies in der spezifischen Situation wahrzunehmen und sich entsprechend zu entscheiden. Die Vorgaben kommen also nicht durch «*die*» Basale Stimulation, sondern von der betroffenen Person, von der Pflegekraft und/oder der Institution. Im Mittelpunkt steht (in unserem Falle) dieser eine, alte Mensch. Ihm aktuell Sicherheit zu vermitteln und seine aktuelle und weitere Lebenswelt in seinem Sinne zu gestalten, auf dass er sein Leben (einschließlich Sterben) positiv erlebt ist das Ziel. Bestimmte Zwänge (z. B. unveränderbare institutionelle Einschränkungen) sollen nicht vertuscht oder rosa gefärbt werden. Eine Aufgabe der Pflege ist es hier, die natürlichen Anpassungsaktivitäten des Menschen zu unterstützen, zu aktivieren oder zu kompensieren.

6. Das Leben selbst gestalten

Das Leben gestalten klingt zunächst nach großen, weit reichenden Entscheidungen, die starke Folgen haben für andere, nahestehende Personen und sich auf lange Zeiträume, vielleicht zwischen 10 und 30 Jahren beziehen. Pflegebedürftige alte Menschen denken in Bezug auf ihr weiteres Leben jedoch normalerweise nicht mehr in solchen Dimensionen. In ihrem Erleben kann ihr Leben schon in ein paar Tagen zu Ende sein. Es ist zu einem «all-täglichen» Leben geworden. Dies bedeutet, jeder Tag ist wichtig, ist «sein» Leben. Jeder (weitere) Tag Leben ist alles, was es gilt, als «sein» Leben zu gestalten.

Wie stünde es mit Ihrer Begeisterung, wenn Sie es gewohnt wären, das Gemüse frisch zu essen, aber nunmehr ein Mittagessen vorgesetzt bekämen, das schon zwei Stunden im Wärmeschrank stand, bis es Ihnen gereicht würde?

Was wäre, wenn Sie die Angewohnheit haben, täglich zwei Stunden mit dem Hund spazieren zu gehen und Sie jetzt das Haus nicht mehr verlassen können, weil Sie auf Begleitung angewiesen sind, im Heim jedoch keine Begleitperson abkömmlich ist?

Und schließlich, was würde aus dem Hund werden?

Wie würden es Ihnen gefallen, wenn jemand die geerbte Kommode des Vaters, die schon 40 Jahre im Schlafzimmer steht, aus Platzgründen in den Flur stellen würde?

So könnte das Leben eines alten Menschen infolge Veränderung dieser selbst bestimmten Lebensgewohnheiten durch den Heimaufenthalt oder die Pflegebedürftigkeit im häuslichen Bereich eine dramatische Wende zu einer weiteren Desorientierung nehmen. Diese zu verhindern, ist unser zentrales Anliegen.

In der Situation von Pflegeabhängigkeit wirken die institutionellen Rahmenbedingungen unmittelbar ein, auf die Möglichkeiten, das eigene Leben zu gestalten. Der Mensch ist abhängig von den von außen festgelegten Zeiten der Aktivität und Ruhe, die von anderen terminiert sind, z. B. durch angebotene Veranstaltungen, den «Mittagsschlaf» oder die vorgegebenen Essenszeiten.

Das «Zu-Bett-Gehen» im ambulanten Bereich richtet sich weitgehend nach den organisatorischen und personellen Möglichkeiten des Pflegedienstes, vor allem jedoch den finanziellen Bedingungen des Betroffenen selbst oder der ihn betreuenden Angehörigen.

So erfolgt das Strukturieren der Lebens- und Erlebenssituationen des beeinträchtigten alten Menschen oftmals auf subtile Art und Weise fremdbestimmt. Die Interessen der an der Pflege beteiligten Personen, die zweifelsfrei ebenso ihre Berechtigung haben, dominieren die Rahmenbedingungen der Gestaltung des eigenen Lebens der pflegebedürftigen alten Menschen. Ohne böse Absicht verrichten Pflegende nach bestem Wissen und Gewissen ihren Dienst am Menschen, helfend im Sinne des Bewohners, routiniert im Sinne professioneller Pflege und verantwortlich gegenüber der anstellenden Institution. Die Institution an sich fragt danach, was für die Selbsterhaltung des Betriebes sinnvoll und möglich ist. Das «Wohl» des Bewohners steht in vielen Betriebsphilosophien an erster Stelle. Deren Umsetzung hängt im Wesentlichen vom Menschenbild z. B. des Heimbetreibers, seiner Verwalter oder Leitungskräfte ab und davon, wie es gelingt, die dafür notwendigen Ressourcen zu beschaffen, zu erweitern und zu bewahren. Gerade die engen, staatlich vorgegebenen finanziellen und rechtlichen Möglichkeiten können zur Vernachlässigung der «sprachlosen, nicht ansprechbaren» Bewohner führen, die ein hohes Maß an Zeit, Beaufsichtigung und persönlichem Kontakt benötigen.

Ist die Institution nicht speziell auf Menschen mit degenerativen Erkrankungen des Gehirns ausgerichtet, kann das Verständnis für die Lebensbedürfnisse und gewohnten Lebensbedingungen des schwer dementen Patienten fehlen.

Den orientierten Bewohnern mangelt es an Verständnis, wenn plötzlich eine andere Person ihnen z. B. ein Stück Brot vom eigenen Teller nimmt oder in ihrem Bett liegt.

Die Mitarbeiter müssen vermehrt soziale Konflikte bereinigen, sie benötigen spezifische Schulungsmaßnahmen und eine adäquate Personalausstattung, um z. B. den «wandernden» schwerstdementen Bewohner begleiten zu können.

Oft fehlt es an baulichen Voraussetzungen der Institution, die aufgefordert ist, den Bewohner zu unterstützen und sein Leben in größtmöglicher Freiheit im geschützten Rahmen innerhalb und außerhalb der Institution zu begleiten.

Der Bewohner oder Kunde sollte weitgehend, soweit sein Gesundheitszustand dies erlaubt, seine «individuelle Normalität» leben dürfen. Unter «individueller Normalität» verstehen wir das für den Bewohner übliche, alltagsbezogene Handeln, das seine körperliche und geistige Identität geprägt hat, diese erhält und ihm hilft, sich lebendig und frei zu fühlen, sowie selbstbestimmt, nach gewohnten Ritualen zu handeln.

Anregungen zum Beibehalten der individuellen Normalität ergeben sich aus der Sensobiografie, dem eigenen Rhythmus und der Fähigkeit der Pflegenden zum unmittelbaren, situationsbezogenen, interaktiven Handeln.

Entstehen ablehnende Verhaltensweisen seitens der Patientin, ist es immer möglich, die «Norm» zu betrachten, also die Frage: Wie macht man das im Allgemeinen?

6.1 Vorbedingungen von Selbstbestimmung

Zunächst gilt es zu erkennen, wie der Mensch es gewohnt war, seine Bedürfnisse zu befriedigen. Als Folge der Bedürfnisbefriedigung entwickelt er bestimmte Vorlieben oder Rituale, die seinen Fähigkeiten entsprechen und seine Gewohnheiten ausbilden. Zum Ausdruck kommen diese durch Bewegung. Sie zeigen sich z. B. in der Art des Anziehens der Kleidung, der Reihenfolge der Einnahme der Speisen, den Zeiten des Aufstehens oder der Art von Fortbewegung. Sind «Lebensbewegungen» erst einmal gefestigt, entscheidet die Person für sich, wie, wo und wann sie diese lebenserhaltenden Bedingungen ausführt und aufrechterhält.

Die Anerkennung dieser grundsätzlich menschlichen Lebensbedingungen, die häufig unabhängig von sozialen Normen gelebt werden wollen, sind wesentliche Voraussetzungen einer «individualisierten Institution». Demente halten sich nicht an Normen. Ihre Handlungen sind von der Gegenwart, dem Hier und Jetzt geprägt, der momentanen Interaktion mit dem Gegenüber und von den sie umgebenden Dingen. Dies erfordert eine Wende im Aufbau und Ablauf der Organisation und ihrer Werte.

Nicht die Institution sollte das Leben der Bewohner diktieren, sondern die Bewohner bestimmen das Leben der Institution.

Nicht die sozialen Normen der Gesunden sind Maßstab für das Leben der Dementen! Die gegenseitig im alltäglichen Leben mit dem Dementen situativ ausgehandelte, individuelle Normalität sollte das Denken und Handeln der Institution und ihrer Mitarbeiter sowie das der Angehörigen prägen. So könnte die Selbstbestimmung des Einzelnen wirklich werden.

6.2 Äußerungen von selbstbestimmtem Verhalten

Der Wunsch, sein Leben zu gestalten, kann durch verschiedene Ausdrucksweisen von Selbstbestimmung mitgeteilt werden. Die Art und Weise der Kommunikation ist meist weit entfernt von der üblichen Form des gesprochenen Wortes. Eine entscheidende Rolle spielen die eigenen Möglichkeiten von Wahrnehmung und Bewegung.

Selbstbewegungen, als Selbstbestimmung, werden genutzt, um sich einerseits zu äußern, andererseits zu betätigen und lebendig zu fühlen. Die Ausscheidung von Stuhlgang oder Erbrechen beispielsweise können in bestimmten Situationen emotional sehr aufrührende Bewegungsformen von Selbstbestimmung sein, die z. B. ausdrücken könnten, dass jemand im sozialen Kontext die Situation «beschissen» findet, «vor Angst in die Hosen macht» oder das Leben «zum Kotzen» findet – die Derbheit des Volksmundes sei an dieser Stelle verziehen. Der Magen-Darm-Trakt ist umfassend vegetativ innerviert, wodurch diese Reaktionsformen auch physiologisch begründet sind.

Autostimulative Verhaltensweisen, die sehr eng an Bewegung gekoppelt sind, können als Versuch gewertet werden, das eigene Leben zu spüren, den eigenen Rhythmus zu bestimmen und somit das eigene Leben in einem besonders engen Rahmen zu gestalten. Sie könnten ebenfalls Ausdruck von Selbstbestimmung sein, in einer Welt, in der Bewegung von anderen vorgegeben wird. Ob pflegebedürftige Bewohner geführt, mobilisiert oder im Bett bewegt werden, hängt im Wesentlichen von der Zielsetzung und Bewegungskompetenz der betreuenden Person ab.

Ein körperlicher Rückzug, vom Abwenden von einer Person bis hin zum Einnehmen einer embryonalen Körperhaltung[32], stellt eine weitere Lebensbewegung dar, die Ausdruck von Selbstbestimmung bei sozial unerwünschten Situationen sein kann.

Das Hantieren mit Gegenständen führt zu selbstbestimmter, sinnvoller und «sinnen»-voller Beschäftigung. Erinnerungen, als Folge sinnlicher Erfahrungen, werden dann aktiviert, wenn sie in einer der eigenen Lebenswelt vertrauten Umgebung stattfinden können. Was diejenige zu greifen bekommt, ist weitgehend von den angebotenen oder zufällig herumstehenden Dingen abhängig.

Mitteilung durch Lautäußerungen, immer wiederkehrende, scheinbar inhaltslose Worte oder sich wiederholende sprachliche Stereotypien bedeuten oft mehr als die Aussage des gesprochenen Wortes. Sie transportieren Stimmungen, Gefühle oder Verpflichtungen aus früheren Lebensabschnitten und können darauf hinweisen, dass dieser Mensch ein besonderes Bedürfnis nach Selbstbestimmung ausdrücken möchte.

6.3 Basale Antworten auf Versuche der Selbstbestimmung

Wenn wir das Bedürfnis nach Selbstbestimmung des dementen oder behinderten alten Menschen akzeptieren wollen, gilt es in erster Linie, diese Äußerungen als Bedürfnisse anzuerkennen und Raum zu geben zur Gestaltung des eigenen Lebens.

Dabei kann es hilfreich sein, dem seit langem vertrauten Bewohner als «geschichtslose» Pflegeperson zu begegnen, die unvoreingenommen wahrnimmt, welchen Inhalt seine Äußerung im momentanen Kontext oder dem sozialen Sinnzusammenhang kundtun will. Gelingt es, eigene Moralvorstel-

---

32 Sie ist unserer Meinung zufolge nicht nur ein Zeichen der degenerativen Veränderung des Gehirns, sondern kann auch letzte Ausdrucksmöglichkeit sozialen Rückzugs, als Folge fehlender Selbstbestimmung sein.

lungen von pflegerischem oder gesellschaftlichem Handeln für den Augenblick beiseite zu räumen und voraussetzungslos dem Gegenüber zu begegnen, kommen meist kreative, angemessene Antworten zu Stande. Sie helfen, Selbstbestimmung und die Wahrung des Rechts der Entfaltung der Persönlichkeit zu erleben.

6.3.1 Selbstbewegung

Werden gezeigte Formen von Bewegung als selbstbestimmtes Verhalten interpretiert, kann durch Erweiterungen oder Variationen dieser Bewegung demjenigen ein Spielraum an Wahrnehmungsmöglichkeiten eröffnet werden.

Wird der Bewohner z. B. beim morgendlichen Aufstehen aus dem Bett sofort berührt und mobilisiert, ohne ihm die Chance zur Selbstbewegung zu lassen, entspricht dies ebenfalls einer Form von Fremdbestimmung in der Bewegung. Immer wieder ist zu beobachten, dass Bewohner gegen ihren Willen aus zeitlichen Gründen der Ablauforganisation (festgelegte Essens- und Waschzeiten) aus dem Bett mobilisiert werden.

Vielleicht hilft das Einnehmen des Frühstücks im Bett diesem Menschen, sich aus eigenem Antrieb in Bewegung zu bringen. Unter Umständen reicht der Geruch des Kaffees aus, des auf dem Nachttisch platzierten Tabletts, zum Aufstehen zu motivieren. Dementsprechend gilt es für die Pflegenden zu erkennen, was dem Maß an Bewegungsaktivität des Bewohners entgegen kommt und wie dieser seine Bewegungsabläufe und Lebensaktivitäten gestaltet.

Hierbei kann es wichtig sein, durch die Dokumentation seiner Aktivitäten einen Tages- oder Wochenplan zu erstellen, um so den lebensgestaltenden Bedürfnissen des Bewohners entsprechen zu können.

Weitere, subtile Selbstbewegungen können zugelassen und interessant gestaltet werden. So können wischende Bewegungen – bei alzheimerdementen Bewohnern hin und wieder zu beobachten – z. B. durch unterschiedliche Oberflächengestaltung des Tisches zu streichenden Bewegungen, zu Greifaktivitäten oder zu sprachlichen Äußerungen werden. Bewegungshandlungen, die im früheren alltäglichen Leben bedeutungsvoll waren, werden weiterhin, meist ohne Sinnzusammenhang, durchgeführt. Sie werden von Außenstehenden als wenig sinnvoll betrachtet, für den Betroffenen jedoch vermitteln sie sinnliche Anregung und Umwelterfahrung. Deshalb unterscheiden sich diese Handlungen von autostimulativen Verhaltensweisen.

Eine Patchwork-Tischdecke[33] lädt dann zum längeren Verweilen an einer Stelle ein. Die Bewegung wird zugelassen, um verschiedene Qualitäten erweitert und vielleicht werden interessante Erinnerungen wachgerufen.

---

33 Tischdecke aus unterschiedlichen Stoffen, mit unterschiedlicher Oberflächenstruktur und Mustern.

Eine Tischplatte, bestehend aus unterschiedlichen Materialien wie Glas, Holz oder Stein, kann einladend sein und unterschiedliche Bewohner an «einen Tisch» bringen, an dem sie einen biografisch gewohnten Platz einnehmen können.

Hin und wieder ist das «In-die-Luft-Greifen» zu beobachten. Werden vertraute Materialien an den Patientenaufrichter gehängt, können diese Abwechslung in diese Selbstbewegung bringen.

Andere Formen der Selbstbewegung werden durch die Bereitstellung entsprechender Räume gewährt. Rollbare Möbelstücke können zum Verschieben einladen, ein Hobbyraum zum zweckfreien Werken oder zum Anstreichen genutzt werden.

Herr Sturm, ein unter extremem Stress und Bewegungsdrang leidender Bewohner eines Heimes, war begeistert und glücklich, wenn es ihm gelang, in einem Mehrbettzimmer das gesamte Mobiliar zu verrücken. War sein Werk vollbracht, saß er überglücklich und beruhigt auf einem Bett und strahlte die ob des Chaos bestürzten Pflegekräfte zufrieden an.

6.3.2 Alltaggestaltung

Der alte Mensch lebt im Hier und Jetzt, aber vor dem Hintergrund bzw. im Rahmen von Sensobiografie, Ritualen und prägenden Erfahrungen. Bei manchen Bewohnern bemerken wir unter Umständen nur bei Pflegetätigkeiten, wie Essen anreichen oder Mundpflege Unmut und Widerstand, obwohl wir diesen Rahmen berücksichtigt haben. In diesen Situationen ist das Thema des Betroffenen «das Leben selbst zu gestalten». In scheinbaren Kleinigkeiten wie ‹Erdbeer- oder Brombeermarmelade›, ‹Brot abbeißen oder in den Mund gesteckt bekommen›, ‹das grüne oder das blaue Kleid› stecken Gestaltungsfreiräume. Bei teils problematischen Situationen wie Mundpflege oder Intimwaschung ist es wichtig, nicht nur das «ob», also die Zustimmung oder Ablehnung des Patienten zu akzeptieren, wir sollten auch das «wie» in die Hand des Patienten geben.

6.3.3 Beschäftigung

Werkzeuge, Gegenstände des alltäglichen Gebrauchs oder beruflich bekannte Materialien laden zur Beschäftigung ein. Hand anlegen, um etwas zu erschaffen oder einfach zu hantieren, wonach einem gerade zumute ist, kann ein tiefes Gefühl von Befriedigung vermitteln.

Wem ist im pflegerischen Alltag nicht schon einmal ein verwirrter Mensch beggegnet, der tief versunken mit seinem Kot spielt oder damit die Wände beschmiert? Häufig ist dieses unansehnliche Beispiel das Ergebnis einer Zeit ohne Ansprache und des Sich-selbst-überlassen-Werdens in einer wahrnehmungsarmen Umgebung. Daher ist es nicht verwunderlich, dass der Bewohner eigenaktiv beginnt, sein Umfeld zu «gestalten». Für den Bewohner macht diese Aktivität Sinn und ist Ausdruck seiner Bewegungsmöglichkeiten und Selbstbestimmung. Für Pflegende ist dieses Ereignis eine unappetitliche Erfahrung, die – verständlicherweise – Ekel und Ablehnung hervorrufen kann. Diese können sich umwandeln in Wut oder gewalttätiges Verhalten gegenüber dem Bewohner, vor allem wenn diese «Gestaltung» regelmäßig wiederkehrt. Sie ist ein Zeichen, ein Hilferuf, dass dieser Mensch etwas zu tun haben, etwas aus sich selbst heraus «gestalten» möchte.

Liegen verschiedene, bekannte Materialien unterschiedlicher Härte, Form und Struktur im Zimmer, den Fluren oder frei zugänglich am Nachttisch aus, kann gewählt werden, was gerade dem taktilen Bedürfnis nach Betätigung entspricht. Werden z. B. nur Plüschtiere oder weiche Stoffe angeboten, entfallen die Wahlmöglichkeiten und damit die Möglichkeit der Selbstbestimmung in der Berührung und Bewegung.

Naturgegenstände, menschliche Skulpturen aus Holz, Marmor oder Beton etc. sowie andere, durchaus abstrakte Kunstobjekte, die zum Entdecken einladen, schaffen Abwechslung und kommen dem natürlichen Bedürfnis nach Umwelterfahrung, Muße und sinnlichem Leben nahe. Hierbei soll die eigenaktive Gestaltung durch den Bewohner oberstes Ziel sein. Darüber hinaus helfen gezielt im ganzen Gebäude oder Gelände verteilte Materialien zum Begreifen, Betrachten, Lauschen oder Essen, z. B. Obst. So kann das erfahren werden, wonach dem Bewohner gerade ist. Welche von diesen Dingen wo platziert sein sollten, orientiert sich an den Bewegungs- und Wahrnehmungsmöglichkeiten des Bewohners. Ob und wie er diese annimmt, wird im Wesentlichen vom biografischen Bezug abhängen oder vom Angebot durch die umgebenden Menschen oder einfach der Lust nach aktivem Tun.

6.4 Besuche gestalten

Die besonderen Bedingungen des Lebens in einer Institution machen den betroffenen Menschen jederzeit verfügbar für andere. Verwirrte Bewohner verwechseln die Räumlichkeiten und treten unaufgefordert in den fremden Lebensbereich ein. Angehörige kommen dann, wenn sie gerade Zeit haben oder ihr Familienleben es zulässt. Der Reinigungsdienst putzt das Zimmer zu einem festgelegten Zeitpunkt und nicht dann, wenn der Bewohner es wünscht. Der Besuchsdienst schaut vorbei, andere Dienstleister von der Fußpflege bis zum Friseur warten mit ihrem Besuch auf.

Oft stehen die Zimmertüren in den Einrichtungen offen, so dass der Bewohner gezwungen ist, die besuchende Person, zumal sie ja schon im Zimmer steht, zu empfangen. Zu Hause würde der Besuch sich vorher wahrscheinlich anmelden und der Betroffene könnte sich verweigern, indem er die Tür nicht öffnet.

Dem Pflegepersonal kann es obliegen, für eine besondere Art von Besuchsregelung in der Einrichtung zu sorgen, die letztendlich vom betroffenen alten Menschen ausgeht. So könnte z. B. die Bewohnerin das kommende Wochenende, an dem sie Verwandte oder Freunde zu sich einlädt, mit den Pflegenden planen. Vielleicht wäre dies Anlass, gemeinsam einen Kuchen zu backen.

Phasen von Wachheit und Ansprechbarkeit können beobachtet, dokumentiert und für eine zufriedenstellende Begegnung mit Besuchern genutzt werden.

Gleichzeitig sind Mitteilungen des Bewohners zu beachten, wenn es gilt, ihn vor «unerwünschten» Personen zu schützen. Körperliche Äußerungen auf Gespräche oder nonverbale Kontakte während des Besuchs wie Tonuserhöhung der Muskulatur, Zunahme der Herzfrequenz, Blutdruckanstieg, Sauerstoffabfall, Zusammenkauern, Abwenden von der Person, Zähne-Knirschen, abwehrende Bewegungen etc. können Zeichen der Ablehnung der Situation oder der Person darstellen. Der Respekt gegenüber dem eigenen lebensgestaltenden Selbstverständnis der betroffenen Person würde Anlass geben, mit dem Besucher die Besuchsumstände zu reflektieren und gemeinsam nach Gründen oder Veränderungen zu suchen.

So erbrach z. B. ein Bewohner immer dann seine Sondenkost, zweimal in der Woche, wenn seine Partnerin zu Besuch kam. Die Pflegenden hatten das Gefühl, dass die Partnerin sich eher von dem Bewohner entfernt hatte und sie sich deshalb bei ihren Besuchen überbehütend verhielt. Sie war nicht authentisch in ihrem Verhalten, was dieser im Wachkoma liegende Mann scheinbar spürte. Er nutzte die Möglichkeit des Erbrechens, seiner Selbstbestimmung Ausdruck zu verleihen und sich gegen die scheinbare Anteilnahme der Partnerin zu wehren. Dadurch wurden ihre Besuche immer seltener, bis sie schließlich ohne Erklärung oder Begründung für den Bewohner gänzlich aufhörten und die Beziehung damit beendet war. Zur gleichen Zeit stellte er das Erbrechen ein.

Dennoch sind gerade derart betroffene Menschen auf soziale Kontakte angewiesen, da sie meist völlig aus ihren gewohnten Lebensbezügen herausgerissen sind. Gerade die Vernachlässigung der vermeintlich «Nichtansprechbaren» führt zu einem fremd gestalteten Leben.

Häufig sind für diese Menschen gesetzliche Betreuer eingesetzt, die ihre Lebensbedingungen organisieren und bestimmen. Deren Bemühungen verbleiben in der Regel auf der Ebene verbaler Kommunikation und kurzer Besuchskontakte, wenn es sich nicht gerade um Angehörige handelt. Die Betreuung ist meist ein Verwaltungsakt und entbehrt oft genug menschlicher Nähe und Begegnung. Der Betreuungsperson könnte die Aufgabe zukommen, menschliche Kontakte aufzubauen, die über das Verbale hinausreichen und den Betroffenen außerdem auf körperlicher Ebene ansprechen.

Es ist heute nicht mehr nötig, dass ein Betreuer die neue Kleidung oder z. B. Weihnachtsgeschenke für die Urenkel aussucht und der betroffenen

Person vorsetzt. Durch mobile Modeschauen und Bekleidungshäuser sowie umfangreiche Versandkataloge kann die Betreute selbst die Auswahl und somit den gesamten Prozess des Entscheidens für dieses Kleid erleben.

Eine Pflegekultur, die das Leben für den Bewohner selbstbestimmt gestalten möchte, öffnet sich für fördernde Begegnungen von Mensch zu Mensch und gegenüber Menschen außerhalb der Institution.

Gleichermaßen sollte es machbar und organisierbar sein, einen Besuch abzustatten, wenn dem Bewohner von sich aus daran liegt. Schließlich sind die Zeiten nicht für alle Bewohner gleich und es könnten ehrenamtliche Personen organisiert werden, die sich zur Begleitung bereit erklären, z. B. auf dem Friedhof das Grab des Partners zu besuchen, welches bisher regelmäßig besucht wurde.

Jeder Heimbewohner sollte die Chance haben, selbstbestimmt und geplant Besuch zu empfangen, eine neue Partnerschaft zu finden und zu leben, soziale Beziehungen aufzunehmen usw. Die Bedingungen dazu dürfen nicht von den Betreuungspersonen oder der Institution vorgegeben werden, sondern kommen als Ergebnis individueller Bedürfnisse von Aktivität und Ruhe, Offenheit oder Rückzug und dem Wunsch nach Nähe und Distanz, welche der Betroffene braucht, zustande. Dieses herauszufinden ist Aufgabe für alle an der Pflege beteiligten Menschen. Es als Ausdruck und Bedürfnis von Selbstbestimmung zu betrachten, das eigene Leben zu gestalten, ist eine Herausforderung und Chance für individualisierte Konzepte in Heimen.

7. Die Außenwelt erfahren

Bisher sind wir vom Menschen ausgegangen, der im Mittelpunkt unserer Bemühung um eine qualitativ gute Pflege steht. Wir schauten dabei auf den Erhalt der Wahrnehmung seines eigenen Körpers und seiner Lebensbewegungen. Dabei steht die Begleitung und Förderung durch menschliche Kontakte im Vordergrund. Der Blick ist von außen auf ein Zentrum gerichtet, nämlich den Körper als Zugangsweg zur Person. Durch die Häufigkeit sowie die Art und Weise des Kontaktes, stellen die Pflegepersonen den wichtigsten Teil der belebten Außenwelt des Patienten dar. Sie bringen primär die dingliche Umwelt der Pflegeutensilien an den dementierenden, pflegebedürftigen Menschen heran.

Pflegende berühren die Haut mit Latex- oder Waschhandschuhen, mit Zellstoff oder Bekleidung und allerlei anderem bekanntem, aber ebenso unbekanntem Material. Damit dringen Pflegende, von außen, in die innerste Welt des Erlebens des Menschen ein.

Diese Welt wird bestimmt von der Eigenwahrnehmung der Bewegung und begrenzt von der Körperoberfläche. Sie ist der Abschluss unseres «inneren Raumes» und stellt den Horizont des Körpers, die Grenze zur Außenwelt dar. Uexküll merkt dazu an: «Es ist der Raum, in dem wir unseren Körper wie ein Haus erleben, mit dem wir uns identifizieren müssen und in dem wir gleichzeitig umhergehen und Räume, Nischen, Gänge, Treppen und Stockwerke inspizieren und neu entdecken können.» (Uexküll 1994: 20). Durch eine respektvolle basal stimulierende Pflege soll der Mensch unterstützt werden, diesen Weg der Entdeckung des eigenen Körpers zu gehen, um sich in «seinem Haus» zurechtzufinden.

Gelingt diese Orientierung in sich, kann die Öffnung für die Wahrnehmung des «äußeren Raumes» der Außenwelt möglich werden. Denn «alles was an den Bewegungen unseres Körpers teilnimmt, wird zu dem Modell unseres Selbst hinzugefügt und (wird) ein Teil dieses erlebten Körpers.» (Uexküll 1994: 17)

Somit nehmen wir die Außenwelt durch Sinneserfahrung in uns auf, schaffen uns unsere Vorstellungen von «Ich» und «Nicht-Ich», von Mensch und Sache, von belebter oder dinglicher Umgebung und von Raum und Zeit.

Zum Erleben des inneren Raumes von Körper und Außenwelt benötigen wir den Tast- und Bewegungssinn, die Mittler sind zwischen diesen beiden aufeinander treffenden Welten, des inneren und äußeren Raumes. So erspürt ein blinder Mensch, der einen Stock zur Orientierung beim Gehen benutzt, die Außenwelt am Ende des Stockes. Der Tastsinn der Hand und der Finger vermittelt das Material des Stockes, z. B. einen Ledergriff. Das Ertasten des sicheren Weges erfolgt jedoch durch das Gefühl für die Oberfläche in der Spitze des Stockes. Dieses Beispiel verdeutlicht erneut die Aussage: «Man kann nicht berühren, ohne berührt zu werden», oder auch «berührt zu sein», da jede Information des Tastsinnes von sich aus in das Innere des Menschen vordringt.[34]

Augen und Ohren sind, neben den basalen Wahrnehmungsbereichen (Körpersinne: somatisch, vestibulär, vibratorisch), die primär bewusst wahrnehmenden Organe, die die Offenheit der Außenwelt erkennen lassen. Durch diese erlebt sich der Mensch im Raum, erschafft sich diesen und erfüllt gleichzeitig den Raum mit seinem «Da-sein». Er setzt sich in seiner Position in Beziehung zum Raum, betrachtet sich in diesem als Mittelpunkt, von dem aus sich die Umgebung erschließt. Aus einem archaischen Sicherheitsbedürfnis heraus überprüft der Mensch alle Außenweltinformationen unbewusst zunächst auf ihre Gefährlichkeit. Können wir ein Geräusch, verursacht durch das Schließen der Tür beispielsweise, als solches zuordnen und für uns als nicht gefährlich einstufen, horchen wir weiter hin. Wenn nicht, ziehen wir uns zum Schutz vor der Außenwelt in unserem Körper zurück. Dieser aktive Vorgang des Erschließens der Außenwelt ist an Bewegung gekoppelt, an die Fähigkeit, sich zurückzuziehen oder fortzugehen und zurückzukehren zum Ort des Ausgangspunktes.

Die Umweltsinne (sehen, hören, riechen, schmecken, tasten) dienen der Außenwelterfahrung. Mit ihnen können wir dessen gewahr werden, was außerhalb unseres Körpers, bzw. an ihm geschieht. Bedeutungsvoll, im Sinne der Außenwelterfahrung, ist die Greifbarkeit der Dinge im Raum, die nahe an einem Platz stehen, z. B. dem Bett oder aus der Reichweite entfernt sind, z. B. dem Nachttisch. Schließlich ist die Greifaktivität noch an die eigene Körperposition im Raum gebunden, die mehr oder minder die Funktion der Handlungsbewegungen unterstützt und bestimmt.

Die Verarmung an Bewegung eines dementierenden, multimorbiden oder in seiner Bewegung stark eingeschränkten Menschen, der viel Zeit im Bett verbringt, erfordert eine besondere, greifbare Ordnung der Dinge. Denn sein Bewegungsradius verdichtet sich, wird immer kleiner, vor allem wenn wenig Anregung von außen kommt.

Durch Gebrechlichkeit wird die Orientierung seines Bewegungs- und Handlungsraumes abhängig von anderen Menschen. Ihnen kommt die Aufgabe zu, die Erreichbarkeit der Welt zu organisieren, eine Beziehung zu neuen oder vertrauten Dingen herzustellen.

---

34 Eigenerfahrung: Benutzen Sie z. B. einen Ski- oder Wanderstock und schließen Sie die Augen. Lassen Sie sich von einer Person, am Kopf, mit verschlossenen Ohren, irgendwo im Zimmer hinführen und ertasten Sie mit dem Stock die Umgebung. Wo spüren Sie diese?

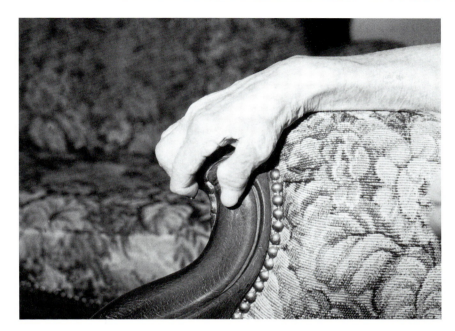

Abbildung 7-1: Interessante Tasterfahrung an vertrautem Material

Erfahrung der Außenwelt kann für den Betroffenen Sinn machen, wenn diese klar und einfach orientierend gegliedert ist, an bekannten Erfahrungen anknüpft und Neues behutsam «näher bringt».

7.1 Bedeutung von Haus, Heim und Wohnen

Die Einweisung in ein Heim stellt nicht nur psychisch eine einschneidende Veränderung für einen Menschen dar, sondern auch körperlich und räumlich. Bisher lebte die Betroffene zusammen mit dem Lebensgefährten in einer Mietwohnung oder dem eigenen Haus. Dort war sie eingebunden in eine vertraute räumliche Umgebung. Ihre Welt war bestimmt von heimischen Gerüchen, vertrauten Möbelstücken, wohlbekannten Wegen und altgewohnten Blicken aus den Fenstern in die städtische oder ländliche Umgebung. Von dort aus startete sie ihre Aktivitäten, die sie immer wieder zu diesem räumlichen Bezugspunkt zurückbrachten.

Schon mit Beginn der Fähigkeit zur Fortbewegung, als Säugling, bewegen wir uns durch «Robben» in Bauchlage oder Krabbeln auf allen Vieren von einer Stelle fort und kehren zu dieser zurück. Ohne einen Ort, an dem wir uns orientieren und unseren Lebensmittelpunkt erfahren, wäre das Leben ziellos umherirrend.

Im Laufe des Lebens, das bestimmt sein kann von Zeiten der Suche, beruflicher Mobilität oder Vertreibung durch Kriegswirren, finden wir meist einen Ort, an dem wir uns heimisch fühlen. Oft ist dies der Ort, den man selbst besitzt, zumindest aber in Besitz genommen hat: das gebaute, geerbte oder gekaufte Haus, eben so die Eigentums- oder Mietwohnung.

Somit wird verständlich, dass der Mensch, neben den sozialen Kontakten, in seinem ganzen Wesen bestimmt wird von den ihn umgebenden Räumen. Von diesen geht er weg und kommt wieder zurück, durch Zimmer, Flure, Wege und Straßen. Wie selbstverständlich entsteht so ein Zentrum, auf das sich die Bewegung ausrichtet, wohin er «heimkehren» kann. Dieser Ort ist das Haus, in dem sich der Mensch niederlässt und wohnt. Er schafft sich sein Zuhause und lebt in dieser Umgebung nach eigenen Vorstellungen, Bedürfnissen und Wünschen.

Wohnen geht in der Wortbedeutung zurück auf «sich behagen, zufrieden sein». Behaglichkeit und Zufriedenheit hängen somit sehr eng mit der eigenen Gestaltung des Hauses oder der Wohnung zusammen. Dies ist von besonderer Bedeutung für den betroffenen Bewohner, wenn er, gleich aus welchen Gründen, in einem Heim leben muss. Fröhlich (in Bienstein 2003, S. 90) merkt dazu an: «Wer in einer Welt leben muss, die nur von anderen dekoriert wird, kann diese Welt nicht als seine Welt akzeptieren.»

Das Leben in einem fremd dekorierten Raum vermittelt zeitlich gesehen den Eindruck einer Pension oder eines Hotels, in welchem der Aufenthalt für die bestimmte, begrenzte Dauer des Urlaubs akzeptiert wird. Denn selbst in der fremden Umgebung des Urlaubszimmers «belebt» der Mensch den Raum individuell, durch Auslegen von persönlichen Gegenständen, z. B. Kleidungsstücken, Kuscheltieren etc. oder die Veränderung der Anordnung des Mobiliars.

Das Zuhause ist der Lebensmittelpunkt, von dem der Mensch weggeht, um aktiv zu sein und um dorthin wieder zurückzukehren. Dort ist alles so angeordnet, dass man es wieder erkennt, Vertrautheit erlebt. So erzeugt die fremdbestimmt gestaltete Umgebung des Heimes – oder auch des Krankenhauses – zwangsläufig die Wirkung eines «Durchgangs-Syndroms». Offensichtlich erleben Bewohner die Situation Pflegeheim nicht als ihr Zuhause, sondern als einen vorübergehenden Aufenthalt an einem Ort, der ihnen fremd ist. Bosch zitiert eine Frau, die immer wieder weg möchte:

«Ich bin froh, wenn wir wieder zu Hause sind. Ich reise viel, aber so schlecht wie hier hat es mir noch nie gefallen. So schlecht versorgt; kein Hotel, das sie uns hier anbieten. Im Hotel wird man auch in Ruhe gelassen.» Auf die Frage an eine Frau, wie es ihr gehe, antwortet sie: «Das ist hier ein schrecklicher Verein. Man kommt mit dem Bus an, muss aussteigen, danach wird man unter die Dusche gesetzt, darf wieder raus und weiß nicht, wo man ist.» (Bosch 1998, S. 63 f). Hier wird deutlich, wie fremd die Umgebung Heim wirken kann. An dem Beispiel wird deutlich, was «Wohnen» sprachlich noch bedeutet, nämlich das Verweilen an einem bestimmten Ort.

Die Zeit im Altenheim ist häufig vom Warten und Verweilen geprägt. Es gibt kaum Aufgaben zu erfüllen, die den Bewohner körperlich oder geistig fordern. Das Verweilen findet im eigenen Zimmer statt, beim dementierenden, immobilen Menschen häufig der primäre Lebensort.

Wo Mobilität vorhanden ist, besteht die Möglichkeit, den Ort zu wechseln und sich an Plätze zu begeben, an denen sich das Leben zeigt. Gerne werden die Flure besiedelt, weil dort viel Bewegung stattfindet. Die einladende Gestaltung dieses Bereichs mit Sitzmöglichkeiten wäre wünschenswert. Entsprechende Bemühungen fallen jedoch meist dem Brandschutz zum Opfer.

Häufig ist es daher der Eingangsbereich des Heimes, der die Bewohner zum Verweilen einlädt. Dort ist ein Kommen und Gehen, das die Möglichkeit der Ansprache und des Kontaktes eröffnet. Weil dieser Bereich architektonisch einen Durchgangsbereich darstellt, lädt er nicht zum Verweilen ein. Hier wäre zu überlegen, wie dieser Bereich als «Aufenthaltsraum» gestaltet werden könnte. Das «Laufpublikum» sollte Angebote erhalten, wie z. B. ein Stehkaffee, eine Cocktailbar etc., welche die kommunikativen Bedürfnisse fördern.

Hieran soll deutlich werden, dass Verweilen, im Sinne von Wohnen, Räume unterschiedlicher Funktionalität benötigt. Diese sind in der Normalität des Alltags an verschiedenen Bedürfnissen ausgerichtet. Das Schlafzimmer, mit seinem Zentrum, dem Bett, dient der Erholung und zeitlichen Gliederung des Tages. Die Küche als primärer Arbeits- und Lebensraum dient der Zubereitung der Nahrung. Das Wohnzimmer stellt einen Aufenthalts- oder Versammlungsort dar, an dem die Familie zusammentrifft. Das Esszimmer ist der Ort der Geselligkeit und des Austauschs mit Gästen.

Jeder Raum wirkt von sich aus anregend und fordert zu unterschiedlichen Aktivitäten auf.

So wird verständlich, dass die Unterschiedlichkeit der Räume einen voneinander abweichenden Aufforderungscharakter mit sich bringen. Dem gegenüber steht im Heim ein einziges Zimmer, welches nur zum Teil mit eigenem Mobiliar bestückt ist. Entspricht dieser Raum im Erleben tatsächlich auch dem bekannten und vertrauten Schlafzimmer? Steht das Bett am gleichen Platz im Raum wie zu Hause?

Die vorherige Wohnung wird im Heim auf ein Zimmer reduziert und zu einem Wohn-Schlaf-Zimmer, manchmal auch Wohn-Schlaf-Bade-Ess-Zimmer.

Der Charakter der Aktivierung durch Verweilen in unterschiedlichen Räumen ist nur sehr eingeschränkt vorhanden. Die Wirkung der anderen Wohnräume fehlt fast gänzlich. Eine Möglichkeit, das Bewohnerzimmer zu strukturieren, läge im Einsatz von Raumteilern oder Paravents, bei engen Räumen. Sie bieten die Chance, Schlaf- und Wohnbereich zu trennen und damit auf kleinem Raum eine wohnliche Atmosphäre zu schaffen.

Der Aufenthaltsraum auf der Station ist oft Speisesaal auf Dauer. Dieses «Wohnzimmer» ist nach dem Geschmack der Pflegenden bzw. der Heimleitung eingerichtet und mit «fremden» Bildern dekoriert. Die Küche ist die «Teeküche» der Pflegenden, die nicht mit der eigenen Aktivität des Kochens in Verbindung gebracht werden kann. Es fehlen die sinnlichen Eindrücke des

Tastens und Sehens der Lebensmittel sowie der Geruch der Zubereitung des Essens.

Vereinzelt gibt es Einrichtungen, die bereits bei der Planung von Wohngruppen ausgegangen sind und als Zentrum jeweils eine große Wohnküche haben, in der auch das Essen von den Bewohnern gemeinsam zu- oder aufbereitet wird. Dadurch werden die vorbereitenden Aktivitäten des Kochens sinnlich erfahrbar, selbst wenn diejenigen nicht mehr eigenaktiv kochen können.

In verschieden Räumen der Wohnung erfährt der Mensch, je nach Zimmer, Arbeit, Lustbefriedigung, Sicherheit oder Geborgenheit. Das Haus oder die Wohnung ist klar begrenzt von schützenden Mauern, abgeschlossen von der Außenwelt durch Türen und dennoch offen für Eindrücke von Außen durch den Ausblick aus dem Fenster. Diese oft selbst geplanten und gestalteten räumlichen Bedingungen orientieren den Menschen. Sie helfen ihm, sich in Beziehung zur Außenwelt zu setzen, nämlich der Sonne, die als wesentliches Bezugssystem allgemein gültig ist. Orientieren kommt sprachlich gesehen vom Orient, dem Osten, d. h. der Richtung des Sonnenaufgangs. Die Lage des Hauses und die Funktionalität der Wohnräume richtet sich architektonisch nach der Sonneneinstrahlung.

Auch helfen die Himmelsrichtungen, sich in fremder Umgebung zurechtzufinden. Sie tragen dazu bei, zurückzukehren zu einem vertrauten Ort oder zum Haus, in dem der Mensch wohnt. So wäre es optimal, wenn die Lage des Zimmers des Bewohners der Himmelsrichtung entspräche, die er vom früheren häuslichen Lebensraum gewohnt ist.

Noch wesentlicher erscheint der Eindruck der Himmelsrichtungen durch Wahrnehmung des Himmels, der freien Natur. Das Heim muss die Möglichkeit der freien Bewegung bieten. Meist endet die Fortbewegung des dementierenden Menschen am Ende des Flures der Station oder an der Pforte. Die Sorge um das Verirren oder Weglaufen dominiert so sehr die Ängste des Pflegepersonals, dass es Bewegungsaktivitäten der Bewohner in der freien Natur nur unter Begleitung zulässt. Dadurch werden Bewegungszeiten und Bewegungsräume fremd bestimmt und fallen meist der allgemeinen Arbeitsbelastung zum Opfer.

Die Freiheit zur Bewegung drückt sich in der durchschreitbaren Weite des Raumes aus. Ein Heim braucht große Bewegungsräume und Platz in den Fluren. So ist vor allem bei der Gestaltung der Heime an ausreichend breite Flure zu denken. Der Flur sollte ein belebter, lebendiger Ort sein, an dem es Dinge zu sehen und zu hören gibt. Das Einplanen von Nischen für bunte Sitzgelegenheiten verschiedener Art eröffnet die Chance der gezielten Fortbewegung von einem zum anderen Sitzplatz.

Jederzeit sollte die Möglichkeit bestehen, ein frei betretbares Gelände mit Wegen und Garten, Sitzgelegenheiten und Nischen ergehen zu können. Behaglichkeit wird erreicht durch dichte, duftende Büsche und Schatten spendende Bäume. Ein leicht hügelig gestaltetes Gelände trainiert die Muskulatur und bringt Abwechslung ins Gehen.

Ein Zaun, mit einem modernen Überwachungssystem, gibt Schutz sowie die Chance zur freien Bewegung innerhalb eines Geländes. Zäune begrenzen deutlich den Raum und bieten Gewähr gegen das Weglaufen. Es soll dennoch möglich sein, das Heim jederzeit verlassen zu können, wenn z. B. die Bedienung eines elektronischen Türöffners durch Merken des Eingabecodes möglich ist.

Ein parkähnliches Gelände lädt Gäste zum Besuch und dem Betreten der Anlage ein. Kommen Tiere und die Möglichkeit der Verköstigung in einer Cafeteria hinzu, wird aus der Geschlossenheit des Heimes ein offenes Haus, das zur Kommunikation einlädt. So werden auch junge Familien mit Kindern, welche die Tiere sehen und streicheln wollen, zum Besuch eingeladen.

7.2 Orientierung im Heim

Zum Wohnen im Heim gibt es vielfältige Anregungen im «Qualitätshandbuch Wohnen im Heim» des Kuratoriums Deutsche Altenhilfe (KDA), worauf an dieser Stelle verwiesen sei. Gerade der dementierende Bewohner braucht die Chance, die fremde Umgebung Heim als neuen Lebensraum zu entdecken. Dabei kann die Fähigkeit, durch sinnliche Erfahrungen Erinnerungen an das eigene Wohnumfeld zu wecken, genutzt werden.

Farblich unterschiedlich abgesetzte Eingangsbereiche vor den Zimmertüren können einen Hinweis auf den eigenen Lebensbereich geben. Denn das Auffinden des eigenen Zimmers im Heim ist ein Problem der räumlichen Orientierung. Dies ist vor allem bei mobilen, dementierenden Menschen von Bedeutung, wenn sie umherwandern. Die ähnliche Gestaltung der Zimmertür wie zu Hause wäre eine Möglichkeit. Hier könnten Fototapeten hilfreich sein. Die häusliche Schlafzimmertür wird als Fototapete auf die Zimmertür des Heimbewohners aufgetragen. Andere Zimmertüren unterscheiden sich dann im optischen Erscheinungsbild. Die Türklinke kann gegen die vertraute Klinke von zu Hause ausgewechselt werden. Handläufe zwischen den einzelnen Bewohnerzimmern können mit einer unterschiedlichen Oberflächenstruktur, z. B. Rillen, Riffelung, Wellenform etc. ausgestattet werden. Die wechselnden Strukturen sind zusätzliche Orientierungshilfen und unterstützen, das eigene Zimmer aufzufinden. So wird taktil Bekanntes wahrgenommen und mit erinnerten Bildern in Verbindung gebracht. Die farbliche Gestaltung der Wohnetagen wird in vielen Heimen seit längerer Zeit erfolgreich durchgeführt. Hierbei wären kontrastreiche Farben von Wänden und Fußböden besonderes wichtig zur Orientierung.

Wir haben feststellen können, dass sich Bewohner eines Altenheims dennoch gar nicht an dem extra konzipierten Farbleitsystem orientierten, sondern aus dem Aufzug kommend, sich z. B. an der Madonnenfigur orientierten, weil diese fassbarer war als abstrakte Farbkombinationen.

Was wäre, wenn es nicht die «gelbe Station» gäbe, sondern die «Sonnen- oder Goldgelbe» mit markanten Objekten, wie den Sonnenblumen von Van Gogh, Sonnenblumenstrauß, der Wächter mit dem Goldhelm von Rembrandt, goldene Puttenengel …

Oder Blau wie der Himmel und das Meer mit Aquarium, Springbrunnen, Margritte- und Nolde-Bildern. Grün wie Froschgrün, mit grünen Pflanzen und Rot wie Blut, Liebe, Madonnenstatue, roter Teppich, Rosen und Mohnblumenbildern. Hierbei geht es um multisensorielle Orientierung. Jeder assoziiert eine Farbe mit bestimmten tastbaren Formen und Oberflächen, Gerüchen und manchmal sogar Geräuschen. Dies kann helfen, Gedächtnis- und Orientierungslücken zu schließen.

Natürlich ist es wesentlich, dass insbesondere die Neuaufnahme eines Bewohners von einem «Paten» begleitet wird. Das Finden der Wege und wichtigen Räumlichkeiten im Haus sollte trainiert, vor allem aber begleitet werden. Dies könnte spielerisch in einer Art «biografischen Orientierungslaufs» erfolgen. Vertraute Gegenstände, die dem Bewohner gehören und bekannt sind, können in den jeweiligen Räumen ausgelegt werden. So wird z. B. die Küche erkennbar durch das Kochgeschirr des Bewohners. Der Speisesaal durch die gewohnte Tischdecke und das bekannte Esswerkzeug. Hier sind weitere, eigene kreative Ideen des Pflegepersonals gefragt, wie durch intensive Begleitung und mittels biografischer Materialien ein Höchstmaß an Orientierung ermöglicht werden kann. Ziel sollte sein, durch regelmäßiges, begleitetes Begehen des Heimes bedeutsame Wege in Sicherheit und selbstständig zurücklegen zu können.

7.3 Das Zimmer

Der Lebensraum des Bewohners im Heim ist sein Zimmer. Dort sollte die Zeit nicht im Bett verbracht werden, sondern in einer, so lange wie möglich, aktiv teilnehmenden Körperposition, wie z. B. dem Sitzen auf einem bequemen, sichern Stuhl.

Um der unterschiedlich funktionellen Bedeutung des Raumes näher zu kommen, kann es sinnvoll sein, das Zimmer in einen «Tag-» und einen «Nachtbereich» aufzuteilen. Der Tagbereich ist mit Sitzmöbeln und mit aktivierenden, biografisch bedeutsamen Materialien ausgestattet, wie Zeitung, das eigene Gemälde oder ähnliches an der Wand, Schreibutensilien, Strickzeug etc. Die Materialien können zum «Aufräumen» oder Ordnung schaffen anregen oder einfach zur Zerstreuung genutzt werden.

Durch eine zweckmäßige Abtrennung – Raumteiler, Rollos, Paravent etc. – erhält das Zimmer einen anderen Charakter und wird zum Nachtraum. Dieser zeichnet sich durch wenig Anregendes aus. Der Raum sollte ein Wegdämmern ermöglichen und sich deutlich, vor allem in der Helligkeit, vom Tagraum unterscheiden. So kann zumindest ansatzweise das Gefühl von unterschiedlichen Räumen geweckt werden. Das Wohnen im Heim wird meist von einem reinen «Schlafraum», häufig als Doppelzimmer, geprägt. Die Gründe dafür sind finanzielle oder Raumnot.

Zur Fremdheit der Umgebung, beim Eintritt ins Heim, kommt ein fremder Mensch hinzu. Der Mitbewohner hat nichts gemeinsam mit dem einstmals vertrauten Lebenspartner. Er riecht anders, gibt andere Geräusche von sich, ist gleichgeschlechtlich und hat andere Lebensgewohnheiten und halbiert den schon knappen privaten Wohnraum. Solange derartige Doppelzimmer – in mancherlei Orten sogar Viererzimmer – vorhanden sind, stellt sich die Frage, wie dies mit dem Grundrecht der Unverletzlichkeit von Person und Wohnung vereinbar ist. Selbst wenn Betreuer eines dementen Menschen einer derartigen Wohnform zustimmen, bleibt fraglich, ob dadurch die Würde des Menschen nicht zu stark verletzt wird.

Sind andere räumliche Bedingungen nicht vorhanden, ist es dennoch möglich, durch Raumteiler die annähernde Privatsphäre eines Einzelzimmers zu schaffen. Ein positives Beispiel einer derartigen Raumgestaltung ist dem Krankenheim Sonnweid, Wetzikon (Schweiz), gelungen. Der große Schlafsaal für an Morbus Alzheimer erkrankte Patienten in der schwersten und letzten Phase der Erkrankung wurde durch verschiebbare Schränke und Raumteiler zur sogenannten «Oase» umgestaltet, in der die Privatsphäre des Bewohners weitgehend erhalten bleibt. Die Beleuchtung in der Nacht mit verschiedenen Farben und eine unaufdringlich dezente Deckenbeleuchtung, vergleichbar mit einem Sternenhimmel, schaffen eine heimelige Gemütlichkeit. Die vorhandenen Nischen geben Schutz, und die Atmosphäre des Raumes verbreitet Ruhe.

Vorsicht ist jedoch angesagt in Ländern, die einen Krieg erlebt haben, denn diese Art «Sternenhimmel» kann Assoziationen auslösen, z. B. eine erlittene Kriegsgefangenschaft im Freien.

Siedelt ein dementierender Mensch in ein Heim über, findet er bereits ein eingeräumtes Zimmer, vielleicht sogar mit fremden Möbeln vor. Die Anordnung des Mobiliars ist unbekannt und stimmt in der Regel nicht mit der gewohnten «Landkarte» des Raumes überein, welches der Körper in seiner Bewegung über viele Jahrzehnte gespeichert hat. Das Gedächtnis speichert das Bild der räumlichen Umgebung und hilft auch bei extremen Bedingungen, sich im Raum fortzubewegen, z. B. sich in der Nacht, im Dunkeln zurecht zu finden. Oftmals wird auf das Einschalten des Lichtes verzichtet, um nicht geblendet zu werden.

Die räumliche Ordnung unterstützt die Bewegung. Der alte Mensch weiß genau, wo er einen Stuhl platziert hat, an dem sich festhalten kann, nach wie vielen Schritten die Kommode zum Stützen einlädt und wann er in welche Richtung abbiegen muss, um die Toilette zu erreichen. Der Weg und die Anzahl der Schritte, z. B. zur Toilette, sind im Körpergedächtnis gespeichert. Die richtige Stützfläche am rechten Ort trägt zum Erhalt der Mobilität bei. Mobilität wiederum ist ein Garant für Muskelkraft und Gleichgewichtsempfinden. Kommt zum Muskeltraining zusätzlich die Substitution von Vitamin D und D-Hormon hinzu, kann das Sturzrisiko erheblich verringert werden.

Oft werden Gegenstände, wie Tisch oder Stühle aus dem Weg geräumt, um einer vermeintlichen Sturzgefahr zu begegnen. Die Vertrautheit des stabilisierenden Umfeldes geht dadurch verloren.

Im Zusammenhang mit gewohnter Fortbewegung, wie im häuslichen Bereich, erscheint die Überlegung wesentlich, wie Fußböden in Heimen gestaltet sein müssen. Der veränderte, oft schlurfende Gang des alten Menschen führt, je nach Schuhwerk und Fußboden zum Sturz, wenn die Schuhsohlen nicht leicht auf der Unterlage gleiten können. Insbesondere an Morbus Parkinson erkrankte Menschen sind von diesem Problem betroffen. Allgemein wird das Tragen von Ledersohlen empfohlen. Hier gäbe es konkreten Forschungsbedarf, welcher der Frage nachgeht, wie die Werkstoffe von Fußboden und Schuhwerk speziell für alte Menschen optimal aneinander angepasst werden müssten, um Stürze zu vermeiden.

Als Orientierungshilfe im Zimmer, gerade in der Nacht, sind Lampen mit Rotlicht zu bevorzugen. Die Wellenlänge des Rotlichts beträgt ca. 600 Nanometer. Eine optimale Wellenlänge des Lichts, die bei der Wahrnehmung im Dunkeln hilft. Die Photorezeptoren des Auges, die Zapfen, werden ausreichend gereizt und ermöglichen eine gute Sehschärfe. Die Stäbchen bleiben ausreichend dunkeladaptiert, sodass von blendfreiem Sehen ausgegangen werden kann. Zudem werden die Nachwirkungen der «Lichtblitze» vermieden, wenn Nachtwachen ausreichend starke Nachtlampen mit Rotlicht einsetzen. Ein Vorteil nicht nur für die Bewohner, sondern auch für die Blendfreiheit der Pflegekräfte.

7.3.1 Einräumen des Zimmers

Wenn Mobilität und Aufmerksamkeit es zulassen, kann es sinnvoll sein, das Einräumen des neuen Lebensumfeldes mit dem Bewohner gemeinsam vorzunehmen. Die Möglichkeit, den eigenen Schrank oder den Sessel zu berühren, an einen Platz zu stellen, kann helfen, das Gefühl der Besitznahme des Raumes und das der Ordnung herzustellen. Es wäre wünschenswert und dringend zu empfehlen, wenn die von zu Hause gewohnte Anordnung des Mobiliars im Heim Bestand haben könnte. Selbst wenn das Mobiliar der heimischen Wohnung ein Alptraum für jeden Raumausstatter und Innenarchitekten darstellt, jedes Teil hat seine Geschichte und Funktion. Bei leicht und schwer verwirrbaren Menschen ist es daher notwendig, am besten mit dem Neubewohner zusammen, die wichtigsten Möbel, Bilder auszusortieren und an entsprechender Stelle im neuen Domizil zu platzieren. Wichtig sind nicht die schönsten oder wertvollsten Stücke, sondern diejenigen, die dem alten Menschen das Gefühl «zu Hause» vermitteln. Es dürfte vielen Mitarbeitern und besonders der Heimleitung schwer fallen, den Anblick von Bildern mit röhrendem Hirsch und abgewetztem Brokatsessel in ihrer Einrichtung zu akzeptieren. Es handelt sich bei einem Altenheim, aus der Sicht besonders der Dementierenden, jedoch eher um ein Mietverhältnis in einer Wohngemeinschaft, als um einen Hotelaufenthalt. Auch sollte das Pflegepersonal sich eher wie der Ambulante Pflegedienst verhalten, der zu den Pflegebedürftigen nach Hause geht. Wäre «der Umzug» für den Bewohner körperlich zu belastend, könnte er immer noch im Raum verweilen und zuschauen. So erlebt er das Einräumen mit.

«Einräumen heißt, dass ich jedem Ding im Raum oder in einem Behälter in bedachtem Abwägen die Stelle zuweise, an die es fortan gehören soll und an die ich es immer wieder zurücklegen will, wenn ich es zum Gebrauch von dort fort genommen habe. (…) So gewährt das Einräumen dem Menschen jedes Mal eine eigentümliche Befriedigung, weil hier die Welt im Bereich des Aufgeräumten durch sein Tun klar und übersichtlich und beherrschbar geworden ist.» (Bollnow 2000, S. 208). Lässt der Gesundheitszustand des Bewohners diese Vorgehensweise zu, wird womöglich das Gefühl von «zu Hause sein» in diesem Zimmer unterstützt werden können. Denn der Raum erhält durch die «äußere» Ordnung, in der jedes Ding seinen Platz hat, einen Sinnzusammenhang. Die Außenwelt «Zimmer» nimmt damit Einfluss auf die innere Ordnung, den «inneren Raum» des Bewohners.

All diese Bemühungen können unterstützt werden durch bekannte und gewohnte Gegenstände des alltäglichen Gebrauchs, die einen Platz im Zimmer finden und zum Gebrauch anregen. Wichtig scheint, dass jedes Ding darin seinen Platz hat, an einer Stelle liegt, wo es wieder gefunden werden kann. Auch dies kann als eine Form von «Leben selbst gestalten» gesehen werden.

7.3.2 Das Krankenhauszimmer

Wird ein vorübergehender Umzug in ein Krankenhaus notwendig, wäre darauf zu achten, dass dieses fremde Zimmer «Anhaltspunkte» liefert, die Vertrautheit vermitteln. Einzelne bedeutsame und vertraute Gegenstände können vom Heim mitgebracht werden, z. B. der Wecker, das Bild des Kindes etc. Vor allem der Nachttisch sollte wieder erkennbar sein, da dieser oft das einzig Greifbare in der unmittelbaren Umgebung beherbergt.

Es sollte im Übergabebogen die Position des häuslichen Bettes für das Klinikpersonal erkennbar sein, damit vertraute Positionen im Raum eingenommen werden können. Wenn ein alter Mensch nicht auf der «richtigen» Seite des Bettes aufstehen kann, führt dies unter Umständen dazu, dass er gar nicht aufsteht, weil es tatsächlich schwerer geht. Es ist für ihn ungeübt, eigentlich ein ganz neuer Bewegungsablauf.

So führte das zur «falschen» Seite aufgestellte Pflegebett dazu, dass Herr W. den Schrank mit der Toilette verwechselte und in diesen urinierte. Er war von zuhause gewohnt nach dem Aufstehen vom Bett rechts abzubiegen, um das Klosett zu erreichen. Seine Bewegung folgte in der fremden Umgebung, sehr zum Ärger des Pflegepersonals, dem vertrauten, verinnerlichten Bewegungsplan seines häuslichen Bereiches.

Die ungewohnte Atmosphäre in einem Krankenhaus führt häufig zu einer Zunahme der Verwirrtheit. Pflegende der ambulanten Pflege stellen immer wieder fest, dass der alte Mensch, kaum in seine Wohnung zurückgekehrt, sehr schnell seine Orientierung wiedererlangt. Wir schreiben dies seiner vertrauten häuslichen Welt zu, in der jeder Raum, jedes Ding Bedeutung gibt.

Eine annähernd gleiche Erfahrung kann durch eine strukturierte Begleitung im Heim ebenfalls erreicht werden.

7.4 Das Bett

Das Bett stellt im Leben einen ganz persönlichen Schutzraum des Menschen dar. Dort beginnt sein Leben und meist endet es dort. Der Tag beginnt mit dem Aufwachen im Bett und endet mit dem Einschlafen zur Nacht. Der Schlafraum im eigenen Haus ist im Allgemeinen nicht für Besucher offen, weil die Bedeutung eines intimen Bereiches des Lebens mit diesem Ort in Verbindung gebracht wird. Sprachgeschichtlich bedeutet Bett eine «in den Boden eingewühlte Lagerstätte, im Boden ausgehobene Schlafgrube» (Trübners Deutsches Wörterbuch 1939).

Diese Deutung verweist auf einen Ort der umschlossen ist, deutlich begrenzt ist von einer Umrandung. Das Bett bietet einen Raum des Rückzugs, der Sicherheit und Geborgenheit. Aus diesem Grund ist die Positionierung des Bettes für den Bewohner ganz wesentlich. Es sollte in Beziehung zum Raum und dem übrigen Mobiliar möglichst am gleichen Platz wie zu Hause stehen. Hier sollte nicht allein die Funktionalität der Zugänglichkeit des Bettes für das Pflegepersonal im Vordergrund stehen, sondern die Geborgenheit des gewohnten Platzes für die Bewohnerin, die ihr z. B. hilft, zur gewohnten Seite hin aufzustehen. An der anderen Seite könnte die Wand eine Ersatzbegrenzung sein.

Vielleicht war es der Bewohner gewohnt, von der am Morgen auf das Bett scheinenden Sonne zum Aufwachen eingeladen zu werden. Andererseits können auch Geräusche aus dem Haus oder der Straße zum langsamen Wach-Werden angeregt haben. Wie dem auch sei, das Einschlafen und das Aufwachen sollten vom Gefühl von Schutz und Geborgenheit begleitet sein.

Diese Wahrnehmung ist eng mit dem Gefühl der gewohnten Bettausstattung verbunden. Sie steht unter anderem in Verbindung mit der Qualität der Matratze, dem Bettzeug und -bezug sowie der Bekleidung im Bett.

Das Nachthemd, der Pyjama oder die Schlafmütze vermitteln mehr oder weniger Körperbegrenzung. Das Tragen von Bettstrümpfen wärmt die Füße und begrenzt den Körper nach unten. Das Schlafen ohne Bekleidung dürfte bei alten Menschen eine selten anzutreffende Gewohnheit sein. Mit entscheidend für das Gefühl von Geborgenheit ist das Material der Bettwäsche und Zudecke. Je nach Jahreszeit sind weiche oder feste, wärmende oder kühlende Bettbezüge aus Wolle, Seide oder Baumwolle verbreitet.

Sei es die weitverbreitete Daunendecke, eine Woll- oder Felldecke oder Synthetikmaterialien, die gewohnt sind – alle Arten unterscheiden sich hinsichtlich des Gewichts, der Wärmeleitfähigkeit, der Atmungsaktivität und des subjektiven Wohlgefühls. Sie tragen durch den vertrauten Geruch oder das bekannte Körperempfinden zur Geborgenheit bei. Da jedes Material ein anderes Körpergefühl vermittelt, wäre das Anknüpfen an sensobiografisch Gewohntes wichtig.

Es wäre zu überprüfen, wie hygienische Aspekte und persönliches Empfinden in Einklang gebracht werden können. Natürlich ist darauf zu achten, dass durch die eingesetzten Materialien keine Sekundärerkrankungen auftreten können.

Zum Wohlfühlen im Bett gehört neben der entsprechenden Einschlafposition und der Position beim Aufwachen die Anzahl der Kissen und die Art und Weise des Zugedecktseins. Die Decke kann ganz eng um den Körper angelegt werden und bis über die Schultern oder den Kopf reichen, wobei nur noch Nase und Augen unbedeckt sind. Sie kann locker und lose den Körper abdecken und an den Schultern abschließen. Die Füße können in die Decke eingeschlagen werden oder nur leicht zugedeckt sein. Die Zudecke kann zwischen den Beinen liegen oder schlangenartig angeschmiegt sein. Sie kann das vertraute dicke Daunenplümo, eine Stepp- oder Wolldecke sein.

Die Fortsetzung dieser bekannten Gewohnheiten im Heim gibt dem Bewohner das Gefühl, sich selbst in einer vertrauten Welt zu fühlen, die Außenwelt so zu erfahren, wie er sie kennt.

Natürlich ist in unterschiedlichen Situationen der Einsatz zusätzlicher, den Körper begrenzender Medien möglich. Bewährt haben sich Rollen oder Stillkissen, die in unterschiedlicher Form zur Begrenzung an den Körper angelegt werden können. Dazu eignen sich gerollte Decken, die in ihrer umschließenden Form an die Buchstaben: A, II (römisch 2), U, L oder Ω (Omega) erinnern (**Abb. 7-2 bis 7-5** auf S. 176).

So werden durch die Umgrenzung einzelne Körperteile oder aber der ganze Körper spürbar. Je nach Ziel und Akzeptanz des Bewohners werden diese Medien zum Zweck der Begrenzung und Beruhigung vor allem in Zusammenhang mit dem Einschlafen eingesetzt.

Abbildung 7-2:
A-Rolle mit Patient

Abbildung 7-3:
U- und L-Rolle kombiniert als Abschluss nach unten

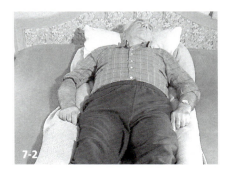
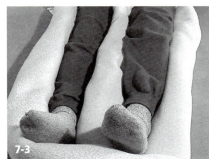

Abbildung 7-4:
II-Rolle zur seitlichen Begrenzung

Abbildung 7-5:
Ω (Omega)-Rolle umformt den Kopf

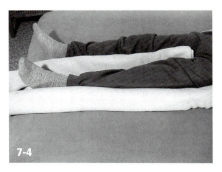
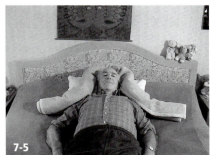

7.4.1 Das Einschlafen

Einschlafen zu fördern kann durch Bewegung des ganzen Bettes erreicht werden. Das Schaukeln des Kindes in der Wiege ist eine über Jahrhunderte bewährte Methode. Die Betreuungsperson bestimmt dabei den regelmäßigen, sanften Rhythmus und geht begleitend auf das Kind ein. Ein Schaukelbett für dementierende Menschen kann bei Unruhe das Einschlafen fördern. Dazu gibt es erste Prototypen, bei denen das ganze Bett bewegt wird und so der Effekt des Wiegens erreicht wird. Die leichte horizontale Bewegung führt von der eigenen Bewegungsaktivität hinüber in langsamem Wechsel zur Ruhe. Dämmerlicht im Raum und eine wiegende, gleichförmige Bewegung helfen, sich loszulassen und gedanklich ganz abzuschalten. Dabei tritt allmählich die räumliche Orientierung in den Hintergrund, und die Zeit verliert ihre Bedeutung. In gleichem Maße wie diese Elemente verschwinden, tritt das Gefühl der Sicherheit und Geborgenheit in den Vordergrund. Es braucht Vertrauen, um Bewusstsein und Kontrolle fallen lassen zu können. Begleiten kann dabei ein beruhigendes Singen oder Summen eines Gebetes oder Abendliedes. Beruhigende Ausstreichungen der Extremitäten ergänzen diese Bemühungen. Herrscht dann Stille und Dunkelheit im Raum sowie eine behagliche Wärme im Bett, überlässt sich der Mensch gerne dem entspannenden Schlaf. Störungen durch Öffnen oder Offenstehen der Tür wirken dabei irritierend, weil die Abgeschlossenheit des Raumes unterbrochen wird. Tritt der Schlaf erst ein,

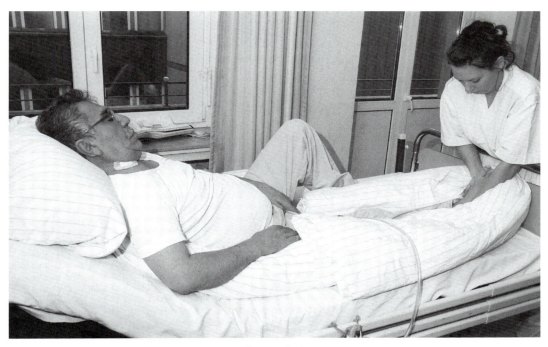

Abbildung 7-6: U-Rolle (bei Patienten mit Hemiplegie rechts)

bestehen nahezu keine weiteren körperlichen Anforderungen, weil sich der Mensch ganz der Schwerkraft überlässt. Die umgebende Welt ist durch das Liegen in weite Ferne gerückt und weicht der völligen Hingabe der Geborgenheit im Bett. Begleitet wird das Einschlafen und das Einschlafen-Können von der Hoffnung auf die Zukunft des Erwachens.

7.4.2 Das Aufwachen

Aus dem tiefen Schlaf kehrt die Wachheit, wie das Auflösen aus Nebelschleiern, aus einem langsamen Übergang von kurzer Orientierungslosigkeit, über das Gefühl eigenen «Da-Seins», zur Aufmerksamkeit für die Umgebung zurück. Man ist noch nicht gleich orientiert, sondern braucht einige Augenblicke, um sich seines Zustandes und der Umgebung zu vergewissern. Abhängig vom Ort des Einschlafens gewinnt der Raum erst allmählich wieder seine Konturen (**Abb. 7-7** auf S. 178).

Findet das Aufwachen im Bett statt, kann die Helligkeit des Raumes zu einer ersten richtungsweisenden Orientierung beitragen. Fällt nur ein wenig Licht zum Fenster herein, werden schon die räumlichen Richtungen von oben und unten erkennbar. Das vertraute Nachttischinventar erleichtert die Orientierung von «zu Hause».

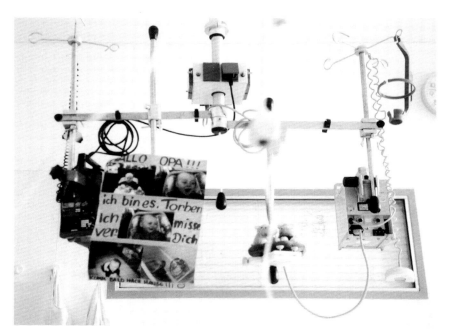

Abbildung 7-7: Orientierung durch Bekanntes in unbekannter Umgebung

Bei vollständiger Dunkelheit jedoch weicht diese Hilfe dem Gefühl des bloßen Empfindens von «Dasein». Strecken und Räkeln tragen dazu bei, den eigenen Zustand zu realisieren und machen die Körperlage bewusst. Muskulatur und Bindegewebe verkürzen sich bei der geringen Aktivität des Schlafens. Der Körper muss wieder in die ursprüngliche Länge gedehnt werden, um sich auf die herannahende Veränderung der Körperlage und die notwendige Kontrolle der Muskulatur vorzubereiten. Der Raum erschließt sich dabei durch Ertasten des unmittelbaren Nahbereichs und kommt, aufgrund der umgebenden Materialien, bekannt vor. Die Außenwelt dient der Orientierung durch ihre räumlichen Richtungen von «Oben» und «Unten», der seitlichen Bezugspunkte im Verhältnis zur Körperlage und der vorhandenen Gegenstände. Bewegung macht erkennbar, wo die Wand ist, die Matratze seitlich endet oder die Hand ins Leere greift.

Dieser Übergang der allmählichen Veränderung vom Gefühl des «Daseins» zum Zustand der Wachheit braucht Zeit, vor allem aber eine Veränderung der Körperlage.

Diese wechselt von der Bewegung einzelner Glieder im Liegen, eventuell über eine aufgestützte Seitenlage, langsam zum Sitzen. Erst wenn der Boden unter den Füßen deutlich fühlbar wird, kommt der Mensch annähernd ganz im Raum an.

Die Art, aufgeweckt zu werden, kann die Stimmung des ganzen Tages beeinflussen. Nicht ohne Grund fragt der Volksmund nach, ob man mit «dem falschen Fuß» aufgestanden ist, wenn man schlecht gelaunt ist. Das Wecken im Heim sollte sich nach der früheren häuslichen Gewohnheit richten. Viele alte Menschen, die über die langen Jahre der Berufstätigkeit an einen Rhythmus des Aufstehens und Zubettgehens angepasst sind, behalten diese Gewohnheit auch im Heim bei. Es wäre wünschenswert, dass für diese meist geringe Anzahl an Bewohnern entsprechende Angebote am Morgen vorhanden wären. So sollte, neben der in einigen Heimen bereits vorhandenen Möglichkeit des «Nachtcafés», zumindest das Angebot, einen Kaffee zu trinken oder ein Frühstück einzunehmen, unabhängig von den standardisierten Essenszeiten gegeben sein.

Oft benutzen Menschen im Ruhestand weiterhin den gewohnten Wecker oder Radiowecker, um wach zu werden. Einige werden durch das Tageslicht der offenen Rollläden wach. Andere wieder brauchen eine sanfte Berührung oder die verbale Ansprache mit ihrem Vornamen z. B., «Herbert, bist du schon wach?». Wesentlich ist jedoch, dass diesem Aufwecken eine Zeit des «Munter-Werdens» folgen kann. Die Rollläden werden geöffnet oder die Fenster geschlossen. Vielleicht ist es auch nötig, noch einmal den Raum zu verlassen, um dem Bewohner so die Zeit zu geben, sich an diesen Zustand allmählich zu gewöhnen.

Aufwachrituale, wie z. B. den Schlaf aus den Augen reiben oder das Gesicht von der Mitte nach außen zu streichen, unterstützen das Wachwerden ebenso, wie ein leichtes Dehnen der Extremitäten durch Zug an Armen und Beinen. Das Bewegen der Arme und Beine im Bett trägt ebenso zum Wachwerden bei, wie ein kurzes Verweilen in einer gewohnten «Aufwachposition». Dies kann sein: eine nachdenkliche Haltung mit den Händen unter dem Kopf und nach außen gerichteten Ellbogen; ein Heraushängenlassen des Beines aus dem Bett; ein Liegen mit in Hüft- und Kniegelenk angewinkelten Beinen oder dem Radio lauschen in einer anderen Lieblingsposition.

Schließlich sollte sich der Tag durch eine deutlich veränderte Körperposition im Raum und sinnvolle Anforderungen bemerkbar machen. Was nutzt die schönste Art des Weckens und der sanfte Beginn eines Tages, wenn im weiteren Verlauf kaum Aktivitäten oder sinnvolle Beschäftigung warten und dadurch der Tag zur Nacht wird?

Aus diesem Grund ist es notwendig, dass, falls die Körperpflege im Bett stattfindet, die aufgerichtete Position des Sitzens gewählt wird, damit ein Sinnzusammenhang entsteht zwischen dem Wachsein am Morgen und der Handlung des Waschens.

Findet das Aufwachen in einer anderen Umgebung zu einer anderen Tageszeit statt, z. B. sitzend am Tisch, beginnt das Wachwerden ebenfalls mit einer Orientierungsbewegung. Um sich über den Ort zu vergewissern, wird meist der unmittelbare Nahraum erkundet. Der Bereich des Nahraumes ist erreichbar durch die Bewegung der Hände oder Arme und sollte für den Bewohner durch biografisch bekannte Gegenstände schnell erkennbar sein. Vertraute, greifbare Dinge, wie die eigene Brille, ein Buch oder der gewohnte Trinkbecher schaffen das Bewusstsein von sich selbst im Verhältnis zur Umgebung. Ist die Eigenbewegung nicht möglich, helfen begleitende Bewegungen, sich dieser Außenwelt bewusst zu werden.

7.5 Körperposition und Beziehung zur Außenwelt

Die Chance, mit der Außenwelt in Beziehung zu treten, wird im Wesentlichen bestimmt von der eigenen Körperposition. Die Position des Körpers im Raum bestimmt unsere vielfältigen Orientierungs- und Handlungsmöglichkeiten. Die Entwicklung im Laufe des ersten Lebensjahres ist gekennzeichnet von der Fähigkeit, sich gegen die Schwerkraft zum aufrechten Stand zu bewegen. In jeder dieser Entwicklungsphasen nehmen wir verschiedene Körperpositionen ein, die mehr oder weniger für Handlungen geeignet sind. Was wir in unserer Umgebung erreichen, hängt ab von den vielen Freiheitsgraden der Bewegung unseres Körpers. Im Laufe der motorischen Entwicklung erlernen wir die willkürliche Kontrolle unseres Körpers. Dabei durchlaufen wir verschiedene Stadien, welche im Konzept der Kinästhetik als «Grundpositionen» bezeichnet werden. Der wesentliche Unterschied dieser Positionen liegt in der Aufgabe der Extremitäten. Entweder werden diese zum Bewegen, Festhalten oder Gewicht-Tragen genutzt. Positionen wie die Rückenlage, das Sitzen, der Schützenstand oder das Stehen auf beiden Beinen erlauben die freie Aktivität der Arme auf einfachste Weise. Tragen die Extremitäten abwechselnd das Gewicht des Körpers, ist Fortbewegung möglich. Das «Gehen» ist in der Position Bauchlage mit aufgestützten Unterarmen, dem Vierfüßler-Stand und dem Ein-Bein-Stand durch seitliche Gewichtsverlagerung möglich. Das Benutzen der Arme für Handlungen wird hierbei schwieriger, weil die Gewichtsverteilung asymmetrisch durch den Körper verläuft und die Arme Gewicht übernehmen. Selbstverständlich ist in jeglicher Körperposition durch den hohen Grad an Bewegungsmöglichkeiten ein gewisser Spielraum für Funktionen vorhanden. Dabei fördern oder hemmen die unterschiedlichen Positionen die Fähigkeit, den Nahraum oder die weiter entfernte Außenwelt zu entdecken.

Die Chancen, die Außenwelt wahrzunehmen, werden bei bestehenden Behinderungen, wie z. B. Lähmungen oder Kontrakturen der Extremitäten, in noch viel stärkerem Maße von der Körperposition abhängig. So ist bei der Arbeit mit Menschen, die in ihrer Wahrnehmung beeinträchtigt sind, die Aufmerksamkeit des Pflegepersonals auf das Einnehmen einer Körperhaltung zu richten, die zur Wahrnehmungs-, Bewegungs- und Kommunikationsfähigkeit einlädt. Erst dann kann die Außenwelt als etwas Sinnhaftes entdeckt werden.

Neben dem im Kapitel «Das eigene Leben spüren» beschriebenen Positionieren zur Unterstützung der Körperwahrnehmung und des Sicherheitsgefühls soll hier noch der Aspekt der Erfahrbarkeit der Außenwelt durch Positionen vorgestellt werden.

7.5.1 Die waagerechte Position

Etwa ein Drittel unseres Lebens verbringen wir in der passiv zulassenden, waagerechten Position des Liegens. Das Gewicht der einzelnen Körperteile wird der Schwerkraft entsprechend jeweils direkt zur Unterlage abgegeben. Die Menge der Sinnes-Informationen aus der Umgebung verändert sich. Die inneren Organe und das Blutgefäßsystem erfahren eine Druckveränderung. Die Zwischenwirbelscheiben des Skeletts werden entlastet, was zu einer leichten Ausdehnung des Körpers in die Länge führen kann. Als Folge des Liegens nehmen wir die Bewegungen unseres Körpers subjektiv aufmerksamer wahr, vor allem wenn wir von einer anderen Person berührt und bewegt werden.

Im Liegen bestehen vielfältige Variationsmöglichkeiten, das Gewicht auf der Unterlage oder im Körper zu verlagern. Je nach Absicht unserer Handlungen nehmen wir die Rücken-, die Seiten- oder die Bauchlage ein. Beine und Arme können in vielfältiger Weise verschränkt, unter oder auf den Körper gelegt, auf, unter oder zwischen die Zudecke gesteckt werden, ausgestreckt oder angewinkelt sein. Meist dominiert jedoch eine Lieblingsposition.[35] Tagsüber liegen zu müssen ist oft die Folge von fehlender oder falscher Bewegungsunterstützung. Der von Zegelin untersuchte Prozeß des «Bettlägerig werden» wird von den Betroffenen häufig mit dem Gefühl des «Festgenagelt sein» beschrieben.

Das Liegen bietet, wenn auch nur bedingt, die Bereitschaft, die Außenwelt zu erfahren. Wenn es gelingt, dem Bewohner durch vorausgehende, ansprechende Angebote Entspannung zu ermöglichen, kann sich für ihn Neues eröffnen. Er beginnt, sich für die Außenwelt zu interessieren. Sollte ein vorheriges Angebot zur Erfahrung der Außenwelt nicht möglich sein, ist das Einnehmen einer wahrnehmungsfördernden Position besonders bedeutungsvoll. Das Liegen sollte nicht den Charakter des Lagerns im Sinne von «Aufbewahren» haben, sondern denjenigen des «In-die-Lage-Versetzens» oder sich «Positionierens». Ein Mensch in einer «gewissen» Position wird eher be- und geachtet. Durch seine Lage soll der Bewohner von sich aus die Möglichkeit erhalten, den äußeren Raum zu erfahren.

Aus diesem Grund sind die Überlegungen im Pflegeprozess zur Position nicht nur unter dem Aspekt der Dekubitusprophylaxe anzustellen, sondern unter dem der Beziehung des Menschen zu den ihn umgebenden Dingen.

---

35 «Elsa Gindler hat die liegende Entspannung und die durch sie eintretende Spannungsverteilung als einen Zustand höchster Reagierfähigkeit bezeichnet, als eine Stille in uns, eine Bereitwilligkeit, auf jeden Reiz sensibler zu antworten.» (Milz 1994, S. 67).

Die Rückenlage

In der Rückenlage ist die Fähigkeit zu Handlungsbewegungen möglich. Die Arme sind seitlich, nach vorne und nach oben beweglich. Die Koordination von Händen und Augen wird ausgebildet. Gleichzeitig entsteht im Zusammenhang mit dem Greifen und den Armbewegungen ein Gefühl für den Raum. Das Spielen des Säuglings mit Gegenständen ist in dieser Lage gut möglich. Aktivitäten wie Lesen oder Essen sind zwar möglich, auf Dauer gesehen jedoch anstrengend, weil gegen die Schwerkraft Muskelarbeit geleistet werden muss. Die Augen folgen diesen Richtungen, wobei ab einem bestimmten Punkt die Bewegung des Kopfes integriert wird, um ein erweitertes Blickfeld zu erhalten. In der Rückenlage erschließt sich visuell hauptsächlich der obere Teil des Raumes, die Decke, wobei ein erhöhter Neigungswinkel des Kopfteiles des Bettes den «Überblick» nach vorne verbessert. In der erhöhten Lage des Oberkörpers wird das Betrachten des eigenen Körpers erleichtert.

Bedingt durch die Höhe des Bettes wirkt die liegende Position eher ergeben, bis «unterwürfig». Andere Menschen betrachten einen «von oben herab» und wirken in der Rückenlage größer, als sie tatsächlich sind.

Die begrenzte Bewegungsfreiheit des Kopfes führt zu einem eingeschränkten Hörvermögen, da beim Drehen des Kopfes ein Ohr meist in die Unterlage, das Kopfkissen sinkt, insbesondere wenn der Kopf nicht frei im Raum gehalten werden kann.

Die Rückenlage vermindert Aktivität, da sie stets mit Ruhen oder Schlafen in Verbindung gebracht wird. Aus diesem Grund – auch wegen der Gefahr des Dekubitus – eignet sich die Rückenlage nicht als «Dauerposition». So ist es wichtig, unterschiedliche Variationen der Rückenlage anzubieten, wenn andere Spürinformationen notwendig erscheinen, weil der Patient habituiert sein kann an diese «verwahrende» Position. Eine kurzzeitige Erhöhung des Fußteils des Bettes als Stufenbett entlastet die Fersen von Druck, verlagert das Gewicht flächig auf den Rücken und rückt Füße und Beine in das Blickfeld. Unter Zuhilfenahme eines Schaumstoffblocks, der in seiner Höhe der Länge des Oberschenkels entspricht, wird für eine sichere Position gesorgt, welche das Gewicht der Beine in einer neuen Art spüren lässt. Derart vorbereitet könnte sich durch Verstellen des Bettes eine Sitzposition ergeben.

Die bereits beschriebenen Formen der Körperbegrenzung bieten zusätzliche Abwechslung. Hierbei ist nicht die Funktionalität, eine andere Lage nach Plan umzusetzen, entscheidendes Auswahlkriterium, sondern das Angebot wird im Sinnzusammenhang mit der momentanen Situation des Bewohners ausgewählt.

Eine Variation der Rückenlage ist die «Relax-Lage» mit überkreuzten Beinen und dem auf dem Gesicht liegenden Unterarm. Diese Form der Rückenlage wird gerne zum Entspannen am Strand eingenommen. Diese Eigenberührung wird über Jahre immer wieder eingenommen, mit dem Ergebnis, dass der Muskeltonus wie auch die Einstellung der Gelenke an dieses Bewegungsmuster angepasst wird. Für uns Pflegende wird bei einem sensiblen Berührungs- und Bewegungsablauf dieses gewohnte Muster erkennbar. Dies ermöglicht das Herausfinden der Lieblingsposition.

Eine geringe Veränderung der Arme in dieser «Relax-Position» gibt dem Kopf Stabilität. Werden die Hände gefaltet unter den Kopf gelegt, zeigen die Ellbogen zur Zimmerdecke oder zur Seite, erreicht man eine Rückenlage in der gerne «sinniert», d. h. nachgedacht wird.[36]

Eine beliebte Position, nicht nur bei Frauen, ist die «b-förmige Position» der Beine. Dabei wird der Fuß des einen Beines unter das Knie des ausgestreckten anderen Beines gelegt. Diese Art der Rückenlage ist nur individuell anwendbar und muss ganz vorsichtig angebahnt werden. Nicht immer ist die Beweglichkeit der Extremitäten soweit erhalten, dass dieses gewohnte Bewegungsritual im Alter noch möglich ist.

Dennoch sind solche Abwechslungen überlegenswert, um denjenigen aus der Gleichförmigkeit der Rückenlage herauszuholen. Selbstverständlich handelt es sich auch bei diesen Variationen nicht um «Dauerpositionen». Selbst ein aktiver, bewegungsfähiger Mensch verweilt nicht auf Dauer in einer derartigen Position, sondern wechselt diese immer wieder in zeitlich kurzen Intervallen. Dadurch ergibt sich stets ein neues Verhältnis des Körpers zum Raum.

Wenn in der Rückenlage visuelle Angebote zur Erfahrung der Außenwelt gemacht werden, erscheint es sinnvoll, diese nicht direkt frontal anzubieten, sondern langsam von der Seite in das Blickfeld «wandern» zu lassen. Dies kann zu Kopfbewegungen ermuntern. Wenn kein Ausfall des Gesichtsfeldes vorliegt, lädt es zum Hinschauen ein.

Benutzen Sie ebenfalls die Möglichkeit zeitweise bekannte, aktivierende Gegenstände in das Blickfeld des Patientenaufrichters zu hängen, um die Greifaktivitäten anzuregen. So kann eine leicht erhöhte Rückenlage, die dem Bewohner angenehm erscheint, trotz aller Nachteile dennoch bewegungsfördernd wirken.

Eine deutlich erhöhte Rückenlage ermöglicht einen Rest von Schwerkrafterfahrung, welche sonst gänzlich verloren geht wenn jemand lange Zeit und womöglich noch weich gelagert, in flacher Rückenlage verbringen muss. Die Schwerkraftwahrnehmung ist ein basaler Aspekt unserer Orientierung bezüglich «oben» und «unten». Eine Decke, die aussieht wie eine Wand (mit Steckdosen, Wandleuchten, Bildern…) wird dann noch schneller fehlgedeutet und führt zur Desorientierung.

Die Seitenlage

In der Seitenlage ist die Wahrnehmung des Raumes verändert. Durch einen komplizierten inneren Umwandlungsprozess im Gehirn wird das Bild nicht

---

36 Siehe auch «Verbindendes Positionieren durch Eigenkontakt» Seite 100

schief, sondern die Außenwelt des Oben und Unten bleibt der Schwerkraft entsprechend und perspektivisch gleich. Das Gesichtsfeld ist dennoch eingeschränkt, weil die volle Blickspanne nicht genutzt werden kann. Das Hören ist nur auf einem Ohr gut möglich, und die Bewegung geht lediglich mit einem Arm bzw. Bein einfach vonstatten. Zudem erhöht sich der Druck auf die von der Unterlage getragene Seite, was auf Dauer zu einschränkenden Wahrnehmungsverlusten führt. Die Bewegungsaktivität mit der freien Hand bzw. dem Arm erlaubt, wenn auch begrenzt, den Rücken, das Gesäß und den Raum hinter sich, z.B. die Wand zu erkunden und zu erreichen. Die erleichterte Beuge- und Streckbewegung von Kopf, Brustkorb und Becken erlauben das Durchführen der Intimtoilette. Das Reinigen des Anus kann somit durch eine begleitende Bewegung annähernd selbstständig ausgeführt werden.

Studien der Universität San Francisco haben ergeben, dass Nierensteine sich vermehrt auf der Körperseite bilden, auf der der Mensch schläft. Dieser Zusammenhang war bei 70 bis 80 % der Patienten nachweisbar (Badische Neueste Nachrichten 2001). Diese Untersuchung zeigt recht deutlich, welche Auswirkungen die *Sensobiografie* mit sich bringen kann. So könnte nächtliche Unruhe bei dementierenden Menschen auch mit Nierenschmerzen erklärbar sein, wenn sie auf der gewohnten Seite liegen.

Liegt der Bewohner in der Seitenlage, ist eine hohe Anspannung der Muskulatur notwendig, um diese Position frei im Raum beizubehalten. Deshalb halten sich viele Patienten an Bettgittern in dieser Position fest, da sie insgesamt wenig Stabilität gibt. Bereits das Überkreuzen und Aus-dem-Bett-Gleiten eines Beines nach vorne kann den ganzen Körper ins Rollen bringen. Die Sorge, aus dem Bett zu fallen, ist in der Seitenlage häufig am größten. Um in diese Übergangsposition zwischen Rücken- und Bauchlage zu kommen, erhält die Somatische Sicherheit bei der Bewegung des Bewohners eine zentrale Bedeutung. Es wäre für den ängstlichen Menschen unterstützend, wenn die Geschwindigkeit des seitlichen Drehens z. B. in seinem Atemrhythmus, Körperteil für Körperteil erfolgen würde.[37]

Ist er auf der Seite angekommen, werden entweder die Beine in Hüft- und Kniegelenk angewinkelt oder/und die Arme in der gleichen Art und Weise zur Stabilisierung benutzt. Auch ein halbmondförmiges anschmiegendes Positionieren im Kontakt mit Materialien wie Decke, Stillkissen oder jeweils eine ca. 250 cm lange Begrenzungsrolle an der Körpervorder- und Rückseite gibt Sicherheit. Eine weitere Möglichkeit, sich in dieser Position sicher zu fühlen, ist eine Hand unter dem Kopf zu spüren. Die Handfläche kann unter das Gesicht gelegt werden, um so Eigenkontakt zum Körper herzustellen. Hände und Arme zwischen den Beinen zu fühlen, kann ebenso unterstützend sein, wobei auf einen rechtzeitigen Wechsel der Extremitäten zu achten ist.

---

37   Siehe auch unter «Den eigenen Rhythmus entwickeln» Seite 129

Dem natürlichen Bedürfnis nach Halt wird entgegengekommen, indem die Möglichkeit gegeben wird, das Bettgitter als Greifgelegenheit zu nutzen. Dieses kann mit unterschiedlichen Materialien aus Stoff oder z. B. Armierung aus Schlauch (Installateur fragen!) versehen werden, damit das Material sich angenehmer anfühlt.

Der «Gefängnisblick» (Abb. 7-8) durch das Bettgitter ist bei Pflegebetten mit Querstreben besonders drastisch. Bei manchen Bettmodellen wird diese Perspektive dadurch wieder hergestellt, dass zum Schutz gegen Herausfallen der Gitterrahmen mit Netzstoff ausgestattet ist. Hierdurch wird das Blickfeld unterbrochen und Gegenstände der Außenwelt werden nur schemenhaft gesehen. Andererseits bietet dieser Stoff die Möglichkeit, Gegenstände daran zu befestigen.

Oft versperrt der Querbalken des Bettgitters dem Bettlägerigen den Ausblick ins Zimmer. In der Seitenlage wäre durch Einnehmen der Perspektive des Bewohners darauf zu achten, dass ansprechende Dinge zu sehen sind, die von Zeit zu Zeit gewechselt werden können, um einer Habituation entgegen zu wirken. Hier wären biografisch bekannte Stoffe, Bilder, Skulpturen etc. einsetzbar (Abb. 7-9 auf S. 186).

Gerade die Seitenlage bietet die Möglichkeit, bei ausreichender Betthöhe, einen Blick aus dem Fenster zu ermöglichen. Dort draußen findet, je nach Umgebung des Altenheims, Bewegung statt, die vielleicht zur Beobachtung einlädt.

Je nach eingenommener Seite und Somatische Sicherheit vorausgesetzt, erlaubt diese Position Bewegungsaktivitäten mit dem freien, im Raum oben liegenden Arm. So könnte die Schublade des Nachttisches als eine Art bio-

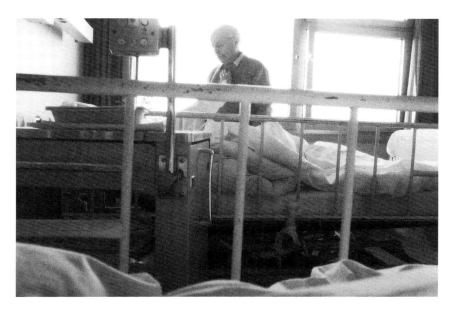

Abbildung 7-8: «Schöne Aussichten»

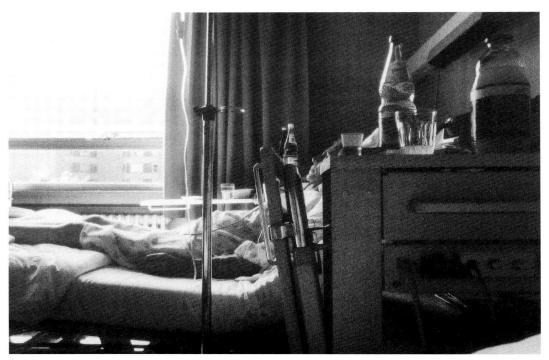

Abbildung 7-9: «Wo ist die Nachbarin?»

graphische «Kruschtschublade» gestaltet werden. Der Schrank oder die Kommode, in der sich dieser rettende Ort der Unordnung befindet, ist ein beliebter Aufbewahrungsort für Kleinteile und Gebrauchsgegenstände des nicht alltäglichen Bedarfs. Sicher besitzen auch Sie eine derartige Schublade, in der Sie gewisse Dinge aufbewahren. Meist sind dies Gegenstände, die man irgendwann einmal wieder brauchen kann oder von denen man nicht weiß, wo sie am besten aufgeräumt wären. Oft ist dieser Ort in der Wohnung letzter Ankerpunkt, wenn irgendetwas dringend gesucht wird und man es nirgendwo finden kann. Irgendwie ist diese Schublade eine Art «letzte Chance», denn sie birgt in sich die Hoffnung, das verzweifelt gesuchte Kleinteil dort wieder zu finden. So wird klar, wo ein Ding verortet sein könnte oder ist, das Sicherheit und Orientierung geben kann. Beim Suchen werden dann verloren geglaubte Dinge wieder entdeckt, und man nimmt sich dann meist Zeit zum Verweilen und Erinnern. Die mobile Variante einer solchen teils als «biografischen Schatzkiste» bezeichneten Schublade enthält unter anderem ausgesuchte, von der betroffenen Person als bedeutungsvoll empfundene Fotos und Gegenstände aus vergangenen Zeiten.

Das Ermöglichen derartiger Tasterfahrungen mit den eigenen biografisch gewohnten Gegenständen bringt etwas ungemein Beruhigendes mit sich. Gleichzeitig kann es zu einer näheren Beschäftigung mit Dingen führen, die lange nicht mehr «begriffen» wurden. Ein solches Angebot führt unter Umständen zu erheblicher Unordnung, zum Herauswerfen oder -fallen von Gegenständen. Das sollte Anlass zur Freude sein, denn es wäre ein eindeutiger Hinweis, dass der Bewohner Spaß hatte, d. h. Wahrnehmungs- und Bewegungsaktivität gezeigt und sich für die Erfahrung seiner Außenwelt interessiert hat.

Schließlich ist die Seitenlage ebenfalls eine beliebte Einschlafposition. Sie wird gerne eingenommen, um sich noch einmal ganz zusammen zu kauern oder das Gefühl der Ganzheit des Körpers zu spüren. Vor allem im kalten Bett sorgt die «eingeigelte» Seitenlage für Wärme und Geborgenheit. Diese Einschlafposition entspricht in der Regel nicht der Durchschlafposition, welche meist erst nach dem «Einschlummern oder Wegdösen» im Halbschlaf eingenommen wird.

Die Bauchlage
Die schützende Position der Bauchlage verschließt dem Menschen am Eindeutigsten den Zugang zur Welt und ermöglicht den Rückzug aus ihr. Die wahrnehmungsfähige Vorderseite des Körpers ist dabei begrenzt. Der Rücken zeigt zur Außenwelt und die Bewegungsfreiheit des Kopfes ist vermehrt eingeschränkt. Der Kopf ist zur «Schokoladenseite» gedreht, Hände und Arme liegen frei am Körper.

Teils wird die Bauchlage im Bereich der Intensivmedizin bei beatmeten Patienten eingesetzt, um die Belüftung der Lunge zu verbessern. Im Bereich der Pflege im Heim ist sie leider seltener zu beobachten. Wenn aus der Sensobiografie bekannt ist, dass die Bauchlage eine gewohnte Lage für den Bewohner war, bedeutet dies eine Erweiterung der alltäglichen Bewegungsmöglichkeiten. Wird diese Position eingesetzt, ist auf die gute Lage von Kopf und Gesicht zu achten. Diese dürfen – wenn überhaupt – nur mit einem ganz dünnen Kissen unterstützt werden, um die Atemwege nicht zu behindern. Zudem würde ein großes Kissen das Blickfeld zu sehr einschränken und eine zu starke seitliche Überstreckung des Kopfes bedeuten.

Diese Position gibt sehr viel Geborgenheit, aber auch die Möglichkeit, den ganzen Rücken zu erreichen. Eine Atemstimulierende Einreibung fördert in dieser Lage das Einschlafen. Der direkte Hautkontakt des Rückens wird ermöglicht, und durch eine ausstreichende Massage mit einem rauen Material wie Sisalhandschuhen wird die Wahrnehmungsfähigkeit des Rückens verstärkt.

Eine weitere schützende Wirkung in dieser Position kann erzielt werden, wenn eine oder beide Hände unter den Bauch gelegt werden. So hat der Bewohner auch die Chance, seine Genitalien zu berühren, um vielleicht auch lustvolle Erfahrungen zu machen. Gleichzeitig kann ein Bein im Hüftgelenk angewinkelt sein, was eine Seite vermehrt entlastet. Ein Kissen unter dem Rumpf gibt vermehrten Körperkontakt und bei ausreichender Breite die Chance, eine seitliche Begrenzung zu erfahren. Die Situation einer Umarmung des Kissens gibt Sicherheit und Geborgenheit, was in der Bauchlage durch Festhalten einer Rolle mit den Armen in ähnlicher Weise erreicht werden kann. So nähert sich die Bauchlage der 135°-Lage an.

Ein Öffnen des Blickes für die Außenwelt ist dann vermehrt vorhanden, wenn der Kopf nahe an der Bettkante liegt. Aus Gründen der Sicherheit wäre eine diagonale Lage des Körpers im Bett angebracht.

Bei geringer oder fehlender Eigenbewegung des Kopfes oder des Körpers besteht die Gefahr des Dekubitus im Gesicht, an Wangen und Ohren. Aus diesem Grund sollte die Position in einem regelmäßigen zeitlichen Rhythmus verändert werden, auch um einer negativen Gewöhnung durch die gleichbleibende Wahrnehmungssituation entgegenzuwirken. So wird es möglich, einen langsamen Wechsel von der Bauchlage, über die Seitenlage zur Rückenlage durch Veränderung von Kopf und Extremitäten entstehen zu lassen.

Wenn diese Position auch aufwendig erscheint, kann sie jedoch bei unruhigen Menschen, durch das Gefühl des festen Haltes von vorne, zur Ruhe führen. Zur weiteren Erfahrung der Außenwelt ist die Bauchlage nur sehr eingeschränkt geeignet, da die Arme zum Werkzeuggebrauch nur bedingt eingesetzt werden können. Bettlägerigen Bewohnern mit starken Beugekontrukturen in den Armen hilft die Bauchlage unter Umständen, ihre Arme wieder zu spüren. Wir haben beobachten können, wie diese Personen in der 135°-Bauchlage die Beweglichkeit ihrer Finger wieder entdeckt und genutzt haben oder nach der Rückpositionierung deutlich besseren Muskeltonus aufwiesen und die Arme gestreckt werden konnten.

7.5.2 Das Sitzen

Die aufgerichtete Position im Sitzen ist wohl die am häufigsten anzutreffende Lage im Bereich der Arbeit mit alten Menschen. Das Sitzen erlaubt den Gebrauch der Arme und Hände und ermöglicht somit eine anregende Gestaltung der Sache-Mensch Beziehung.

Voraussetzung für das «gute Sitzen» ist eine Sitzfläche, die Stabilität gewährleistet, da etwa 300 Muskeln mittelbar oder unmittelbar am Sitzen beteiligt sind. Der Körper muss sich entgegen der Schwerkraft auf den Sitzbeinhöckern durch Eigenbewegung ausbalancieren, das Gleichgewicht und Sehen so koordinieren, dass der Kopf in einer horizontalen Lage gehalten werden kann. Aus diesem Grund ist die tragfähige, stabile Sitzfläche und der «Boden unter den Füßen» notwendige Voraussetzung für einladende Seh-, Hör- und Greifaktivitäten.

Immer wieder ist in den Heimen zu beobachten, dass Bewohner über einen langen Zeitraum im Rollstuhl verweilen müssen, um einen aufwendigen Transfer zu umgehen. Die weiche, oft durchhängende Sitzfläche des Rollstuhls bewirkt ein Zusammensinken des Körpers in Richtung der vertikalen Körperachse. Dies beeinträchtigt sowohl die Funktion der inneren Organe, insbesondere die der Atmung und der Verdauung. Durch falsch eingestellte oder fehlende Fußstützen ist die charakteristische Gewichtsabgabe über die Füße unmöglich. Hierbei ist der Idealwinkel zwischen Oberkörper und Oberschenkel und Unterschenkel, sowie Unterschenkel und Fußsohle 90° sein sollte. Ist der Winkel kleiner, kann das Gewicht nicht zum Boden geleitet werden – es fällt zurück zu den Sitzbeinen oder gar zum Kreuzbein. Die Folge ist ein vermindertes Gefühl von Stabilität. Die Information geht hierbei eher in Richtung «Schaukel» oder «Liegen», als dass das «Sitzen im Stuhl» wahrgenommen wird. Ist die Sitzfläche nicht an die Länge der Oberschenkel angepasst, kann dies die Blutzirkulation der Beine negativ beeinflussen. Es kommt zu Krampfadern, Hämorrhoiden oder einer zunehmenden Thromboseneigung.

Das lange Sitzen mit geringer Bewegungsaktivität führt zu einem zunehmenden Verlust an Elastizität der Muskeln und Bänder der Oberschenkel, des Beckens und Rückens. Vor allem bewirken die mangelnden Möglichkeiten, die Armstützen der Rollstühle in der Tiefe zu verstellen, einen vermehrten Druck auf Ellenbogen und Oberarme. Verweilt ein alter Mensch nun über längere Zeit am Tag, über Wochen und Monate in einem derartigen Rollstuhl, entstehen Bewegungseinschränkungen bis hin zu Kontrakturen in den Schultergelenken (**Abb. 7-10**).

Als Folge davon geht die Fähigkeit, selbstständig ein Glas oder den Löffel zum Mund zu führen, verloren. Dinge auf dem Tisch können nicht mehr ergriffen oder herangeholt werden. Was früher «fassbar» war, wird jetzt «unbegreiflich».

Fehlt dem alten Menschen die Fähigkeit des selbstständigen Aufstehens und Gehens, wäre es sinnvoll darauf zu achten, dass sein Sitzen den Wechsel von statischer zu dynamischer Position zulässt. Statisch bedeutet die Möglichkeit, sicher auf dem Stuhl zu ruhen, ohne zur Seite zu kippen oder nach hinten zu

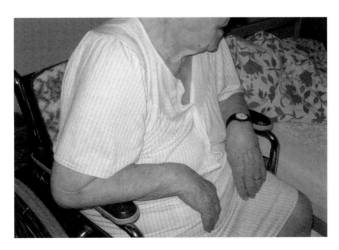

Abbildung 7-10: Schultergelenk unter Druck durch zu schmalen Rollstuhl

überstrecken. Auch hier sind die aufgestellten Beine mit Fuß-Boden-Kontakt wichtig. Die Kniekehlen sollten dabei nicht auf Dauer den vorderen Rand des Stuhles berühren, um eine Stauung der Durchblutung zu verhindern. Deshalb kann ein rückenlanges Spreukissen hilfreich sein, welches das Becken vom Kreuzbein aus aufrichtet und gleichzeitig die Möglichkeit bietet, sich aktiv an die Rückenlehne anzuschmiegen, wenn Entspannung gewünscht wird.

Dynamisch wird das Sitzen durch einen Sitzkeil und das Bereitlegen von aktivierenden Materialien in der greifbaren Umgebung, die zur Veränderung der Sitzposition anregen. Ist die Sitzfläche stabil, wird der Körper beim Aufrichten unterstützt. Sind die Füße im Kontakt zum Boden oder einer vergleichbar festen Unterlage, werden Handlungsbewegungen gefördert, da das nach vorne Beugen des Oberkörpers sicher möglich ist. Weitere biografisch vertraute Dinge können einen gleichwertigen Aufforderungscharakter entwickeln, wenn sie angeboten werden, wie z. B. Schäler und Kartoffeln, Äpfel etc. Voraussetzung hierzu ist die Erreichbarkeit des Tisches. So sollten unterschiedlich hohe Tische zur Verfügung stehen oder zumindest die Tischhöhe so verstellbar sein, dass die freie Beweglichkeit der Schultergelenke des Bewohners ermöglicht wird. Ebenso denkbar wäre eine Erhöhung des Stuhles oder der Sitzunterlage. Das den allgemeinen DIN-Normen entsprechende Mobiliar der Heime nimmt wenig Rücksicht auf die veränderte Körpergröße des alten Menschen. Gleichzeitig verbieten Sicherheitsbeauftragte den Einsatz von Fußschemeln, da die Unfallgefahr erhöht wird. Eine Möglichkeit wäre der Einsatz von ca. 5, 10 oder 15 cm hohen Styrodur®platten in der Breite des Stuhles und ca. 80 cm Länge. Mit einer dünnen Sperrholzplatte und einem desinfizierbaren Überzug versehen, ist diese Bodenerhöhung relativ sicher und kippt kaum.

Manche Steppbretter, wie sie in Aerobicstudios zu finden sind, können ebenfalls (weil auf Sicherheit geprüft) eine Hilfe sein.

Ist ein Wechsel aus der Sitzposition zum Stehen notwendig, kann es sein, dass die Wahrnehmung der Beine aufgebaut werden muss. Das lange Verweilen im Sitzen kann zur Habituation oder zum «Einschlafen» der Beine führen, besonders wenn es sich eher um ein «sitzendes Liegen» handelte. Um das sichere Aufstehen zu ermöglichen, könnte durch ein vibratorisches Angebot die Aufmerksamkeit auf die unteren Extremitäten gelenkt werden. Das Stampfen auf den Fußboden, in Verbindung mit einem Ausstreichen beider Beine vom Oberschenkel bis zu den Füßen, bewirkt eine deutliche Wahrnehmung der Beine. Diese Anregung kann helfen, sicher zu stehen und auf das Gehen auch somatisch vorbereitet zu sein.

Besonders wichtig wird dieses Angebot, wenn es gilt, am Morgen, nach einer langen Nacht, aufzustehen. Die vorbereitende Bewegung aller Körperteile in den großen Gelenken kann zu einem sicheren Sitzen beitragen, was insbesondere für den Morbus-Parkinson-Patienten von immenser Bedeutung ist.

Ist eine Mobilisation auf einen Stuhl oder Rollstuhl infolge schlaffer Lähmung und fehlender Rumpfkontrolle nicht möglich, sollte die aufgerichtete Sitzposition im Bett immer wieder angeboten werden. Dazu wird mit Hilfe der elektrischen Verstellungfunktion des Bettes zuerst die Liegefläche des Bettes so weit wie möglich in Richtung Zimmerdecke erhöht. Danach der «Beinknick» (im Hüftgelenk) hergestellt. Es folgt die Beintieflage (schiefe Ebene), wodurch der Oberkörper leicht nach vorne aufgerichtet wird. Zuletzt wird das Kopfteil des Bettes soweit erhöht, bis die Person in der Sitzenposition angekommen ist. Ein Widerstand unter den Füßen verstärkt das Gefühl des Sitzens.

Diese Einstellfunktionen des Bettes waren bis dato Standard bei Leihbetten der von den Krankenkassen gestellten Pflegebetten der häuslichen Pflege. In der vergangenen Zeit ist bei einigen Krankenkassen zu beobachten, dass diese «teureren» Pflegebetten eingespart werden. Es stehen dann meist nur noch im Oberkörperteil und der Betthöhe zu verstellende Pflegebetten zur Verfügung. In Folge dessen könnte eine Zunahme von Sekundärerkrankungen zu erwarten sein.

Eine Erweiterung der Sache-Mensch-Beziehung im Sitzen kann durch biografisch vertraute Dinge wie z. B. Werkstoffe und Werkzeug ermöglicht werden, wenn diese bereitliegen oder angeboten werden. Naturmaterialien, die jahreszeitlich bezogen sind, wie Heu, Kastanien, Eicheln, Bucheckern, unterschiedliche Baumrinden, Zweige etc., regen zur Entdeckung an, ebenso wie Büromaterialien. Hilfreiche Anregungen hierzu finden sich bei Osborn, Schweitzer und Trilling (1997). So ergänzte ein dementierender Mann die einzelnen Kästchen des «herumliegenden» Kreuzworträtsels mit seiner hieroglyphenartigen, nicht erkennbaren «Schrift» allein deshalb, weil dieses bekannte visuelle «Muster» vor ihm bereitlag.

Natürlich kann eine derartig gestaltete Welt nie die natürliche Erfahrung ersetzen. Deshalb sind Spazierfahrten im Rollstuhl in der freien Natur immer die bessere Alternative, um die Außenwelt zu «er-fahren». Welcher dementierende, im Heim lebende Mensch hat denn wirklich noch die Chance z. B. «Regenwetter» und die damit einhergehenden sinnlichen Erfahrungen zu spüren?

Das Sitzen am Fenster ist eine beliebte Aktivität des alten Menschen. Das Fenster bildet die Brücke zur belebten Außenwelt. Hier kann eine zeitliche Strukturierung, die orientiert ist an der allgemeinen Betriebsamkeit auf den Wegen und Straßen, Abwechslung in die Monotonie des Sitzens bringen. Vom Fenster aus ist Bewegung zu beobachten. Menschen gehen vorüber, Kinder spielen oder Fahrzeuge fahren vorbei und vermitteln Lebendigkeit. Hin und wieder findet eine Kontaktaufnahme durch eine winkende Begrüßung oder ein kurzes Gespräch statt. So kann ein gewisses Gefühl der Teilnahme am Leben außerhalb des Heimes entstehen. Deshalb können Heime im «Grünen», außerhalb der Stadt- oder Ortsgrenze zwar idyllisch gelegen sein, jedoch selten zur Erfahrung von Sozialkontakten und einer menschlich belebten Außenwelt beitragen. Wo dies planerisch nicht möglich war, wäre es sinnvoll, durch Veranstaltungen «Leben» ins Heim zu bringen, z. B. Skat- oder Schachturnier, Jassen (Kartenspiel) usw.

7.5.3 Stehen und Gehen

«Wie geht's, wie steht's?» ist eine übliche Begrüßungsformel, wenn sich Menschen begegnen. Sie drückt aus, dass Stehen und Gehen eng mit unserer emotionalen Befindlichkeit zusammenhängen. In unserer Sprache wird Stehen – neben anderen Bedeutungen – häufig mit Verweilen an einem Ort in Verbindung gebracht. Wenn jemand mit einer anderen Person in Verbindung steht, deutet der Begriff vermehrt auf den kommunikativen Zusammenhang des Wortes hin. «Wieder auf die Beine zu kommen» oder «auf eigenen Füßen zu stehen» weist in Richtung von Selbstbestimmung und Autonomie, ebenso wie einen «Standpunkt einnehmen», der auf einer persönlichen Haltung beruht.

Gehen hingegen bezieht sich sprachlich mehr auf einen dynamischen, fortdauernden Prozess der Bewegtheit. Wir sprechen bei der Gesundheitsentwicklung von Menschen, dass sie einen «Fort- oder Rückschritt» gemacht haben. Oft sind wir gespannt auf den «Ausgang» einer Sache oder wünschen uns, ein wenig mehr «aus uns heraus zu gehen». Stehen und Gehen finden in aufgerichteter Körperposition statt und bieten damit eine besonders gute Möglichkeit, die Außenwelt zu erfahren.

Beide Positionen brauchen ein hohes Maß an Kontrolle des Gleichgewichts.

Stehen bedeutet nie gänzliche Bewegungslosigkeit. Wir sind ständig bemüht, durch kleinste Bewegungen die Spannung im Körper auszugleichen, um in einer dynamischen Balance mit der Schwerkraft zu sein. Der Kopf und beide Arme sind frei beweglich und für Handlungen einsetzbar – im Stehen einfacher denn im Gehen. Beide Körperpositionen gehen mit einer aufgerichteten frei beweglichen Wirbelsäule einher. Der Mensch ist das einzige Lebewesen, dem das freie Stehen und der aufrechte Gang möglich ist. Veränderte ökologische Faktoren und die damit einhergehende Beschaffung von Nahrungsmitteln haben im Laufe der Evolution die Aufrichtung der Wirbelsäule in die Vertikale bewirkt. Die aufgerichtete Körperposition so lange als irgend möglich zu erhalten, kann wesentlich zur selbstbestimmten Erfahrung der Außenwelt beitragen.

Übergangspositionen
Nach dem Wachwerden erheben wir uns aus der liegenden Position in die Senkrechte, um die täglichen Anforderungen des Lebens zu erfüllen. Dieser Übergang vom Liegen über das Sitzen zum Stehen vollzieht sich, je nach «ausgeruht sein», in unterschiedlicher Qualität. Der Bewegungsablauf ist

dabei meist derselbe, manchmal jedoch in unterschiedlicher Geschwindigkeit und veränderter Anstrengung. Mit dieser Veränderung der Position im Raum geht eine Veränderung des gesamten Körpers und seiner Organe in Beziehung zur Schwerkraft einher. Die Durchblutungssituation erfährt eine neue Belebung, die Druckverhältnisse in den Wirbelkörpern und Organen verändern sich. Je klarer und aufmerksamer wir diese Veränderung unseres Körpers in Beziehung zum Raum vorbereiten, verfolgen und ausführen, umso selbstverständlicher wird das Aufstehen werden.

Wir stehen am Morgen mit mehr Freude auf, wenn wir Erwartungen an den Tag haben oder alltägliche Anforderungen zu erwarten sind. Ist kein klares Tagesziel formuliert, fällt das Aufstehen schwer oder verzögert sich zeitlich. Hier wird erneut deutlich, dass der Heimalltag mit Aufgaben erfüllt sein soll. Sei es das Lüften des Bettes, das Fegen des Zimmers oder die Vorbereitung des Frühstücks. Bei vielen Tätigkeiten ist das Stehen als Arbeitshaltung notwendig. Eine Vollverpflegung mit fertig präsentierten Speisen kann nur bei Bewohnern sinnvoll sein, die keinerlei Eigenaktivität mehr zeigen können. Gerade der alte Mensch braucht sinnvolle Anforderungen, um seine Wertigkeit zu spüren und seine Fähigkeiten zu erhalten.

Wie bereits erwähnt, sollte das Wecken in der biografisch gewohnten Art und Weise erfolgen. Um langsam auf den Wechsel der Position vorzubereiten, wäre das Kippen des Fußteils des Bettes in Richtung Boden hilfreich. Eigenaktive Bewegung in den großen Gelenken, ein Strecken oder Räkeln, fördert die mentale Vorbereitung auf die Veränderung der Position. Akzeptiert der Betroffene die Bewegung durch die Pflegeperson, ist das Bewegtwerden eine ebenso der Vorbereitung dienende Aktivität. Das beidseitige Ausstreichen der Beine, z. B. mit zwei trockenen Frottee- oder Massagehandschuhen, weckt die Aufmerksamkeit für die Beine ebenso, wie ein sich anschließendes Massieren der Füße. Die Fußmassage dient dem Bewusstwerden der Stabilität der Füße. Entlang des anatomischen Verlaufs der Knochen und Muskeln wird durch gleichmäßigen Druck, Kneten und Ausstreichungen jeder einzelne Anteil des Fußes erfahren. Wie bei jedem somatischen Angebot erfolgt das Vorgehen behutsam und in Austausch mit dem Bewohner. Nicht für jeden Menschen ist die Erfahrung dieses sensiblen Bereiches ein Genuss. Wird das Angebot akzeptiert, schließt sich meist ein stabiles Stehen an.

Zur weiteren Vorbereitung auf das Stehen wird das Drehen in die Seitenlage nicht nur verbal angekündigt, sondern als Positionswechsel durch ein Ausstreichen dieser Seite körperlich spürbar. Ist die Bewegungsrichtung durch das Führen der Hand zum Bettrand erfolgt, ist für den Betroffenen spürbar, dass genügend Platz zum seitlichen Drehen vorhanden ist. Ein wiegendes Schaukeln in Seitenlage mit einer größtmöglichen Kontaktfläche, mit dem Leintuch oder den Armen der Pflegeperson könnte den langsamen Übergang in die Sitzposition vorbereiten. Unterstützend und Sicherheit spendend kann, in Seitenlage mit am Bettrand liegenden Beinen, das elektrische Aufrichten des Kopfteils des Bettes sein. Spätestens zu diesem Zeitpunkt bietet sich das Aufsetzen der Brille an. Die Betthöhe sollte beim Aufrichten den Bodenkontakt der Füße ermöglichen. Unter Umständen erreicht die kleinere Patientin den Boden erst, wenn sie weiter nach vorne zur Bettkante rutscht. Auf diese Weise ist selbst bei sehr versteiften alten Menschen ein in Raum und Zeit angepasster Positionswechsel möglich, der jederzeit unterbrochen werden kann.

Sitzt der Bewohner, so kann die seitliche Unterstützungsfläche des Kopfteiles herabgelassen werden, um das freie Sitzen zu erreichen. Ein Verweilen am Bettrand mit schaukelnden oder rotierenden Bewegungen fördert die vestibuläre Anpassung an die veränderte Körperposition. Erfolgt die vibratorische und somatische Anregung, ist der Bewohner für das Aufstehen körperlich vorbereitet und kann sich besser für die Erfahrung der Außenwelt öffnen.

Das Stehen

Das Stehen erlaubt die besten Möglichkeiten der räumlichen Orientierung durch die freie Beweglichkeit des Kopfes. Augen und Ohren können zu allen Seiten hin gedreht und die Hände zum Werkzeuggebrauch genutzt werden. Im Stehen erleben wir durch Druck in Richtung der Schwerkraft auf intensive Weise den Zusammenhalt unseres Skeletts. Eine wichtige Spürinformation, welche zum Erhalt der Stabilität der Knochen beiträgt. Der Körper ist im Stehen ständig bemüht, seine einzelnen Körperteile in Balance zu halten, weshalb ständig kleine Ausgleichsbewegungen notwendig sind. Bei degenerativen Erkrankungen ist diese Fähigkeit muskulärer Anpassung beeinträchtigt. Um Sicherheit zu erlangen, halten sich alte Menschen deshalb gerne an Dingen fest. In der häuslichen Umgebung sind die Gegenstände gezielt platziert und werden als Unterstützung beim Gehen genutzt. Werden Stühle, Tische oder Kommoden als Stehhilfen angeordnet, können immer wieder «Stehpausen» zur Erholung genutzt werden. Stehtische in Nischen der Flure bieten die Möglichkeit, sich abzustützen und kurze Erholungsphasen einzuplanen. Werden die Tische mit Gegenständen aus Haushalt oder Beruf, Illustrierten, Getränken und Obst bestückt, regen diese Orte zum Verweilen an. Sie bieten die Chance, sich kurz auszuruhen und dabei mit anderen Menschen ins Gespräch zu kommen. Leider sind diese Gestaltungselemente nur in Gängen zulässig, wenn der Brandschutz dieses erlaubt.

In manchen Kulturen wird das Stehen zum meditativen Verweilen genutzt oder aber als Bestrafung. Stehen für sich genommen ist über einen längeren Zeitraum nur dann interessant, wenn manuelle Fähigkeiten angesprochen, etwas gesehen oder betrachtet werden kann. Biografisch und vielleicht spezifisch für Mann oder Frau ist es möglich, Gegenstände im Stehen zur Bearbeitung anzubieten. Eine Werkbank, ausgestattet mit Werkstoffen aus Holz oder Metall und den entsprechenden Werkzeugen, kann einen hohen Aufforderungscharakter besonders für Männer oder Bastlerinnen darstellen.

Angebote im Stehen beziehen sich meist auf visuelle Aktivitäten, wie aus dem Fenster schauen, Bilder betrachten, Sportveranstaltungen ansehen. Bewusste «Stehpausen» einzuplanen, wenn es gilt, den Bewohner beim Gehen zu begleiten, verschaffen Abwechslung und richten die Aufmerksamkeit gezielt auf die Außenwelt. Die Betrachtung eines vertrauten Bildmotivs kann Anlass zu kurzen Gesprächen über die Thematik des Gegenstands sein. Vielleicht können eigene Erinnerungen an Geschichten wachgerufen und erzählt werden, wenn der persönliche Bezug zum Gegenstand vorhanden ist. Die Pflegeperson kann von sich aus Beschreibungen oder Erörterungen des Gegenstands vornehmen, um so den Blick auf das zu Sehende zu lenken. Bedeutungsvoll ist jedoch, dass der Bewohner das Bild aus seiner, wenn auch gebückten Haltung im Stehen sehen und erkennen kann. Dies ist vor allem ein Hinweis auf die Dekoration der Gänge und Flure in Heimen oder Krankenhäusern, die vor allem den aufrecht stehenden und gehenden Menschen ansprechen. Der im Rollstuhl sitzende oder gebeugt stehende Mensch ist häufig nicht in der Lage, die Bilder wahrzunehmen (**Abb. 7-11, 7-12** auf S. 196). Wichtig in diesem Zusammenhang ist die Beleuchtung des Flurs. Reflektiert der Boden das Deckenlicht, kann dies wie eine visuelle Schranke wirken. Vielleicht assoziiert der Bewohner Wasserpfützen, wenn das Licht sich auf dem glänzenden Bodenbelag widerspiegelt, und er bleibt deshalb stehen.

Lässt die Körperhaltung den aufgerichteten Blick nicht zu, ist es denkbar, Gegenstände bodennah an die Wand zu hängen oder zu stellen. Es sollte möglich sein, Bilder für den Zeitraum des Betrachtens ebenso auf den Boden zu legen, wenn diese aus einer anderen Perspektive nicht sichtbar sind.

Das Gehen

Das Gehen ist wohl diejenige Körperposition, welche die vielfältigste Erfahrung der Außenwelt verspricht. Die Spielarten des Gehens stellen jedoch höchste Anforderungen an die Bewegungskoordination. Wechselnder Untergrund wie Holz- oder Teppichboden, Linoleum, ein wurzeliger Waldweg, Sand oder Gras fordern unsere Aufmerksamkeit für die Bewegung. Das Begehen eines derartig unterschiedlich gestalteten Untergrundes schult das Empfinden für Gleichgewicht und vermittelt die verschiedenen Qualitäten der Außenwelt. Gehen als genetisch verankertes Muster menschlicher Bewegung bedeutet ein Höchstmaß an Unabhängigkeit von anderen Menschen, aber auch Gefahren. Kükelhaus beschreibt das Gehen als «ein ständig aufgefangener Fall» (Kükelhaus H., zitiert in Milz 1994: 143). Beide Gesichtspunkte werden deutlich, wenn das Gehen eines Kindes beobachtet wird, welches gerade gehen lernt. Es ist einerseits interessiert an der Entdeckung der Außenwelt, andererseits noch sehr unsicher bei der Koordination seiner Schritte. Schaut es sich nach der Betreuungsperson um, erwartet es eine soziale Reaktion der begleitenden Menschen. Vergleichbar ist diese Situation mit dem Wandern des dementierenden alten Menschen. Ablenkung beim Gehen führt

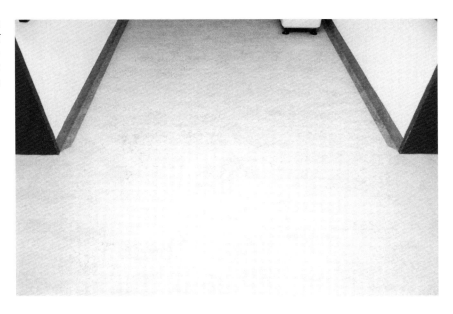

Abbildung 7-11: Sicht auf bebilderten Flur in gebeugter Haltung

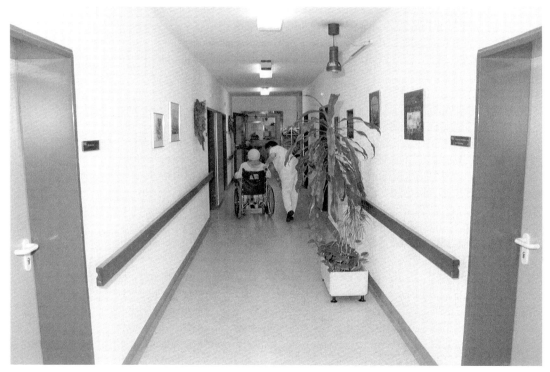

Abbildung 7-12: Sicht auf den bebilderten Flur, aufrecht stehend

dann häufig zum Stehenbleiben oder unkonzentriertem Weitergehen, was die Sturzgefahr erhöhen könnte. Das Mitgehen unter leichtem Körperkontakt erlaubt, bei Verlangsamung des Tempos, kleine Ruhepausen des Stehens.

Zeigt ein Bewohner Tendenzen wegzulaufen, wird er normalerweise meist daran gehindert. Spätestens an der Pforte endet sein «Weggehen». Dieses sollte durch «Wege gehen» ersetzt werden. Es grenzt geradezu an Freiheitsberaubung, wenn sich der dementierende Mensch nur im Dunstkreis der Station oder des Stockwerkes bewegen darf, aus Angst vor «Weglauftendenzen». Ausgänge zu gefährlichen Straßen sind zu sichern, ansonsten soll sich der dementierende Mensch in einem geschützten Rahmen des Heimes und seiner Außenbereiche frei bewegen dürfen. Ein eingezäuntes Gelände mit feinschottrigen Wegen, bei denen auch leichte Steigungen zu überwinden sind, ist jederzeit für jeden offen, der den Zahlencode eines elektronischen Türöffners behalten kann. Wenn seine Merkfähigkeit das Behalten des Zahlencodes zulässt, kann der Bewohner also das Gelände jederzeit verlassen. Wäre die Merkfähigkeit nicht möglich, müsste von einer persönlichen Gefährdung ausgegangen werden. Mit derartigen technischen Möglichkeiten bestehen einerseits der Schutz und die Gewährleistung der Aufsichtspflicht, andererseits die freie Bewegung innerhalb des Areals des Heimes und aus diesem heraus.

Eine weitere Möglichkeit der Erfahrung der Außenwelt ist das Einkaufen, ein Spaziergang oder die Wanderung, je nach Gehfähigkeit des Bewohners. Dieses Angebot sollte regelmäßig in den Tagesablauf integriert werden, weil Bewegung im Freien der Normalität des menschlichen Lebens entspricht. Dieses Angebot trägt wesentlich zum Erhalt aller sinnlichen Fähigkeiten bei. Der frische Geruch von getrocknetem Heu oder modrigem Wasser weckt sofort Erinnerungen an bestimmte Ereignisse. Während des Gehens können Pausen genutzt werden für taktile Erfahrungen von Naturmaterialien. Sei es das Ertasten von Baumrinden, das Begreifen von Steinen oder Moos. Barfuss gehen auf nassem Gras oder Sand, eine Kneippsche Wassererfahrung der Beine regen zur Lebendigkeit und zum Wohlbefinden an. Hier gäbe es vielfältige Möglichkeiten und unerschöpfliche Ideen, wenn die betreuende Person an derartige Möglichkeiten denkt und diese als Angebot versteht und gestaltet.

7.6 Aufbau der Beziehung Sache – Mensch

Der Wohnraum «Heim» ist Lebensraum des Bewohners, wie mehrfach dargestellt wurde. Der Aufbau einer Beziehung zu den ihn umgebenden Dingen dieser «fremden Welt» erfährt besondere Bedeutung, wenn es um Orientierung und Außenwelterfahrung geht. Bewegung ist eine wichtige Voraussetzung für den Erhalt von Fähigkeiten und vielfältigen Erfahrungen von Außenwelt. Die Unterscheidung von Menschen oder Dingen ist eben nur durch Wahrnehmung, Bewegung und Kommunikation möglich.

In den oben beschriebenen Körperpositionen besteht immer die Chance auf Umwelterfahrungen durch Bewegung einzelner Körperteile. Entweder werden Gegenstände mit diesen berührt, z. B. mit dem Gesicht, den Füßen oder mit den Händen aktiv umschlossen, oder Dinge werden über den Körper bewegt, um so unterschiedliche Qualitäten zu spüren. Sinnvoll erscheint auch die begleitende, verbale Beschreibung dieser Erfahrungen – z. B. «Spüren Sie mal, das ist Ihre Uhr» –, wenn die Aufmerksamkeit des Bewohners dieses zulässt. Steht dieses Angebot in einem Sinnzusammenhang mit der momentanen Situation bzw. der auszuführenden Aufgabe, kann eine behutsame, sinngebende Beziehung des Menschen zu den ihn umgehenden Dingen erfolgen. Es gilt dabei immer zu prüfen, ob die Körperposition überhaupt die dingliche Erfahrung erlaubt oder für diese Erfahrung nicht geradezu kontraproduktiv ist. Das Vorgehen bei dieser Erfahrung sollte sich an der Struktur des «Basalen Berührens» orientieren.

Sind Zeichen der Abwehr auf das Angebot zu beobachten, können die Gründe dafür in unterschiedlichen Bedingungen gefunden werden. Es können die Rahmenbedingungen des Zimmers sein, z. B. zu laut, zu kalt, die Person kann gerade bei diesem Angebot die falsche sein. Das Material könnte unbekannt sein oder von seiner Beschaffenheit als unklar oder störend erlebt werden. Stets hilft es, eine Pause einzulegen und den eigenen Willen hintanzustellen. Nicht die unbedingte Erfahrung steht im Vordergrund eines Angebotes, sondern die unmittelbare Begegnung von Mensch-Sache-Mensch.

Solange der Dementierende sich und andere Bewohner nicht in Gefahr bringt, wären seine Entdeckungsversuche zu akzeptieren und als für ihn sinnhaftes Angebot zu deuten.

Die wertvollste Erfahrung ist die freie, ungehinderte Fortbewegung im Heim. Sie erlaubt ein Höchstmaß an Autonomie und Außenweltbezug. Nahezu jede Körperposition ist dazu geeignet. Wie kann z. B. ein dementierender Mensch verstehen, der gewohnt war, frei in der eigenen Wohnung jeden Raum betreten zu können, dass er sich im Heim befindet? Die Doppeldeutigkeit dieser Umgebung entsteht aus dem widersprüchlichen Gefühl von Vertrautheit und Fremdheit mit den Räumen. Einerseits ist das eigene Zimmer bekannt durch einige gewohnte Gegenstände, andererseits öffnet sich beim Verlassen des Raumes die Fremdheit der Flure und anderer Zimmer. Gleichzeitig ist der dementierende Mensch der sozialen Kontrolle anderer Bewohner oder des Pflegepersonals ausgesetzt. Das Betreten eines anderen Zimmers wird als Fehlverhalten geahndet und mit entsprechenden Worten sanktioniert. Diese Doppelbotschaften deuten zu lernen ist für den verwirrten alten Menschen eine schwere Herausforderung. Körperliche Orientierung wäre unter Umständen dadurch zu erreichen, dass der Bewohner die Umgebung sinnlich entdeckt. Das «Begreifen» des Tisches, des Bettes oder des Schrankes, das Sitzen auf den «fremden» Stühlen führt am ehesten zur «Einsicht», dass dieses Zimmer nicht das eigene Zimmer ist. Wobei diese Erfahrung jedes mal wieder neu angeboten werden sollte. Voraussetzung hierfür ist die Mitarbeit der orientierten Mitbewohner, die diese «Besuche» akzeptieren lernen. Ob dieses möglich ist, hängt vom gegenseitigen Respekt, dem sozialen und wertschätzenden Klima im Heim und unter den Mitarbeitern ab.

7.7 Mit dem Mund die Außenwelt spüren

Die wohl eindrucksvollste Außenwelterfahrung erleben wir mit dem Mund. Die Außenwelt dringt über den Mund bis in unser Innerstes vor. Wir verleiben uns diese ein. Der Mund ist, nicht allein wegen der Leben erhaltenden Ernährung, die bedeutungsreichste Eingangspforte die «Leib und Seele» zusammenhält. Er ist als erstes Organ in der Lage, sehr differenzierte Informationen des «äußeren» Raumes, der Umgebung aufnehmen und verarbeiten zu können. Säuglinge nehmen diese sehr früh und intensiv über vielfältige Entdeckungen wahr. Über den Mund spüren sie die unmittelbare Nähe, den Körperkontakt zur stillenden Außenwelt «Mutter». Ein erstes Spüren von «Ich und Nicht-Ich» entsteht. Durch den Kontakt mit dem Mund korrigiert und entwickelt der Säugling die motorischen Fähigkeiten der Hände. Er macht geschmackliche Erfahrungen mit dem eigenen Körper, durch Lutschen am Daumen oder großen Zeh. Ebenso werden verschiedene Qualitäten wie hart, weich, warm kalt, wohlschmeckend und unangenehm von den umgebenden Dingen der Außenwelt entdeckt. Bei starkem Rückzug aus dieser Welt oder schwerer Pflegebedürftigkeit kommt dieser Kontaktaufnahme zur Außenwelt eine vorrangige Bedeutung zu.

Der Mund ist vom Anfang des Lebens an ein, wenn nicht das, zentrale Ausdrucks- und Kommunikationsorgan. Laute, Sprache und Mimik ermöglichen eine unglaubliche Vielzahl differenzierter Äußerungen und Mitteilungen.

Wir verwenden im Weiteren bewusst den Begriff oral und nicht nur gustatorisch. Der Geschmack macht nur einen Bruchteil der Wahrnehmung im Mundbereich aus. Zur Wahrnehmung beispielsweise von Kaffee gehört nicht nur der Geschmack auf der Zunge, sondern auch die heiße Temperatur der Tasse, die flüssige Konsistenz, der typische Duft und die Berührung von Porzellan an den Lippen. Eigentlich gehört zum «Kaffee trinken» für die meisten Menschen noch viel mehr dazu. Genau so wie es uns schwer fällt, Geschmack am Essen zu finden, wenn wir durch einen Schnupfen die flüchtigen Teile (Aromen) nur undeutlich wahrnehmen, ist eine Orientierung über das, was in diesem so empfindlichen Teil des Kopfes gespürt wird, erschwert. Dies insbesondere, wenn nur einzelne geschmackliche «Reize gesetzt» würden.

Der Mensch hat unterschiedliche Intimbereiche, deren persönliche Bedeutung sich im Laufe des Lebens zum Teil verändern. Neben den Genitalbereichen gibt es individuelle psychobiografische Bereiche und den Mund. Der Mund ist in der gesamten Lebensspanne von seinem Erleben von gleichbleibend hoher Bedeutung im Unterschied zu den anderen Intimbereichen. Bei sehr stark pflegeabhängigen Menschen ist das Schutzbedürfnis und das

Erleben dieses Bereiches meist vielfach stärker als das des Genitalbereiches. Besonders bei in ihrer Wahrnehmung zentralisierten, schwer pflegebedürftigen Menschen kann der Mundbereich sogar intimer und verletzlicher empfunden werden als der Genitalbereich.

Leider wird diesem Aspekt zu selten, besonders bei der Mundpflege Rechnung getragen. So kann man das Argument hören: «Mundpflege muss aus hygienischen Gründen sein – wie anders als mit Klemme und Tupfer soll ich sie denn machen?» Aus dieser Problematik heraus sei hier schon darauf hingewiesen, dass Mundpflege von «oralen Angeboten» deutlich zu trennen ist.

Deshalb bietet sich bei beiden Anregungen die Begleitete Bewegung an, da diese Art der Begegnung ein hohes Maß an Selbstbestimmung und Sinnzusammenhang bietet. Unter dem Aspekt des Sinnzusammenhangs ist die Frage zu stellen: «Wo beginnt für mich der Mund?» (**Abb. 7-13**).

Interessanterweise zeigt das typische Clowngesicht den Mund in der Form, wie sie von vielen Kursteilnehmern bei einer entsprechenden Erfahrung zu dieser Frage angegeben wird. Teilweise wird noch der Bereich um die «Kehle» herum dazu genommen (**Abb. 7-14**).

Um also nicht «mit der Tür ins Haus zu fallen», um der Schwerstpflegebedürftigen Gelegenheit zu geben, sich auf eine für sie ungefährliche und interessante Erfahrung in der Mundhöhle einzustellen, empfiehlt sich ein stufenweises Herantasten an diesen sensiblen Bereich (**Abb. 7-15, 7-16**).

Nachdem der alte Mensch sehen, hören und vor allem ertasten konnte, was da auf ihn zukommt, können wir durch ein sternförmiges Ausstreichen

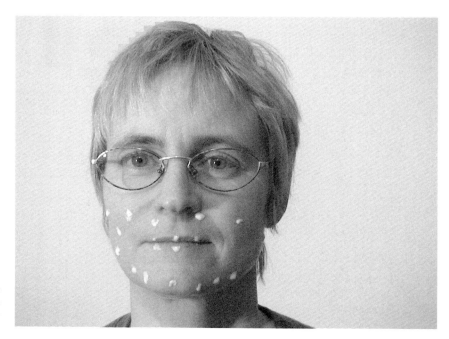

Abbildung 7-13: Wo beginnt die empfindliche Zone des Mundes?

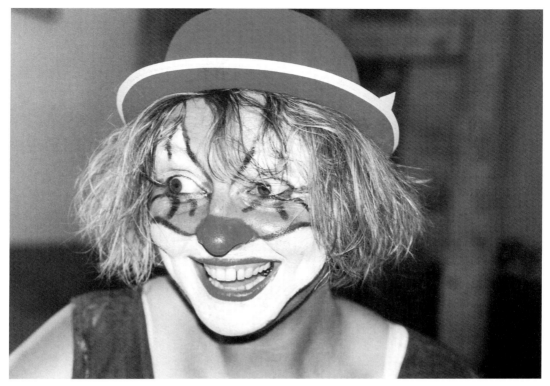

Abbildung 7-14: Clownmund

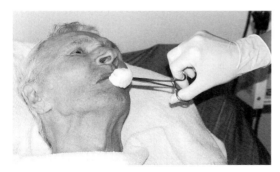

Abbildung 7-15: Direkte, unangenehme Berührung des Mundes

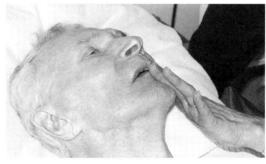

Abbildung 7-16: «Erlaubtes» Annähern an den Mund

mit dem Finger von außerhalb des Clownmundes hin zu den Lippen seine Aufmerksamkeit auf den Mund richten. Dies kann und sollte im Übrigen ruhig mit dem Finger des Betroffenen in begleiteter Form gemacht werden.

Im nächsten Schritt können die Lippen als «Türe» zum Mund betont und akzeptiert werden, indem sie kreisend umfahren werden. Oft sind jetzt bei stark somnolenten und wachkomatösen Patienten Lippenbewegungen und Schmatzen zu beobachten. Werden die Lippen nicht zusammengekniffen, gelangt man durch ein Vor- und Zurückdrehen des Fingers in den «Vorraum» des Mundes. Das «Zwischen-den-Lippen-Durchquetschen» würde jedoch starke Abwehr erzeugen und käme einem «Einbruch» gleich (**Abb. 7-17 bis 7-20**). Besonderes Augenmerk ist auf den Größenumfang des Fingers der Pflegeperson zu legen. Ist der Zeigefinger eher dick, empfiehlt sich der Einsatz des kleinen Fingers, um behutsam in die Wangentaschen zu gleiten.

Durch das Ausstreichen der Wangentaschen und äußeren Zahnreihe bzw. des Zahnfleischs kommt es meist zu einem Öffnen des Mundes. Dies gleicht dem Anklopfen an der «Zimmertür». Schlüssig fühlt sich das Streichen am Zahnfleisch, in Richtung Kiefergelenk und von dort an der Wangeninnenseite wieder zu den Lippen, an. Dieses Vorgehen wurde weitgehend von Logopäden entwickelt und lässt sich sehr gut mit den Ansprüchen der Basalen Stimulation nach einem Höchstmaß an Orientierung und Selbstbestimmung verbinden.

Wenn der Finger ab dem Streichen der Lippen einen sensobiografischen und angenehmen Geschmack anbietet, kommt ihm die Zunge nicht selten schon nach dem Ausstreichen der Wange entgegen – um in unserer Sprache zu bleiben, entspräche dies einer Begrüßung durch die im Zimmer sitzende Person. Im Mundraum selber sollte man sich anfangs jedoch eher im vorderen Bereich aufhalten.

Durch Wahrnehmungsveränderungen und Nichtgebrauch des Mundes kommt es evtl. zur Verschiebung der Würgereizschwelle vom hinteren Rachen in Richtung Zungenspitze.

Bis man im Mundraum selber Geschmacks- und Konsistenzangebote machen kann, sollte einiges an Zeit für den Vertrauensaufbau einkalkuliert werden. Bei entsprechenden Negativerfahrungen, z. B. durch ärztliche, pflegerische oder in der Vergangenheit erfahrene sexualisierte Gewalthandlungen im Mund, kann es mehrere Tage bis Wochen dauern, bis jemand seinen Mund öffnet und Kontakt mit Hilfe der Zunge aufnimmt. So kann es manchmal nötig sein, innerhalb dieser Zeit auf die Mundpflege an sich zu verzichten. Dies fällt den meisten Pflegekräften sehr schwer. Kann jedoch dieser Mensch seinen Mund als unter Umständen letzten, wirklich persönlichen Bereich wieder als respektiert und angenehm erleben, wird eine anschließende, entsprechende Mundpflege um ein Vielfaches effektiver sein als ein «blindes Stochern» im Mund. Beruhigend zu wissen ist, dass durch die Eigenaktivität von Mund und Zunge die körpereigene Mundpflege aktiviert wird. Die Speichelproduktion und -zusammensetzung wird verbessert, und durch feste Konsistenzen (Würfelzucker, Fleisch …) können sich Beläge zum Teil «abschleifen».

Die Vorbereitung zur Mundpflege kann zu Anfang mit ungewöhnlichen «Pflegemitteln» wie Bier, Gurkensaft, je nach Vorlieben des Bewohners, vorgenommen werden, sollte sich aber, wie schon betont, bald von dem Ange-

7.7 Mit dem Mund die Außenwelt spüren 203

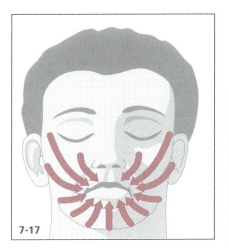

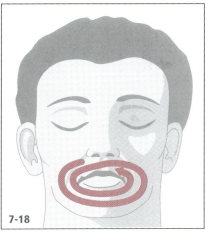

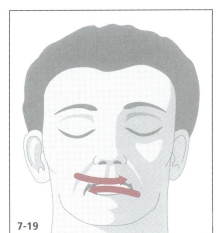

Abbildung 7-17: Sternförmiges Ausstreichen zu den Lippen hin

Abbildung 7-18: Umfahren der Lippen

Abbildung 7-19: Streichen über die Lippen

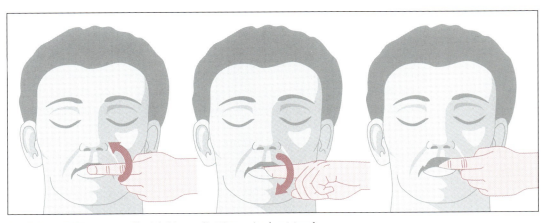

Abbildung 7-20: Finger rollt sich hinter die Lippen in den Mund

bot, das Richtung Essen und Trinken zielt, inhaltlich und zeitlich absetzen. Die persönlichen Mund- und Zahnpflegemittel sind ein weiteres Signal für die vertraute Mundpflege.

7.7.1 Tasterfahrungen mit dem Mund

Vor den sehr komplexen Wahrnehmungen Essen und Trinken stehen die anderen normalen und umfangreichen Erfahrungsmöglichkeiten des Mundes. Von ähnlich großer Bedeutung wie die Hände, machen wir im Alltag mit dem Mund eine Unmenge meist angenehmer Erfahrungen. Er dient uns als Erkundungsorgan. Es ist uns meist gar nicht bewusst wie häufig wir Gegenstände in den Mund nehmen. Auch viele Ticks stehen im Zusammenhang mit dem Mund (Nagel- oder Bleistiftkauen, Rauchen, ….). Vielleicht macht die Fülle der kontrastreichen Möglichkeiten auf kleinstem Raum den Mund so interessant. So wechseln die Konsistenzen innerhalb weniger Millimeter einander ab, weiche sensible Lippen, mit den kraftvolle Festigkeit spürenden Zähnen und der flexibel weichen bis harten Zunge, mit der höchsten Dichte an Tastkörperchen überhaupt. Mit der Zunge sind wir in der Lage, feinste Krümel oder Fleischfasern etwa zwischen den Zähnen zu ertasten. Ohne Zähne bzw. Prothese kann ich den Mund als Greifwerkzeug beispielsweise beim Öffnen viel zu kleiner Kondensmilchdöschen nicht nutzen, ohne Zungen- oder Lippenbewegung gibt es kaum Gelegenheiten, die Partnerin zu küssen und zu sprechen. All diese Fähigkeiten schlafen ein, wenn sie nicht genutzt werden.

Jedoch schlafen nicht nur die Fähigkeiten, sondern auch die Menschen ein. C. Bienstein kommt aufgrund von Beobachtungen (u. a. PET-Bilder des Gehirns) zu dem Schluss, dass unsere Wachheit (Vigilanz) von der Zungenaktivität stark beeinflusst wird, da deren Zentren im Gehirn unmittelbar nebeneinander liegen (Bienstein 2003, S. 192). Erfahrungen aus der Praxis bestätigen dies, und eine Studie der Universität Erlangen-Nürnberg zum Kaugummikauen kommt zu ähnlichen Ergebnissen (Witten aktuell, 648).

Wir halten uns etwa bei langen Nachtfahrten mit dem Auto wach, indem wir kauen oder sprechen/singen oder ein Bonbon lutschen. Umgekehrt haben wir bei stark komatösen Patienten häufig beobachten können, dass über orale Angebote erst die Zunge aktiviert und dann die Wachheit ausgeprägter wurde. Hierbei muss jedoch sehr individuell und interaktiv vorgegangen werden.

Stellen Sie sich folgende Situation vor: Sie hatten einen rundum schlechten Tag, draußen ist es kalt mit Nieselregen. Sie sind alleine zu Hause, der Fernseher kaputt und Ihre geheimen Vorräte an Schokolade, Chips und Alkoholika o. ä. erschöpft. Sie liegen auf dem Sofa und haben sich die Decke über den Kopf gezogen. … Was müsste passieren, damit Sie *freiwillig* vom Sofa aufstehen und dem Abend noch eine kleine Chance geben?

Die Antworten werden sehr unterschiedlich sein. Bei der Einen muss nur der Hund mit der Leine im Maul kommen, der Nächste bekommt eine schöne Tasse Kaffee mit Milchcreme vom Partner ans Sofa gebracht, die Dritte lässt sich von dem Angebot der Freundin, zusammen in den neuen Film mit Brad Pitt zu gehen, locken. Fast immer wird ein Angebot offeriert durch eine besondere Person (evtl. auch Tier), jemand der Sie sehr gut kennt, der an Ihrem Leben und Erleben teilhaben möchte und von sich etwas mit einbringt. Sie können natürlich mit Druck und etwas Gewalt vom Sofa gezerrt werden und werden aufstehen, weil jemand sagt «du musst sofort kommen», weil es brennt, Sie dringend zur Toilette müssen oder jemand die Decke wegnimmt. Das wird jedoch den Rückzug und die Negativstimmung im Endeffekt noch verstärken. Spätestens beim nächsten Mal wollen Sie darauf nicht mehr hereinfallen und machen noch mehr «dicht».

Das voraussetzungslose Anbieten in einer beziehungsstiftenden Weise, also in der Regel durch eine Person, ist natürlich nicht nur im Zusammenhang mit einem oralen Angebot zu fordern, sondern generell innerhalb der Basalen Stimulation zu berücksichtigen.

Bei oralen Angeboten können also verschiedenste Dinge einschließlich der eigenen Hände des Bewohners erfahrbar gemacht werden. Es soll jedoch ein deutlicher sensobiografischer Bezug zum Mund bestehen (Mundpflegeutensilien, Pfeife, angeknabberte Brillenbügel …).

Um die Informationen deutlicher zu gestalten, sollte der Gegenstand vor dem Mundkontakt mit den Händen erfahrbar sein. Dies bereitet nicht nur vor, sondern hilft, die Information über mehrere Kanäle aufzunehmen und zu dem bekannten Bild wieder zu verknüpfen.

7.7.2 Essen

Das Essen stellt nicht nur in der Pflege alter Menschen ein besonderes Problem dar. Essen ist in der Pflege, aber auch der Medizin ein Stiefkind. Beobachten Sie einmal, wie viel Zeit sich die Mitarbeiter in Kliniken und Heimen in ihrer Mittagspause nehmen, um zu essen. Die kulturelle und sinnliche Bedeutung des Essens und individuelle Essenszeiten haben nur in wenigen, vereinzelten Einrichtungen Einzug gehalten. Nach wie vor beanstandet die Deutsche Gesellschaft für Ernährung in ihren Ernährungsberichten die Qualität des Essens, insbesondere in Kliniken. Wir selbst konnten beobachten, dass Heime, die von Fremdküchen versorgt wurden, das Mittagessen bereits um 10.30 Uhr angeliefert bekommen und dieses bis zum Verzehr 1 bis 1,5 Stunden im Wärmeschrank bleibt. Die Qualität und der gesunde Nährwert dieser «Lebensmittel» sind dabei annähernd null.

Beim alten Menschen kommt noch ein verändertes Geschmacksempfinden dazu. Durch Schwäche oder Schluckstörungen (meist als Folge von Schlaganfällen oder nach Entfernung oraler Sonden und Beatmungstuben) bedingt, erhalten nach wie vor (zu) viele Patienten und Bewohner passierte Kost. Diese ist in Bezug auf optische Gestaltung und Abwechslung in den meisten Einrichtungen sehr fade.

Beispiel:

> Frühstück: Leberwurstbrot oder gar Puddingsuppe
> Mittag: Kartoffelpüree, durchgedrehtes Fleisch, grünes, orangefarbenes oder weißes Gemüse
> Abendessen: Schmierkäse auf Weißbrot oder wieder Puddingsuppe

Dies ist vielleicht überzogen dargestellt. Unsere Erfahrung zeigt jedoch wenig kreative und interessante Angebote auf den Essenstabletts.

Zudem ist die Festschreibung «Schluckstörungen» häufig undifferenziert oder falsch. Zu selten wird die Diagnostik von einer Logopädin bzw. einer HNO-Ärztin bzw. Neurologin vorgenommen. In vielen Fällen ist die so genannte Schluckstörung die Folge einer Wahrnehmungsstörung. Ist dieser Mensch in der Lage, das, was da in seinen Mund kommt, schnell genug als Getränk zu identifizieren, damit er den Kehldeckel schließen kann, bevor dieses von alleine in die Luftröhre geflossen ist? Abgestandenes, zimmerwarmes Wasser gibt nur wenig Informationen, besonders wenn es mittels Schnabelbecher bei leicht gestrecktem Hals direkt auf die Zunge geschüttet wird.

Es ist zu überprüfen, ob sich durch Sonden o.ä. ein gewisses Taubheitsgefühl im Rachen eingestellt hat (Bienstein spricht vom «Totstellreflex», vgl. Bienstein 2003, S. 19). Dies kann u. U. über Wochen andauern (auch eine Form von Habituation). Falls wirklich keine Logopädin o.ä. die Einschätzung vornehmen kann, sollte eine Fachkraft mit viel Sorgfalt Trinkversuche durchführen, wenn die Betroffene optimal ansprechbar ist. Zur unmittelbaren Vorbereitung sollte die Person in sitzende Position gebracht werden. Genau wie bei der Mundpflege sollte der Kopf zunächst so gebeugt sein, dass die Flüssigkeit, wenn sie nicht aktiv in Richtung Kehle gefördert wird, aus dem Mund herausläuft. Um die Aufmerksamkeit noch zu steigern, wird der Mund vorbereitet (s. o.). Als Flüssigkeit bietet sich eine bekannte mit deutlicher Temperatur und ansprechendem Geschmack an. Auf jeden Fall sind Fruchtsäure o. ä. zu Anfang zu vermeiden, da diese, wenn sie aspiriert werden, die Lungenschleimhäute angreifen können. Abgesehen von «trinkgierigen» Menschen kann das gut gefüllte Trinkgefäß, möglichst ein Glas (durchsichtig, vertrautes, sinniges Material), in die Hand gegeben werden. Ein kleiner Schluck wird in den vorderen Mundbereich gebracht, sodass er aktiv weiter befördert werden muss. Falls es sich, wie in vielen Fällen, «nur» um eine Veränderung der Wahrnehmung handelt, wird derjenige fast reflexartig den weiteren Schluckvorgang vornehmen. Wenn nicht, bleibt die Flüssigkeit ungefährlich im vorderen Mundraum oder läuft heraus. In diesem Fall kann man zu einem späteren Zeitpunkt weitere Versuche starten und einen Logopäden hinzuziehen. Durch das Andicken der Getränke, z. B. mit Nestagel®, wird die Flüssigkeit langsamer, «größer» und kann somit eher erkannt werden. Und es muss nicht immer Puddingsuppe oder Kartoffelbrei sein. Mit einem Getränkemixer lässt sich fast alles passieren, selbst Reis und türkische Pizza. Multifunktionshaushaltsgeräte wie der Thermomix® können Speisen kochen und anschließend gleich, je nach gewünschter Konsistenz, so fein passieren, dass sie sogar für die Verabreichung durch die PEG-Sonde geeignet sind. Wenn die Kost für das orale Angebot die gleiche ist, wie die anschließend feinst passiert verabreichte Sondenkost, stehen beide im deutlichen Sinnzusammenhang. Kommt die angepasste Sitzposition im Bett (vgl. Sitzen) hinzu, könnte sich erneut das Gefühl von «Sattsein» einstellen.

Bei den Großküchen-Puddingsuppen haben wir häufig beobachtet, dass die Enzyme des Speichels den Pudding nach kurzem Kontakt wieder in Wasser und festere Bestandteile aufspalten, was dann auch wieder zur Aspiration geführt hat. Genauso fließt bei Suppen mit Einlage das Dünnflüssige zu schnell, bzw. die beiden Konsistenzen stellen in diesem Moment eine Überforderung dar. Um feste Konsistenz zu vermitteln und Zungen- und Kaubewegungen zu fördern auch wenn Schlucken nicht möglich ist, können Weingummi, Fleischstücke und Bonbons in eine auseinandergefaltete angefeuchtete Mullkompresse oder einen Fingerschlauchverband gelegt werden (am besten Zunähen oder -binden). Zu Anfang mag es für den Betroffenen frustrierend sein, das leckere Stück nicht herunterschlucken zu können, doch ist so das Spüren und Schmecken u. U. überhaupt erst möglich. Wenn dann über die Sonde das gleiche Gericht verabreicht wird kann beim normalen leichten Aufstoßen der Geschmack weiter erfahren werden.

Neben der Eindeutigkeit (flüssig oder fest) geht es also um ein schrittweises Heranführen an diese komplexe Situation, um den zuvor viele tausendmal durchgeführten Vorgang wachzurufen. Hierbei können dann motorische Restfunktionen auf Dauer verstärkt werden, sodass der wahrnehmungsgestärkte Mensch den Mund und seine Möglichkeiten im wahrsten Sinne des Wortes wieder begreifen kann.

In Bezug auf Essen und seine kulturelle Bedeutung ist jedoch Vorsicht geboten. Im Übereifer haben wir einer alten Dame, die sich im Wachkoma befand, «Mittagessen» vermitteln wollen. Dafür haben wir sie Temperaturen und Form der Speisen vorher im Bett sitzend über die Finger erfahren lassen. An der sonst fast unbewegten Mimik waren erste Reaktionen zu sehen. Als wir dann ein Stück von dem Gulasch mit ihrer Hand zum Mund geführt hatten, waren deutliche Empörung und fest geschlossene Lippen in ihrem Gesicht erkennbar. Zuerst haben wir uns über solch deutliche Äußerungen gefreut. Jedoch war bei den folgenden Versuchen, andere Bestandteile des Menüs anzubieten, erst etwas Ablehnung, dann schnell keine Reaktion mehr erkennbar. Uns wurde klar, dass wir dieser Dame Ungeheuerliches zugemutet haben. Sie hatte mehrere Kinder und sogar Enkelkinder großgezogen. Mit Essen «spielt man nicht», und mit Fingern im Essen zu «matschen» ist völlig undenkbar, besonders, wenn dieses dann noch zum Mund geführt wird. Bei Obst oder in einer anderen Esskultur, bei der üblicherweise mit den Fingern gegessen wird, wäre die Situation völlig anders.

Die Bemühungen einiger Häuser, Eigenaktivität zu erhalten durch Anbieten von «finger food», sind dennoch eine positive Möglichkeit, um dem Essen-Eingeben durch einen anderen Menschen zu begegnen (vgl. Biedermann 2003). Bei «finger food» kann der eigene Rhythmus des Essens selbst bestimmt werden. Dennoch stellt diese Form des Nahrungsangebotes eine Anfrage an das ästhetische und kulturelle Empfinden des Einzelnen, obwohl der Großteil der Menschen unseres Planeten mit den Fingern isst.

Das die o. a. Erfahrung bei jemandem, der von den Ärzten als nicht ansprechbar eingestuft wurde, eine deutliche Reaktion zeigte, verweist noch einmal auf die besondere Stellung oraler Erfahrungen innerhalb der Pflege. Evtl. ist deren Bedeutung für basal stimulierende Pflege mindestens genauso hoch wie somatische Angebote[38].

Was die direkte Reaktion und die Auswirkung auf die Wachheit anbelangt, kommt sie den Pflegekräften noch mehr entgegen. Die drei «Basis- oder Körpersinne» (siehe «Leben erhalten, Entwicklung erfahren») haben den Nachteil, dass ihre Wahrnehmung zum erheblichen Teil in der Regel nur teilbewusst stattfindet. Sie dienen dem Vorbereiten, Vergewissern und Stabilisieren der Erfahrung meiner Person als Grundlage für die erweiternde Erfahrung des Umfeldes durch die anderen «Umweltsinne».

Die ausschließliche, wenn auch verlockende Beschäftigung mit dem Mund ohne Angebote im somatischen, vibratorischen und vestibulären Bereich wäre also nicht nur bei wachen, körperlich beeinträchtigten Menschen falsch (vgl. auch oro-faciale Regulationstherapie).

7.8 Visuell die Außenwelt erfahren

Die visuelle Wahrnehmung ist auch außerhalb der eigentlichen Pflegesituation von großer Bedeutung. Zusammen mit den anderen Fernsinnen Hören und Riechen spielt sie innerhalb der Pflege eine noch nicht so ausgeprägte Rolle. Das hängt zusammen mit den primären körperbezogenen Aufgaben der Pflege. Für die Umfeldgestaltung ist in der Krankenpflege leider fast keine und in der Altenpflege zu wenig Zeit. Zudem ist diese häufig mit Geldern verbunden, über welche die Pflegekräfte nicht verfügen dürfen. Wir möchten daher zwischen Umfeldgestaltung und direkten, pflegebezogenen Aspekten unterscheiden.

---

38 Zur therapeutischen Bedeutung und Vorgehensweise vergleiche Fröhlich 1998, S. 124–149

7.8.1 Visuelle Umfeldgestaltung

Die Umfeldgestaltung ist natürlich nur zum Teil im Bereich visuell anzusiedeln; denn das Tasten hat häufig in zunehmendem Alter ein größeres Gewicht, was die Orientierung anbelangt. Durch das Aufstützen bei Gehschwäche sind die Alten es gewohnt, sich an der Unterstützungsfläche zu orientieren. Zu Hause finden sie den Weg durch die Wohnung im Schlaf, weil sie wissen, wo das jeweils nächste Möbelstück zum Abstützen kommt. Umso problematischer ist die Neuorientierung bei einem Umzug ins Heim.

Die weitere Ausgestaltung des Zimmers sollte an dem Grad der Mobilität (bzw. der zu erwartenden) orientiert sein. Von dem Hauptaufenthaltsort aus sollte, bei weitgehender Immobilität, der Fernseher sowie Kalender und Uhr (in entsprechender Größe) gut eingesehen werden können. Nicht nur bei Brillenträgern ist der Abstand zu Orientierungshilfen (einschließlich Familienfotos) wichtig.

Sowohl durch Alterssichtigkeit als auch bei Veränderungen des Bewusstseins im Sinne von Rückzug wird der Radius kleiner, in dem Dinge wahrgenommen werden. Säuglinge interessieren sich, je nach Grad ihrer motorischen Mobilität, nicht für Dinge, die unerreichbar sind. Bei wahrnehmungs- und bewegungsveränderten Menschen konnten wir die Beobachtung machen, dass beispielsweise Langzeit-Bettlägerige sich erst im Abstand ihrer Armeslänge von Bildern angesprochen fühlen.[39] Mobile Stellwände oder auch spanische Wände können zum Anbringen persönlicher Bilder (Fotos, Gemälde der Enkel etc.) genutzt werden.

Die übliche Architektur ist auch in Pflegeeinrichtungen nicht auf überwiegend liegende Menschen bezogen – es ist eine «vertikale Architektur». Blendfreie Lampen sind nur für im Raum stehende oder sitzende Personen blendfrei! Unter solchen Deckenlampen oder Strahlern Liegende erleiden schnell schwere Sehschäden oder verschließen davor die Augen und «blenden sich aus». Auch die Öffnungen von Klimaanlageschächten sind keine anregende «Augenweide», geschweige denn eine Orientierungshilfe.

Selbst der berühmte, sich selbst als «Architekturdoktor» bezeichnende Friedensreich Hundertwasser hat bei der Gestaltung einer onkologischen Station im LKH Graz diese Perspektive «übersehen». Auch er wählte als Wand- und Deckenfarbe «weiß» und hinterließ dort ein Gestaltungsvakuum. (**Abb. 7-21, 7-22** auf S. 210)

Gerne werden sonst auch beruhigendes (?) Grün und neutrales Beige verwandt. Wir kennen außer der empfehlenswerten Schrift «Farbe ins Heim» des KDA (1997) keine verwertbare Arbeit, welche die Wirkung von Farben auf Kranke und alte Menschen, geschweige denn Dementierende und Wahr-

---

39 Dies ist wichtig, wenn überprüft werden soll, ob der Patient mit den Augen fixiert und der Bewegung folgt.

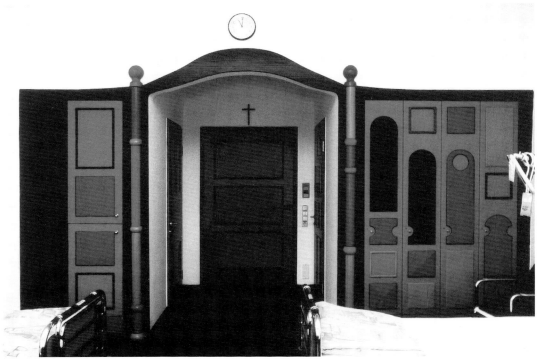

Abbildung 7-21: Dieses gestaltete Patientenzimmer ist ein «echter» Hundertwasser

Abbildung 7-22: Der «echte Hundertwasser» aus der Perspektive des liegenden Patienten

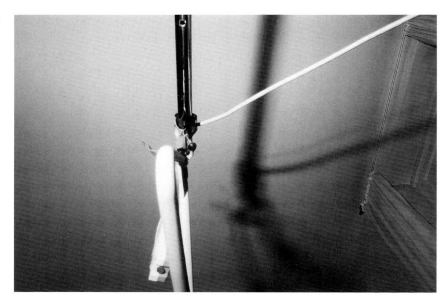

nehmungsveränderte, untersucht hat. Insgesamt ist zu beachten, dass der Mensch nicht einzelne Farben sieht, sondern nach der «guten Form» sucht und durch Sinnzusammenhänge leichter erkennt. Farbkontraste helfen, Flächen und Gegenstände zu differenzieren. Der stärkste und physiologisch am einfachsten wahrnehmbare Kontrast ist schwarz-weiß. Wir haben jedoch festgestellt, dass dieser besonders bei Älteren weniger ansprechend wirkt, als beispielsweise blau-gelb. Unter den für Sehbehinderte wichtigen Farbkontrasten hat gelb-blau mit 0,86 den besten Wert hinter schwarz-weiß. Ein Stiefmütterchen in dieser Farbkombination sprach eine ältere, wach-komatöse Dame an und veranlasste sie, den Kopf drehend der Blüte zu folgen. Die ärztliche Diagnose nach entsprechendem Test in ca. 1m Abstand lautete jedoch: «Folgt und fixiert nicht mit den Augen». Diese Frau hatte vorher ihre Balkonblumen innig geliebt und gepflegt.

Auch bei der visuellen Anregung werden nicht (Farb-)Reize gesetzt, sondern Angebote durch Personen an die Persönlichkeit gemacht. Das heißt, um Bedeutung zu erlangen, müssen Farben, Bilder und Gegenstände in Verbindung mit (vertrauten) Personen vermittelt werden. Ein Familienfoto in meinem Blickfeld beispielsweise bekommt eine größere Bedeutung, wenn ich es zusammen mit jemandem ansehe, wenn ich es von jemandem in die Hand bekomme. Bei Brillenträgern ist es in einem solchen Moment natürlich wichtig, dass sie ihre geputzte (!) Brille auf der Nase haben. Sie ist dann nicht nur eine Sehhilfe, sondern auch, in mehrfacher Hinsicht, eine Orientierungshilfe. Die meisten Brillenträger legen diese nur zur Nacht ab, wechseln evtl. tagsüber zwischen Lesebrille und normaler Brille. Oft ist der Griff zur Brille eine der ersten Bewegungen des Tages. Die somatische Wahrnehmung «keine Brille auf», ruft zudem eventuell das Gefühl von Unvollständigkeit hervor oder veranlasst zum Rückzug («im Dunkeln lassen», «im Nebel verloren sein») bzw. bringt aus dem Tag-Nacht-Rhythmus.

Um die erschwerte Hell-Dunkel-Adaptation zu berücksichtigen, sollte, wie schon Grond (1994) empfiehlt, ein Nachtlicht brennen. Hier sei nochmals verwiesen auf die Vorteile, Nachtwachen primär mit rot scheinenden, großen Handleuchten auszustatten oder ein rotes Nachtlicht im Bewohnerzimmer eingeschaltet zu lassen (S. 172) .

Pflegekräfte sollten, auch im Heim, auf eine Dienstkleidung achten, die sie als Pflegekräfte von Besuchern, Ärzten, Reinigungskräften und anderen visuell unterscheidet. Das meint nicht, dass wieder alle in Weiß herumlaufen müssen – im Gegenteil. Weiße Figuren vor weißer oder beiger Wand bieten ja keinen deutlichen Kontrast. Ein einheitliches Halstuch, Sweatshirt oder Ähnliches mit einem deutlichen Wiedererkennungswert wäre im Heim angebracht. Namensschilder sind erst dann eine Lösung, wenn sie genügend groß sind. Sie müssen aus 1 Meter Entfernung noch gut lesbar und vor allem farblich ansprechend sein. Eine weitere Möglichkeit sind farbige, große, einheitliche Broschen, da die Namen leider nur selten von den Bewohnern gelesen und behalten werden. Diese orientieren sich vielleicht an «warmen Händen», «bunten Haarspangen», «komischem Bart» und anderem mehr.

Selbst das Essen kann durch unzureichende visuelle Orientierung erschwert werden, wenn der Blumenkohl mit dem Kartoffelpüree auf weißem Teller auf hellgrüner Tischdecke serviert wird. Für Gerichte mit hellen Farben sollte dunkelfarbiges Geschirr zur Verfügung stehen, und die sonst eher dunkle Tischdecke dann gegen eine weiße getauscht werden.

Gemäß der vom Bundesministerium für Gesundheit herausgegebenen Schrift «Verbesserung von visuellen Informationen im öffentlichen Raum» (BM für Gesundheit 1996) machen Hinweisschilder mit einer Schriftgröße unter 2–7 cm keinen Sinn. Treppen sollten an der ersten und letzten Stufe durch einen Farbkontrast sowie mit den Füßen tastbare andere Oberflächen für sehbeeinträchtigte Menschen gesichert werden. Solche Maßnahmen kämen auch anderen desorientierten Menschen zu Gute.

7.9 Die Außenwelt erriechen

Gerüche können zur Orientierung dienen, da sie Informationen aus der Außenwelt vermitteln. Nicht nur in Bezug auf Personen (Schw. Helga, Schwiegersohn…) sondern auch in Bezug auf Räume (Küche, Schlafzimmer, …) und natürlich Speisen. Wenn die Geruchsdifferenzierung im Alter vermindert und Vorlieben eventuell verändert sind, spielt Geruch noch eine bedeutende Rolle. Der vertraute Geruch des Partners oder der Wohnung gibt Sicherheit. Manch eine kann besser einschlafen oder wird unruhig, wenn sie den Geruch des Partners im Kissen wahrnimmt. Andere lassen sich von Düften, die sie mit ihrem Hobby verbinden, anregen und aufmuntern (frische Erde, Holz, Öllappen, Klebstoff, …). Uns fällt aber in Krankenhäusern und Heimen eher ein typischer Einheitsgeruch auf.

Dabei haben Gerüche einen bedeutenden Einfluss auf unser Gefühlsleben (siehe: Stead 1987). Die gezielte «Aromaintervention» ist jedoch nicht Ziel der Basalen Stimulation in der Pflege, auch wenn dies teils in Veröffentlichungen zu lesen ist (vergl. Mötzing 2000), und somit nicht unser Thema. Es geht vielmehr darum, Gerüche wieder in ihrem vertrauten Sinnzusammenhang erlebbar zu machen, um die Wahrnehmung in anderen Bereichen zu unterstützen und Orientierung zu geben, vielleicht Kommunikation zu verstärken. Gerade Körpergerüche wie Angstschweiß (große Sorgen, Stress, …) aber auch Ausdünstungen bei Freude/Lachen und anderes mehr werden teilbewusst wahrgenommen und wirken auf den anderen ein. (Geo 8/99, S. 152)

Wir verfügen über ein erstaunliches Geruchsgedächtnis, das ganze Situationen einschließlich der Gemütslage wieder wachrufen kann. Diese Gedächtnisspuren sind demnach mit vielen anderen Erfahrungen aus dem Visuellen, Emotionalen, Akustischen usw. verkoppelt. Dadurch sind wir in der Lage, Lücken in diesen Bildern wieder zu schließen, bzw. mit Hilfe minimaler Reste diese zu reaktivieren.

Auch trotz Intubation sind wir in der Lage, in einem begrenzten Rahmen zu riechen, da bestimmte Aromen wie Salmiak, Schweiß … zum Beispiel über das Vomeronasalorgan aufgenommen werden (**Abb. 7-23**). (GEO 12/1998, S. 201)

Darüber hinaus sind in der gesamten Nasen- und Mundschleimhaut Geruchspapillen zu finden, die, wenn auch schwächer als in der Regioolfactoria Gerüche aufnehmen. Da es zu starken Verschiebungen der Wahrnehmung z. B. im wach-komatösen Zustand kommen kann, ist dann u. U. auch eine stärkere Aromawahrnehmung möglich.

Auf jeden Fall sollte die Geruchskomponente nicht ausgeklammert werden. Es macht keinen Sinn, wenn Angehörige oder auch Pflegepersonal Zuversichtlichkeit vorspielen, aber ihr Angstgeruch «in der Luft liegt». Auf der anderen Seite kann dem Patienten etwas Vertrautes, von jemandem, den er «gut riechen kann», dagelassen werden (getragenes T-Shirt, Kopfkissenbezug o. ä.).

Bei der Körperpflege sollten selbstverständlich die langjährig vertrauten Düfte verwandt werden. So kann unter Umständen der Unterschied zwischen Werk- und Feiertag mit Hilfe des Geruchs vermittelt werden («Tosca, gibt's nur sonntags», «die teure Rosenseife feiertags»). Pitralon und Old Spice gehören für viele alte Herren zum morgendlichen Rasieren.

Um den Kaffeeduft und Mittagessen deutlich riechen zu können, ist für eine regelmäßige Lüftung, die spürbare Unterschiede schafft, sowie für das Zu- und Aufdeckeln der duftenden Getränke und Speisen zu sorgen. Die Geruchswahrnehmung adaptiert bzw. habituiert sehr schnell.

Wenn auch die Patienten ihren eigenen Uringeruch (durch Inkontinenz, Diabetes…) nicht wahrnehmen, kann dieser sich auf den Umgang mit ihnen belastend auswirken. Deshalb können geruchsbindende Waschzusätze wie Apfelessig ausprobiert werden.

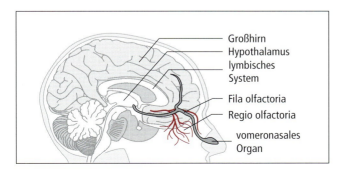

Abbildung 7-23: Vomeronasalorgan und Regio olfactoria im Nasenquerschnitt

7.10 Hörbare Außenwelt

Das Hören gibt uns die Chance, unterschiedlichste Eindrücke aus der Außenwelt aufzunehmen. Da wir die Ohren nicht verschließen können, wirken Höreindrücke unmittelbar, oft ungefiltert auf unser emotionales Erleben ein.

Naturgeräusche wie Wind, Regen, Donner oder das Fließen eines Baches sind archaische Hörerfahrungen, die unmittelbar Einfluss nehmen auf unsere Stimmungen. Die verschiedenen Geräusche orientieren uns ebenso zeitlich über die Jahreszeiten, da viele körperliche Aktivitäten eng an den Aufenthalt im Freien oder im Haus gekoppelt sind.

Das Pfeifen im Gebälk des Hauses erinnert an Herbst, wenn Wind bläst oder Stürme vorüberziehen. Laub, das im Herbst raschelt, weckt unsere Aufmerksamkeit beim Gehen. Wird es ans Fenster geweht, richten wir unseren Blick ganz von alleine dorthin. Die farblichen und geruchlichen Eindrücke des Herbstes wecken geschmackliche Bedürfnisse, z. B. die Lust auf neuen Wein oder frisches, heimisches Obst.

Die dumpfen Töne eines frisch verschneiten Wintertages und die klirrende Kälte vermitteln wiederum einen anderen Höreindruck und beeinflussen die Wahrnehmung. Geräusche werden geradezu verschluckt. Die hektische Betriebsamkeit auf den Straßen verwandelt sich in eine Stille, die anfänglich unheimlich wirkt. Oft entsteht das Bedürfnis nach einem Spaziergang, um die andere Art des gedämpften Gehens zu erleben. Wir tragen Ohrenwärmer, eine Mütze oder einen Hut, weshalb die Welt «gedämpft» klingt. Der Temperaturwechsel von drinnen und draußen ist besonders an den Ohren spürbar.

Das Reißen eines Baches, der von der Schneeschmelze gespeist wird und polternd Steine mit sich trägt, verheißt Frühling. Die Luft riecht nach frischem Blütenduft, und Vögel beginnen bereits früh am Morgen zu zwitschern und zu singen.

Blitze und der heranrollende Donner signalisieren uns die Gefahr eines Gewitters, vor allem im Sommer. Die Temperaturen führen vom Empfinden angenehmer Wärme, bis hin zu starkem Schwitzen.

Das Geräusch an- und abschwellender Meereswogen gibt uns beruhigende Entspannung und vermittelt das Gefühl von Urlaub.

Gleichsam beruhigend wirkt das Plätschern eines Springbrunnens. Ein Brunnen im Heim oder auf dem Gelände eines Heimes lädt zum Verweilen ein und bietet, bei entsprechenden Sitzgelegenheiten, Anlass zur Unterhaltung.

Geräusche von Flugzeugen, Straßenbahnen oder Autos geben einen Eindruck von Betriebsamkeit der Außenwelt, auch ohne diese sehen zu können. Spezifische Geräusche vor oder im Haus geben Orientierung darüber, dass wir «zu Hause» sind. Mit dem Starten des Dieselmotors des Nachbarn, z. B. jeden Morgen um 5.30 Uhr, beginnt langsam der Tag. Der eigene Wecker, der in einer ganz bestimmten Ecke des Raumes steht, weckt ein wenig später, stets aus ein und derselben «Hörrichtung». Die Toilettenspülung oder das

Duschen anderer Familienmitglieder wird vernehmbar und teilt einem mit, dass jetzt Zeit zum Aufstehen ist. Diese «ritualisierten» Hörerfahrungen geben Struktur und regen zur Aktivität an.

So ist es sinnvoll, das allmorgendliche Aufwachen der Bewohnerin in der gleichen, gewohnten Weise zu gestalten. Dieses beginnt vielleicht mit dem gewohnten Wecker. Es folgt das Anklopfen an der Zimmertür, deren Öffnen, das Ansprechen mit Namen und der Vorstellung der eigenen Person, die sich langsam annähert und je nach Bewohner einfühlsam, aber deutlich den aufwachenden Menschen berührt. Beim Erwachen spezielle akustische Gewohnheiten einzuplanen, z. B. den Radiowecker, gibt Orientierung und hilft, wenn sie erst einmal ritualisiert sind, den Tag behutsam zu beginnen.

Die alltägliche Annäherung und Orientierung im Arbeitsbereich der ambulanten Pflege kann auditiv noch deutlicher ritualisiert werden (Buchholz 1997, S. 232). Die akustische Ankündigung der Gemeindekrankenschwester folgt in der Regel einem bestimmten Ablauf:

- die Art des Ankommens mit dem PKW
- das Schließen der Autotür
- das Läuten der Türglocke
- das Aufschließen der Haustür
- das Eintreten in die Wohnung und die verbale Begrüßung der Angehörigen im Flur
- das Rufen des Namens des Besuchten im Flur bzw. des eigenen Namens – «Morgen Herr Maier, ich bin's, Schwester Susanne» – bei alleine lebenden Menschen
- die Schritte im Flur
- das Anklopfen an der Zimmertür des Pflegebedürftigen
- die sprachliche Äußerung «guten Morgen»
- evtl. das Hochziehen des Rollladens
- schließlich, die ritualisierte Begrüßungsgeste.

In annähernd umgekehrter Reihenfolge vollzieht sich die Verabschiedung am Ende des Pflegeeinsatzes. Hieran wird deutlich, wie Geräusche und die menschliche Stimme eine «Annäherung der lebendigen Außenwelt» verheißen und helfen, den Tag strukturiert zu beginnen.

7.10.1 Verbale Kommunikation

Das Hören wird zum wichtigsten Sinnesorgan, wenn es um menschliche Sprache und Kommunikation geht. Aus diesem Grund ist der sorgfältige Umgang und Einsatz des Hörgerätes beim alten Menschen besonders wichtig.

Meist geht dem unmittelbaren Berührungskontakt mit anderen Menschen das gesprochene Wort voraus. Dabei wirken Worte und Sprache so dominierend, dass sie die anderen Sinne, die wir meist unbewusst zur Kommunikation nutzen, deutlich überlagern. Das Zustandekommen gelungener, menschlicher Kommunikation ist jedoch immer ein Ergebnis der Wirkung vieler gleichzeitig vorhandener Sinneseindrücke. Wir sehen die Sprache unterstützende Gestik und Mimik des Gesprächspartners, riechen diesen oder berühren den Menschen vor oder während des Gesprächs.

Höreindrücke verbinden also den Menschen mit seiner Welt sowie die Menschen untereinander. Der Klang menschlicher Sprache, die Tonlage, der Sprachrhythmus und die -melodie oder Pausen beim Sprechen geben uns die Möglichkeit, nicht allein die Worte zu hören, sondern gleichfalls deren Symbolgehalt zu deuten.

Dabei wirken verständliche Worte, eine deutliche Muttersprache – z. B. im regionalen Dialekt –, die persönliche Ansprache und das Eingehen auf zeitliche Verzögerungen beim Verstehen sozial integrierend.

Das Berücksichtigen dieser Aspekte gibt das Gefühl, am Gespräch beteiligt zu sein, sich angesprochen zu fühlen. Kommt die Körperhaltung auf gleicher Ebene hinzu, verstärkt das jene Wirkung. So hat der bettlägerige Mensch einen Anspruch, auf «Augenhöhe» mit dem besuchenden Arzt oder anderen Kontaktpersonen zu sein. Erst sitzend auf gleicher Ebene wird er wirklich angesprochen und ansprechbar. Moderne, in der Höhe verstellbare Pflegebetten erlauben diese Positionierung ohne große Mühe für die Pflegenden.

Erfolgt die Ansprache aus einer Distanz von ca. 20 bis 30 cm hat der alte Mensch die Möglichkeit, die Kontaktperson nicht nur akustisch, sondern auch visuell zu erkennen. Hier wäre zu überlegen, ob die von Papousek beobachtete Mutter-Kind-/Kind-Mutter-Kommunikation, der so genannte «baby-talk», auf die Situation eines dementen Menschen angepasst werden sollte.

Fröhlich nennt diese Art von Mitteilungen eine «strukturierte Kommunikation» und meint damit, «dass die einzelnen Elemente eines sonst mehr undifferenziert gesehenen Gesamtphänomens (sich jemandem zuwenden, ihn ansehen, ihm etwas sagen) bewusst überbetont werden, dass man sie gezielt hervorhebt und einsetzt» (Fröhlich 1993, S. 121). Er betont, dass diese Art des Kommunikationsangebotes über einen Zeitraum von 60 Sekunden, mit entsprechenden Pausen von ca. 10 Sekunden immer wieder in gleicher Art und Weise wiederholt wird.

Eigene Erfahrungen mit dementierenden und somnolenten Bewohnern zeigen, dass diese Vorgehensweise der Ansprache der scheinbar «Nichtansprechbaren» zu einer deutlichen Steigerung der Aufmerksamkeit führen kann. Folgende Vorgehensweise kann hilfreich sein, wenn es gilt, verwirrte Menschen anzusprechen:

- ein sichtbarer, nicht zu weiter Abstand, von Angesicht zu Angesicht
- stets gleiche, sich wiederholende Worte, mit tief abgesenkter Stimme (wegen der Hörveränderungen im Alter), z. B. «Guten Morgen, Herr Meier, ich bin's, Pfleger Thomas. Sind Sie schon ausgeschlafen?»
- wenn möglich und zugelassen, mit Berührung der Hand des Bewohners, welche auf dem Brustkorb der Pflegeperson liegt (um die Stimme vibratorisch wahrnehmbar zu machen)
- Die Worte werden deutlich betont und langsamer als üblich gesprochen z. B. «*Guten* Morgen, Herr Meier.».
- Es erfolgt nach einer Pause die gleich bleibende Wiederholung der Worte, bis ein Zeichen des Bewohners zu erkennen ist.

Während pflegerische Handlungen vollzogen werden, kann eine klare, Orientierung gebende Sprache die Aufmerksamkeit auf den Körper richten. Werden im Gespräch Begründungen gegeben oder die Erlaubnis und die Zustimmung für bestimmte Vorhaben oder Sachverhalte erfragt, fühlt sich der Gesprächspartner angenommen und geachtet. Das Begleiten einer Handlung – z. B. das Waschen – mit einfachen Worten, wie z. B. «Ihr ganzer Arm» oder der «große Zeh», wirkt dann über das Körperliche hinaus integrierend, unterstreicht das Spürbare und fördert das Bewusstwerden und Erinnern eigener Lebendigkeit. Die Sprache bei basal stimulierenden Angeboten sollte einfach und reduziert sein, weil die Wahrnehmung des körperlich Spürbaren im Mittelpunkt der Begegnung steht. Zu viele verbale Informationen oder Nebengeräusche, z. B. aus dem Radio, irritieren und können von der Aufmerksamkeit für den eigenen Körper ablenken.

Das Richtungshören (Echolokation) erlaubt mehrere Informationen gleichzeitig aus unterschiedlichen Ecken des Raumes wahrzunehmen und gezielt dem Thema zu lauschen, welches einen «anspricht». Sicher kennen Sie aus dem Familienkreis die Erfahrung, wenn trotz laufendem Radio und Gesprächen miteinander über jemanden gesprochen wird, dass die Person die «Ohren spitzt» und meist versteht, was sie nicht hören soll. Das Wissen um diese Tatsache sollte ernst genommen werden, vor allem wenn es um «schlechte» Nachrichten geht. Wenn im Zimmer des Betroffenen über sein Ableben oder schlechte Prognosen gesprochen wird, kann das durchaus beunruhigend wirken und Desorientierung fördern.[40] Natürlich hat der verwirrte alte Mensch ein Recht auf Information über und durch sein Umfeld und nicht alleine seine gesetzliche Betreuerin. Müssen dem Betroffenen schlechte Nachrichten übermittelt werden, z. B. Tod der Partnerin etc., sollte dies mit Zeit, Einfühlungsvermögen und dem Angebot einer hilfreichen, begleitenden Berührung erfolgen. Eine seelsorgerische Begleitung wäre, wenn biografisch begründet, in einer derartig besonderen Situation hilfreich, um

---

40 Vgl. dazu «ereigniskorrelierte Hirnwellen» in Buchholz 1995, S. 14

neben dem Gespräch eventuell auch die meditative und tröstende Wirkung des Gebetes oder Gesangs wirken zu lassen.

7.10.2 Hörangebote

Alte Menschen, die zum jetzigen Zeitpunkt 70 Jahre und älter sind, haben in ihrer frühen Kindheit und Jugend die Entwicklung der audiovisuellen Medien vermutlich ganz bewusst miterlebt. Der Beginn der Informations- und Kommunikationsgesellschaft in Deutschland geht einher mit der Entwicklung des Radios und Fernsehens. Der erste Mittelwellenempfänger wurde 1923 vorgestellt. 1952 startete die erste, regelmäßige Ausstrahlung eines Fernsehprogramms. Anfänglich waren Kopfhörer üblich. Erst später wurden Lautsprecher in die Radiogeräte eingebaut. Nicht jeder konnte sich ein Radiogerät leisten. Daher trafen sich die Menschen in Gaststätten oder bei Familien, die ein Radio- oder Fernsehgerät hatten. Radiohören war also mit ausgiebigen sozialen Kontakten verbunden. Im Laufe der Zeit entwickelten sich besondere Hörgewohnheiten, nicht zuletzt durch den zweiten Weltkrieg, der die Musik der USA vermehrt nach Deutschland brachte. Nach dem Krieg setzte sich diese Entwicklung fort und führte zu immer differenzierter werdenden Stilrichtungen der Musik.

Unter diesen Einflüssen haben sich auch die Hörgewohnheiten der heutigen alten Menschen entwickelt. Hörangebote, seien sie von der Schellackplatte, der Vinylplatte oder aus dem Radio, sollte sich an den frühen musikalischen Hörgewohnheiten orientieren.

Nicht die heutige Musik der Pflegenden erreicht die Bewohner, sondern die Musik aus deren eigener Jugend oder dem frühen Erwachsenenalter. Dabei sind individuelle Hörgewohnheiten zu berücksichtigen.

Musik weckt auf unterschiedlichste Weise meist emotional tief bewegende Erinnerungen. Das Hören von Musik ist sehr abhängig von der Stimmung, weshalb die Auswahl der Musikstücke ein schwieriges Unterfangen ist. Das musikalische Angebot sollte daher immer unter gezielter Begleitung stattfinden, sodass eventuell auftretende Gefühlsregungen aufgefangen werden können. Sinnvoll ist das zeitlich begrenzte Musikangebot, da eine «Dauerberieselung» über den ganzen Tag zum «Abschalten» führt.

Gustorff (2000 S. 73) gibt 11 Tipps zum Zusammenstellen persönlicher Musikstücke. Ein frühzeitiges Nachfragen oder Dokumentieren eigener Hörgewohnheiten sind gleichsam Bestandteil der Sensobiografie. Dabei ist wichtig, nur diejenigen Titel auszuwählen, die mit einer besonders positiven Erinnerung in Verbindung stehen. Dokumentieren Sie skizzenartig diese Erinnerung innerhalb der *Sensobiografie,* hilft dies gezielte Hörangebote auszuwählen.

Weiterhin merkt Gustorff an: «Für Ihre persönliche Klangbild-Medizin, zum Beispiel um Stress abzubauen, beginnen Sie mit einem Stück, das zum angenommenen Zustand vor dem Abhören passt. In jedem Fall also einem quirligen, lebhaften Stück Musik. Der Grund: Das Unterbewusstsein will sich verstanden wissen. Wenn Sie zum Beispiel ein Streicher-Adagio oder ein kuscheliges Schlaflied hören, wenn Sie genervt und erschöpft nach Hause kommen, verstärkt sich der Stress. Holen Sie deshalb ihr Gefühl dort ab, wo es sich befindet, und führen Sie es von dort aus an das gewünschte Ziel.» An diesem Zitat wird deutlich, was bereits bei den anderen zentralen Zielen des Konzepts angesprochen wurde. Alle Angebote orientieren sich am momentanen Bedürfnis und der situativen Befindlichkeit des Patienten. Um mit diesem in Austausch zu sein, ist ein hohes Maß an Flexibilität und Kreativität der Pflegeperson notwendig.

Kirchliche Musik und Gesang erreichen jeden Kirchgänger und veranlassen zum Mitsingen. Die in vielen christlichen Häusern übliche Übertragung des Gottesdienstes auf die Bewohner- und Patientenzimmer sollte ebenso individuell und verantwortungsvoll eingeschaltet werden. Zu diesen Zeiten klingt es im Heim sonst wie in einer Kirche, was nicht unbedingt den Lebensgewohnheiten aller Bewohner entspricht.

Der Einsatz von Musikinstrumenten kann ein sinnvolles Angebot sein für diejenigen, die zeitlebens ein Instrument gespielt haben. Ein aktives, gemeinsames Musizieren von Pflegekraft und Patient könnte angestrebt werden. Gemeinsames Musizieren macht Spaß und fördert Kontakte untereinander. Ebenso wie miteinander Singen.

Alte Lieder, gleich ob Wander- oder Kirchenlieder, sind von ihrem Text her oft noch so verinnerlicht, dass auch dementierende Patienten zum Mitsingen veranlasst werden. Das Singen von Liedern während der Pflege kann Unruhige beruhigen. Das Singen bietet zudem die Möglichkeit des Gruppenerlebens, auch für demente Menschen.

Ideale Hörerfahrungen sind Naturgeräusche, die wohl als universale Erfahrungen jeden Menschen eines jeden Kulturkreises ansprechen. Mittlerweile gibt es im Fachhandel eine Vielzahl an derartigen «Musikstücken», wie Vogelgezwitscher, Bachgeplätscher oder Meeresrauschen. Der Einsatz dieser Medien ist selbstverständlich nur dann gerechtfertigt, wenn das Erleben in freier Natur nicht mehr möglich ist.

Für alle auditiven Angebote gilt, dass sie keine Beschallung oder Dauerberieselung sein sollen. Immer soll den Betroffenen die Möglichkeit gegeben werden, sich abzuwenden, wenn schon nicht aktiv das Geräusch von ihnen abgeschaltet werden kann. Ansonsten bliebe den Patienten nur das schwer reversible «Abschalten» des Bewusstseins, um sich der ungewollten Beschallung zu entziehen. Daher sollten niemals Kopfhörer verwandt werden, solange die Betroffene diese nicht abnehmen kann. Außerdem empfiehlt es sich, die Musik o. ä. nur aus einer Richtung, rechts oder links, kommen zu lassen, um dem Bewohner mit sehr wenig Aufwand das Wegdrehen des Kopfes, als Ausdruck des Ablehnens, zu ermöglichen.

8. Beziehungen aufnehmen und Begegnungen gestalten

Basale Stimulation in der Pflege ist ein Konzept der vornehmlich nonverbalen, körperlichen Kommunikation mit beeinträchtigten Menschen.

Die bewusste Entscheidung dieser Menschen, in ein Heim ihrer Wahl zu gehen, ist meist nicht möglich. Sie können, nicht alleine wegen ihres Gesundheitszustands, sondern auch wegen der Auslastung der Heime, keine freie Wahl des «Pflegeplatzes» treffen. Sie werden häufig herausgerissen aus ihren sozialen und regionalen Bezügen. Sie bestimmen nicht selbstständig die Wahl ihrer Betreuungspersonen. Angewiesen auf die pflegenden Angehörigen, den ambulanten Pflegedienst oder die Mitarbeiter im Heim, sind sie praktisch gezwungen, Beziehungen aufzunehmen zu Personen, die sie früher eher gemieden hätten. Zwangsläufig entsteht die Frage nach der Qualität der Beziehung und wie die Betroffene die Begegnung gestalten möchte.

Bisher stand die Kommunikation zwischen Pflegender und Patient im Vordergrund. Die Pflegekraft gestaltet die Begegnung so, dass eine intensive, bewusste Verständigung stattfinden kann.

In diesem Kapitel geht es jedoch darum, dem betroffenen alten Menschen Wege zu ebnen, in seinen Möglichkeiten und Bemühungen Beziehungen aufzunehmen und in langfristige Kommunikation mit anderen (nicht nur den Pflegekräften) zu treten.

8.1 Beziehung aufnehmen

Beziehungen zu haben, bedeutet vom Kontakt mit jemandem zu profitieren oder gegenüber anderen auf Begegnungen *Bezug nehmen* zu können. Die *Bezugsgrößen* sind in unserem Thema jedoch nicht Zahlenwerte o. ä., sondern Personen. Beziehungen sind etwas Dynamisches und müssen gepflegt werden. Ich muss pfleglich mit dem anderen umgehen. Da jedoch das Wesen von «Pflege» immer wieder definiert und diskutiert wird, geht es in diesem Buch «nur» um basal stimulierende Pflege.

Beziehungen besitzen Geschichte und sind auf Zukunft angelegt. Unter dem Strich soll etwas Positives dabei entstehen. Negative Erfahrungen und Krisen sind davon ausgeschlossen.

Um eine halbwegs gleichberechtigte Beziehung aufnehmen zu können, muss ich mir meiner Selbst bewusst sein. (Dieses zu unterstützen war der bisherige Inhalt des Buches).

Um eine Beziehung aufnehmen zu können, muss die Betroffene ihrem Gegenüber in einer verständlichen Weise (oder «Sprache») ihren Wunsch signalisieren können. Da auf der Bedürfnis- und Wunschliste der betroffenen alten Menschen erfahrungsgemäß nicht nur Pflegekräfte, sondern auch Angehörige, Mitbewohner, Mitpatienten, Freunde stehen, sind die Pflegenden gefordert, ihre spezifische «Sprache» den Verwandten «an die Hand zu geben», damit sich die Betroffenen auch ihnen gegenüber «äußern» können.

Wenn wir jemandem begegnen wollen, so nehmen wir meist unbewusst schon von weitem Kontakt zu ihm auf. Wir verschaffen uns ein Bild vom anderen, und vielleicht treffen sich schon die Blicke. Vielleicht können wir ihn schon gut riechen. Wir sprechen ihn an, stellen uns vor und suchen Berührungskontakt. Wenn diese, meist unbewusst ablaufenden Schritte, nicht einer Behandlung vorweggehen, dann fallen wir mit der Tür ins Haus. Das kann, je nach Vorerfahrung und aktueller Verfassung, schnell als Überfall empfunden werden, der Schutz-, Abwehr- und Rückzugs- bzw. Fluchtreaktionen auslöst. Bei genügender Vorbereitungszeit und gleichlautenden Sinneserfahrungen sowie ausreichend bewussten Möglichkeiten, einem unerwünschten Kontakt auszuweichen, kann eine gute Begegnung entstehen. Hierbei lassen sich natürlich keine genauen Angaben machen. Eine alters-, krankheits-, mobilitäts- oder vorerfahrungsbedingte verlangsamte und verschlechterte Wahrnehmung führt oft zu heftigen Reaktionen selbst auf gut gemeinte Annäherungsversuche.

Es gibt verschiedene Modelle, die das Abstandsbedürfnis und Annäherungsgrenzen versuchen zu bestimmen. Marion Büschel gibt die 4 Zonen nach Prof. E. Hall an und verbindet sie mit Körperbereichen, wie sie in den frühen Seminaren von Bienstein und Fröhlich benannt wurden (**Abb. 8-1**).

Wir kennen viele Ausnahmen innerhalb dieser Zuweisungen. So darf der Urologe den Genitalbereich, der sonst «privat» ist und der Frisör die Haare, die sonst vielleicht «tabu» sind, berühren. Beides bedarf der ausdrücklichen Zustimmung und der richtigen Umgebung. Ihrem zufällig privat im Kaufhaus getroffenen Zahnarzt würden Sie wahrscheinlich eine spontane, manuelle Begutachtung der oberen Backenzähne verweigern.

Die ausdrückliche Zustimmung, die als richtig erkannte Umgebung und das genaue Zuordnen zu einer privilegierten Personengruppe sind in der Pflege äußerst wichtig. Eine Pflegekraft hat nicht von Natur aus das Recht, Mundpflege zu übernehmen und den Intimbereich zu waschen. Es muss der Auftrag bzw. die Zustimmung gegeben werden! Täglich neu und bei stark wahrnehmungsbeeinträchtigten oder dementierenden Personen unter Umständen sogar wiederholt während eines Angebots. Kontinuität und ritualisierte Abläufe sind hier hilfreich (Berührungskontakt, Tagesstruktur, Bezugspflegepersonen …). Auch Arbeitskleidung und -material sind von großer Bedeutung. Die im Altenpflegebereich zum Teil verpönte einheitliche, womöglich weiße Arbeitskleidung hat für in ihrer Auffassungsgabe eingeschränkte Bewohner, einen hohen und schnellen Wiedererkennungswert

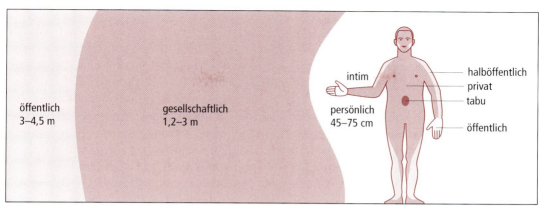

Abbildung 8-1: (Erweiterte) Abstandszonen nach Hall

Erklärung der Abbildung
Kategorien von Nähe und Distanz nach E. Hall (zitiert nach Büschel 1994):
1. Intim: Von direktem Kontakt bis zu einem Abstand von 15 bis 45 Zentimetern (Familie, Partner)
2. Persönlich: Abstand von 45 bis 75 Zentimetern (guter Freund)
3. Gesellschaftlich: Abstand von 1,2 bis 3,5 Metern (Distanz auf Partys und sonstigen Veranstaltungen)
4. Öffentlich: Abstand von 3,5 bis 4,5 Metern

Beispiel für Körperbereiche aus einem frühen Basisseminar Basale Stimulation in der Pflege:
1. Öffentlicher Bereich: Vorwiegend für Begrüßungsberührungen durch flüchtige Bekannte, Mitarbeiter o. ä.
2. Halböffentlicher Bereich: Erlaubte Berührungsstellen durch gute Freunde, Familienangehörige (Begrüßung, trösten …)
3. Privat: Dem Partner vorbehalten
4. Tabu: Selbst der Intimpartner soll hier nicht berühren

und ordnet die nicht Wiedererkannten als Personen der Gruppe der «Pflegenden» zu.[41] Es muss ja nicht der weiße Einheitskittel sein. Kittel oder Kasacks in überwiegend weiß, rosa oder hellblau werden eher der Pflege zugeordnet, als einheitliche rote Halstücher, große Namens- und Funktionsschilder. Eine weiße Plastikschürze in einem gefliesten Raum ruft bei uns eher die Assoziation «Metzger» denn Pfleger hervor.

Schutzkleidung – einschließlich Einmalhandschuhe – schaffen Abstand. Und nicht grundsätzlich wird dieser Abstand negativ erlebt. Zu jemandem, der sich pauschal bei der Unterstützung der Körperpflege Handschuhe anzieht, ist es schwer, eine Beziehung aufzubauen. Eine meinende Berührung wird am deutlichsten Haut auf Haut erlebt. Mit etwas Übung und Feingefühl ist es jedoch möglich, durch Material hindurch – wenn es sich nicht zu un-

---

41 Das andere Extrem der Uniform findet sich auf den Intensivstationen: Hier laufen alle gleich herum, sodass der Patient nicht merken würde, wenn er von der Putzhilfe gewaschen würde. Erhöhte Desorientierung und gänzlicher Verlust der Intimsphäre bis hin zur Selbstaufgabe sind hier dann auch oft zu beobachten.

angenehm auf der Haut anfühlt – jemanden deutlich zu berühren. Wichtig ist, wo meine Aufmerksamkeit ist!

Wenn ich jemanden an seinem bekleideten Oberarm berühre, werde ich mit meiner Aufmerksamkeit nicht bei dem Stoff unter meiner Hand sein, sondern durch ihn hindurch die Haut, die Muskelspannung und Ähnliches zu erfassen versuchen. Wenn es mir nicht um den Muskeltonus oder den Puls an sich geht, sondern ich einen Teil des Menschen erreichen und ihm zuhören will, wird es eine sehr tief gehende, anrührende Berührung sein. Ein Beispiel aus der Haptonomie nach Frans Veldmann[42] soll die Bedeutung der bewussten Berührungsebene deutlich machen. Eltern, die bewusst die letzten Monate der Schwangerschaft erlebt haben, werden die Situation kennen: Die Mutter spürt starke Kindsbewegungen und sieht die entsprechenden «Beulen» auf ihrer Bauchdecke. Die Frau fordert ihren Mann auf, an diesen Stellen zu fühlen. Sobald der Mann seine Hand auf den Bauch legt, stockt meist die Kindsbewegung und der Vater fühlt nur den harten Bauch. Das Kind ist erschrocken und erstarrt in seiner Bewegung, weil da draußen etwas ist – nämlich eine erwartungsvolle Hand. Wenn es dem Vater gelingt, seine «Fühler» auszustrecken und durch die Beule der Bauchdecke und den Uterus hindurch nach dem Kind zu suchen, es zu «fragen», ob es Lust hat, sich zu bewegen, und ihm dabei Zeit lässt, wird er eine beeindruckende Antwort bekommen. Durch ritualisiertes Vorgehen und Verlässlichkeit kann sich sehr schnell eine tiefe Beziehung aufbauen. Beide können sich mittels Berührung und Bewegung angeregt unterhalten. Auf eine entsprechende «Einladung» hin wird sich das Kind wahrscheinlich durch Drehen und Schieben in die nestartig angebotene Hand des Vaters «kuscheln».

Solch eine auf tiefere Berührungsebenen gerichtete Berührung lässt sich auf viele Somatische Dialoge übertragen. Ein vergleichbarer Beziehungsaufbau wird nötig bei bewusstlosen oder bei extrem in ihrem Körper zurückgezogenen Menschen, die z. B. in einer Embryonalhaltung verharren. Wenn wir versuchen, diese Menschen an den normalen, öffentlichen Stellen ansprechend zu berühren, erreichen wir sie meist nicht. Ihr Rückzug ist von einer Zentralisierung der Körperwahrnehmung begleitet. Ähnlich wie der Körper in bestimmten Situationen zum Schutz den Blutkreislauf zentralisiert, kann der Mensch ebenso unbewusst seine Wahrnehmung aus der Peripherie abziehen. Dies kann durch Habituation und Überforderung bedingt sein.

Berührungsgesten werden an der noch bzw. schon spürenden Wahrnehmungsperipherie desjenigen günstig sein (oft der Oberarm oder die Schulter, im Extremfall das Brustbein), und basal stimulierende Angebote werden denjenigen in die vergessene Peripherie seines Körpers locken. Vielleicht werden wir ihm nur vermitteln, dass er solange zurückgezogen wie das Kind

---

42 Informationen zur Haptonomie: Institut für Haptonomie; Korte Rostraat 2 b; 5361 GJ Grave, NL

im Uterus verweilen darf, bis er seine Zeit kommen sieht. Wir werden versuchen, ihn die Peripherie und «Außenwelt» interessant und vertrauensvoll erleben zu lassen, aber niemals ihn auffordern «herauszukommen» (**Abb. 8-2, 8-3**).

Es gibt aber auch physiologische Unterschiede, wie Nähe über die Haut wahrgenommen wird. Durch eine unterschiedliche Dichte der Tastkörper in der Haut werden Distanzen verschieden wahrgenommen. Sie können dieses leicht bei sich selbst erfahren, wenn Sie jemand mit zwei parallel gehaltenen Zahnstochern an Rücken, Fingerspitze, Bauch, Zungenspitze, Hinterkopf u. ä. berührt, während Sie die Augen geschlossen haben. Der Abstand, ab dem Sie sagen können, dass es sich um zwei einzelne Zahnstocher handelt, wird simultane Raumschwelle oder Zweipunktschwelle genannt (**Abb. 8-4** auf S. 226).

Würde man jedes Hautareal entsprechend des Wertes der Zweipunktschwelle farbig markieren (z. B. hell für sehr differenzierungsfähig und dunkel für wenig differenzierungsfähig), so würde auffallen, dass jedes Körperteil etwa zur Hälfte und aus sich gegenüberliegenden hellen und dunklen Flächen besteht. In der Begrifflichkeit der Kinästhetik werden sie mit «vorne» und «hinten» bezeichnet. Passender wären jedoch Außen- und Innenseiten. Interessant ist auch, dass die sehr differenzierungsfähigen Innenseiten mit den Beugeseiten und die weniger sensiblen aber schützenden Außenseiten

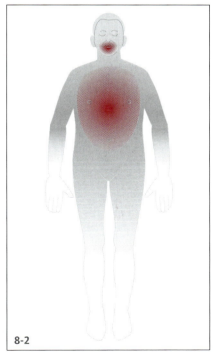

8-2

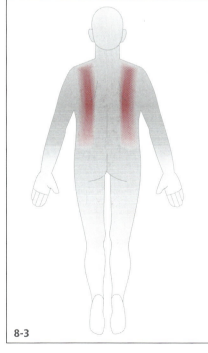

8-3

Abbildung 8-2: Zentralisierte Wahrnehmung

Abbildung 8-3: Rückseite

Abbildung 8-4:
Zweipunktschwellen (simultane Raumschwellen)

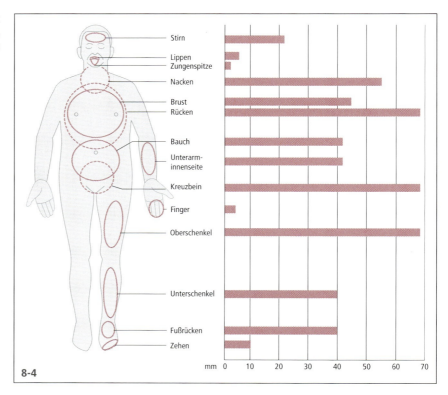

mit den Streckseiten der Muskulatur identisch sind. Die «Innenseiten» nutzen wir, um Kontakt aufzunehmen. Durch ihre Gelenk- und Muskelstruktur sind diese besonders geeignet, die Umgebung zu erfassen und sich ihr anzupassen. Die «Außenseiten» geben Schutz und tragen Gewicht, bzw. leiten dieses zur Unterstützungsfläche weiter (**Abb. 8-5, 8-6**).

In der Basalen Stimulation können wir uns dies zu Nutze machen, indem bei Berührungen gezielt Außen- und Innenseiten genutzt werden. So vermittelt ein Streichen der Handinnenfläche mehr Nähe als das des Handrückens, z. B. über die Wange. Der Daumenballen wiederum ist weniger nah als die Fingerspitzen. Ein Herantasten bei der Begrüßungsgeste oder einer schwierigen Mundpflege sollte von einer weniger empfindlichen, also weniger nahen Stelle hin zu dem sensiblen Bereich erfolgen. Bei der Mundpflege von der Wange hin zu den Lippen, bei der schulternahen Berührungsgeste vom Schulterblatt oder der Oberarmaußenseite hin Richtung Brustbein. Falls uns oder den Patienten eine Bewegungsaktion zu nahe ist, versuchen wir, eine «frontale Berührung» zu vermeiden und bei uns beiden möglichst viele «Rückseiten» zu nutzen (**Abb. 8-7, 8-8**).

«Beziehungspflege» kann im Zusammenhang der Wortbedeutungen, im Umfeld von Berührung betrachtet werden.

8.1 Beziehung aufnehmen

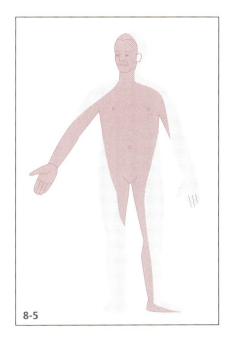

8-5

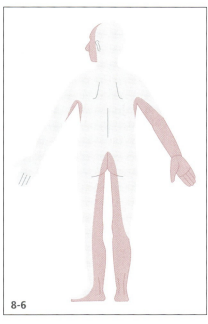

8-6

Abbildung 8-5: Innen-(± blau)/ Außenseiten (± grau) bzw. Beuge-/Streckseiten

Abbildung 8-6: Rückseite

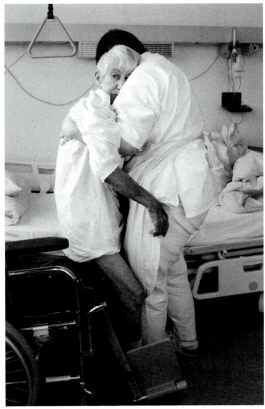

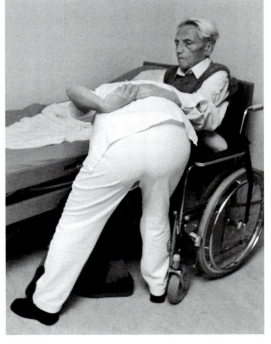

Abbildung 8-8: Seitlicher Kontakt bei Mobilisation (viel Kontakt über «Außenseiten»)

Abbildung 8-7: Frontaler Kontakt bei Mobilisation

Fassen, etwas anfassen, zu fassen bekommen steht nahe bei Fassung, Auffassung, Einfassung im Sinne von Halt gebender, hervorhebender Rahmen. Jemanden oder ein Körperteil umfassend zu berühren gibt ihm Halt, hebt die gespürte Form an dieser Stelle in dem Moment hervor; im Unterschied zum Greifen.

Greifen wird schnell als Angriff aufgefasst. Im deutschen Sprachgebrauch hat «angreifen»[43] schützen und abwehren als Reaktion zur Folge. Greifen hängt mit Kraft und Aktivität zusammen. Griff, Grips gehören hierzu. Jemand versucht etwas in den Griff zu bekommen oder zu begreifen. Das setzt Eigenaktivität voraus, bezieht sich also auf Versuche des Patienten, etwas wahrzunehmen. Wenn ich etwas mit einem Begriff belege oder beschreibe, ist es festgelegt und macht das Geschriebene kommunizierbar mit anderen.

Tasten ist etwas Vorsichtiges, Forschendes oder Untersuchendes. Beim Tasten gebraucht der Mensch die Hand, die Fingerkuppen, den Fuß oder die Fußzehen als Instrument, um etwas oder jemanden zu befühlen, eine Vorstellung oder ein Gefühl dafür zu bekommen bzw. eine sinnliche Erfahrung zu machen.[44] Grundsätzlich kann jedes Körperteil zum Tasten genutzt werden.

Halten ist etwas Verweilendes, Stützendes oder auch Tragendes. Haltung hingegen ist statischer, betont Stabilität und gibt einer Einstellung Ausdruck.

Streicheln kann von wahrnehmungsveränderten und von dementierenden alten Menschen auch als Streich (= Schlag, Hieb oder hinterlistige Handlung) verstanden werden. Daher ist ihm das Streichen besonders in (noch) unklaren Situationen mit vermeintlich unbekannten Personen vorzuziehen. Dies ist unabhängig davon, ob sich jemand früher oder in geklärten Situationen gerne streicheln ließ.

Gleiches gilt für das Tätscheln.

Tätscheln ist gekennzeichnet von Zweideutigkeit. Es nimmt jemand Kontakt auf, um diesen gleich wieder abreißen zu lassen. Vermittelt wird «dasein» und «weggehen» in gleichem Maße. Dies entspricht meist auch der unklaren Gefühlshaltung des Berührers. Zudem folgte dieser Art von Berührung in der Medizin meist ein schmerzhafter Einstich zur Blutentnahme.

Die deutsche Sprache ist bezüglich der Kontaktaufnahme über die Haut fast so facettenreich wie die Vielfalt der Erfahrungen, die mit der Haut möglich sind. Die Hand spielt hierbei eine besondere Rolle, weil sie durch ihre

---

43 Im Österreichischen wird angreifen im Sinne von anfassen, anlangen verwandt!
44 Eine Taste ist laut Duden Herkunftswörterbuch ein Werkzeug, um z. B. eine Klaviersaite zu berühren (Duden 1997)

Ausstattung mit Sinneszellen und ihre subtile Bewegungsmöglichkeit als hervorragendes Kontaktorgan wie auch als Werkzeug geeignet ist. Dennoch ist eine Behandlung eher auf die Hände bezogen, eine «Handlung», bei der die Hände aktiv sind. Der Rest des Körpers und die Person kann unbeteiligt sein, wird nicht zwangsläufig angesprochen. Ähnlich, wenn mir etwas «gut von der Hand geht» – ich brauche mich nicht mehr darauf zu konzentrieren.

Bei der Basalen Stimulation in der Pflege sprechen wir daher von berühren, bei dem sich zwei Personen begegnen und diese Begegnung etwas auslöst. Berühren ist ohne berührt zu werden nicht möglich. Das gilt gleichsam im übertragenen Sinn. Wir geben Gelegenheit, sich gegenseitig heranzutasten, um sich deutlich berührt zu fühlen. Der Patient soll be-greifen dürfen. Ist er vermindert eigenaktiv, können wir durch umfassende Berührungen ihm helfen, sich zu spüren, also den Somatischen Dialog zu erleben.

8.2 Sich vom alten Menschen berühren lassen

Im Kapitel *Das eigene Leben spüren* haben wir ausführlich beschrieben, wie Pflegekräfte basal berühren können. Hierzu gehört es auch, sich berühren zu lassen. Solange die Pflegebedürftige selbst kaum diesen Kontakt aufnehmen kann, ist die Pflegende wach in ihrer Berührung und nimmt Aktivitäten unter ihrer Hand wahr, lässt sich von der Person anrühren.

Später, wenn dem alten Menschen mehr Aktivität möglich ist, können seine Versuche, Beziehungen zu der Pflegeperson aufzunehmen, auch mal Schwierigkeiten bereiten. Es ist dann wichtig, schnell herauszufinden, ob diese Annäherungsversuche wirklich aufdringlich sind oder nur sehr unbeholfen. Indem Sie bei der Kontaktaufnahme der Bewohnerin respektvoll beggnen, können Sie ihr zeigen, wie und wo Sie sich berühren lassen möchten.

8.3 Begegnungen gestalten

Begegnungen zu gestalten stellt höhere Ansprüche an die Betroffenen, als Begegnungen «nur» zu erleben. Nachdem bis hierhin die Gestaltung von Begegnungen zwischen Pflegeperson und pflegebedürftigen alten Menschen durch die Pflegenden im Vordergrund der Beschreibung stand, soll nun der Bewohner unterstützt werden, zwangsläufige – aber auch selbst initiierte – Begegnungen in seinem Sinne zu gestalten. Ein weiterer Schritt zur Autonomie und Verantwortung also, nachdem Person und Außenwelt präsent geworden sind und Beziehungen zu anderen Menschen aktiv aufgenommen werden. Diese können sinn- und bedeutungsstiftend sein sowie die Lebensgestaltung unterstützen. Wir versuchen, die Betroffene darin zu unterstützen, Begegnungen als erlebbare Beziehungsmomente zu gestalten.

«Sich begegnen heißt also sein Gegenüber wahrnehmen, es in seiner Existenz registrieren und dabei bemerken, dass es etwas mit mir zu tun hat.» (Fröhlich 2001, S. 296)

Wir wollen zunächst noch einmal aus der Position der Pflegekräfte basal stimulierende Begegnungen betrachten, da diese schon zu einem recht frühen Zeitpunkt dem Pflegebedürftigen einen großen Gestaltungsraum ermöglichen.

Es begegnen sich zwei Menschen mit ihren Erfahrungen, Einstellungen, mit einer momentanen Befindlichkeit und spezifischen Bedürfnissen, Wünschen, Ansprüchen und Zielen. Was hiervon erfüllt wird, hängt von der *Summe* der Möglichkeiten *beider* ab. Die Möglichkeiten sind geprägt durch die aktuellen motorischen, sensorischen, kognitiven und kommunikativen Fähigkeiten sowie dem sozio-kulturellen und zeitlichen Rahmen, in dem die Begegnungen stattfinden.

Es ist zu beachten, dass das Selbstpflegeverhalten und die Intimsphäre sich in Krankheits- und Pflegesituationen kulturbezogen von denen des Gesunden unterscheiden. Um diesen Schutzraum für körperliche und somit persönliche Nähe nutzen zu können, sind klare, deutliche Rituale einsetzbar bzw. zu entwickeln. Abweichungen von Seiten der Betroffenen bei den etablierten Ritualen (vorheriges Kapitel) bzw. Reaktionen des Bewohners sind als Kommunikationsäußerungen zu sehen. Hier hat er einen, wenn auch geringen, Gestaltungsspielraum für sich gefunden. Deshalb ist es nicht nur vom Aspekt *Sicherheit erleben und Vertrauen aufbauen* wichtig, während der Begegnung Kontakt zu halten. Dies kann je nach Wahrnehmungs- und Konzentrationsmöglichkeit wechselseitiger Blick- oder Stimmenkontakt sein. In der Regel liegen aber starke Wahrnehmungs- und Konzentrationseinschränkungen in Zusammenhang mit neurologischen Erkrankungen, demenziellen Veränderungen und körperlicher Hinfälligkeit vor, sodass der somatische Bereich – Berührung und Bewegung – im Vordergrund steht.[45]

Da die beiden Beteiligten eine neue, eigene Sprache entwickeln, um sich auch über kaum zu umschreibende Kleinigkeiten, wie z. B. die Abfolge und Vorgehensweise beim Zuknöpfen des Kleides (siehe Mielke-Reusch 2001) zu verständigen, ist eine Bezugspflege bei «sprachlosen» Bewohnern und Patienten sehr wichtig. Diese Menschen brauchen nicht nur eine Bezugsperson in der verwirrend großen Menge der ihnen sehr nahe kommenden (Pflege-) Personen, sondern auch jemand, der Bezüge herstellt. Bezüge zu gemeinsa-

---

[45] Geruch und Geschmack kommen im Alter normalerweise für das Kontakthalten nicht mehr in Betracht, im Unterschied zum Säuglingsalter. Außerdem besteht das Problem der erschwerten Wechselseitigkeit.

men Erfahrungen, Strategien und gemeinsamer Sprache, auf die beide wiederum Bezug nehmen können. Bezug nehmen bedeutet Wertschätzung, Vertrautes und Bewährtes. Es wird hierdurch die Kontinuität der erarbeiteten Angebote gewährleistet. Durch die Wiederholung der Situation im Zusammenhang mit den spezifischen Personen werden ihr Sinn und ihre Bedeutung nachhaltiger erfahren. Dies bedeutet nicht, dass Pflege ausschließlich durch eine Person erfolgen kann. Wichtig ist eine Primärperson, die ihre Erfahrungen, Vorgehensweisen und die gemeinsame «Sprache» zwischen ihr und der zu Pflegenden den Kollegen genau vermittelt. Dies kann schriftlich, zeigend oder durch Videosequenzen erfolgen. Wichtig ist, dass diese Erfahrungen auch abrufbar sind, wenn die Primärperson nicht greifbar ist und dass sie für die Vorbereitung der Begegnung mit jemand «Neuem» oder weniger Vertrautem zur Verfügung steht. Damit geben wir sehr «eigenartigen» Menschen die Möglichkeit, einen guten Teil einer Begegnung mit jemandem, der als unbekannt erscheint, selber zu gestalten, allein dadurch, dass beide «dieselbe Sprache sprechen». Wie sieht eine solche Sprache aus? In der Hauptsache geht es um Zustimmung, Akzeptanz und Ablehnung. Leider sind die Zustimmungsäußerungen meist weniger deutlich als jene der Ablehnung. Nicht erkennbar zu reagieren, sich zu entziehen, kann ebenfalls auf Ablehnung hindeuten. Deshalb sind die «ersten Begegnungen» mit ihren (wechselseitigen) ersten Eindrücken so wichtig. Geschieht dies in Zeitnot, mit Vorurteilen oder großer Unsicherheit, kommt es zu einseitigen Bewertungen. Scheinbar beiläufige Bewegung, zarte Mimik, Muskelspannungen, Atmung oder Intuitionswahrnehmungen werden schnell und in grobe Kategorien gesteckt. Dies schafft kein Vertrauen, sondern macht den anderen scheinbar berechenbar. Der andere weiß, was er von mir zu erwarten hat. Gehe ich jedoch auf den anderen zu, vermittle ich ihm das Angebot, höre zu und bin offen, kann dies die weiteren Begegnungen der Patienten mit anderen Vertretern der Institution bedeutend beeinflussen. Wie auch unter *Beziehung aufnehmen* beschrieben, muss ich mich im wahrsten Sinne des Wortes herantasten.

Ein eindrucksvolles, bereits erwähntes Beispiel gibt Frau Mielke-Reusch im Buch *Begegnungen:*
«Das Anziehen des Mantels gestaltete sich schwierig, da ich bewusst versuchte, größtmögliche Distanz zu halten. Jeder Versuch, die Distanz zu verringern, wurde mit der ihr eigenen Lautäußerung und einem Schritt zurück beantwortet. Frau S. war sehr gespannt und drehte den Kopf zur Seite. Sie zeigte keinerlei Eigenaktivität, den Mantel anzuziehen. Beim Zuknöpfen des Mantels begann ich bei den unteren Knöpfen. Je näher ich dem Kragenknopf kam, desto starrer stand Frau S. da. Sie schien kaum noch zu atmen. Das Aufsetzen der Mütze wurde mit ‹aua› begleitet.
Der Spaziergang führte über den mit Verbundsteinen gepflasterten Weg vor dem Heim zu einer öffentlichen Straße, die selten befahren wird. Der Untergrund besteht aus einer defekten und geflickten Teerdecke. Die Straße weist eine

leichte Steigung auf. Frau S. ging mit gleichmäßigen Schritten und gesenktem Kopf voran. Ihr Unterarm lag auf meinem, ohne dass der Druck sich veränderte. Jede Unebenheit im Untergrund kommentierte Sie mit ‹aua›. Am Ende der Steigung war der Blick frei über die Felder und eine entfernte Straße mit dahinter liegender Fabrik. Frau S. lenkte auch nicht nach Aufforderung den Blick dorthin. Nach kurzer Pause kündigte ich den Rückweg an.

In der Nasszelle blieb Frau S., die sich bei mir eingehängt hatte, in einem Abstand vor dem Waschbecken stehen, der es ihr unmöglich machte, auch nur den Rand des Waschbeckens zu erreichen. Meiner Bitte, einen Schritt näher zu kommen, entsprach sie nicht.

Ich positionierte ihre rechte Hand so, dass sie sehen konnte, was mit ihr geschah. Zuerst träufelte ich Wasser über ihren Handrücken. Dann strich ich mit meiner nassen Hand darüber, wobei meine Finger ihre Fingerzwischenräume nachzeichneten. Ihre Finger waren dabei zusammengepresst und gekrümmt (im zweiten und dritten Fingerglied). Frau S. gab weder die Krümmung der Finger auf noch drehte sie mir die Handinnenflächen zu. Die linke Hand war zur Faust geschlossen. Hier verfuhr ich wie bei der rechten Hand. Die Hände trocknete ich erst ab, nachdem beide nass waren, davon ausgehend, dass man, wenn man sich selbstständig die Hände wäscht, auch erst beide nass macht, bevor man sie abtrocknet.

Das Gesicht wusch ich Frau S. mit einem Waschhandschuh. Es wurde von ihr toleriert.

Auf das Waschen im Genitalbereich verzichtete ich, da Frau S., wenn auch nicht auf die Verbalisierung meines Vorhabens, aber bei dem Versuch, das Nachthemd anzuheben, einen Schritt zurück wich und sehr angespannt wirkte. Nach vorne gebeugt hielt sie die Arme angewinkelt schützend vor sich und machte Abwehrbewegungen.

Darauf begleitete ich Frau S. zum Bett und sang das vorgesehene Lied, das sie nicht zu erreichen schien.

Die Initialberührung zur Verabschiedung ließ sich nicht durchführen, da Frau S. als Einschlafposition in linker Seitenlage die rechte Hand unter ihren Kopf schob und so meine Berührung zu sehr in Nähe ihres Gesichts stattgefunden hätte.» (Mielke-Reusch 2001)

Im weiteren Verlauf dieser Begegnungen mit Frau S. machen beide «Fortschritte» und kommen mehr zueinander. Später spricht Frau S. sogar einzelne verstehbare Sätze, was sie seit Jahren wohl nicht getan hatte.

Neben einer sehr guten Fremd- aber auch Eigenwahrnehmung braucht ein solches Herantasten oder Freiraumgeben natürlich Zeit, die sich aber in der Regel «bezahlt» macht. Meist noch mehr als wir, nehmen die Bewohner unsere Anspannungen und Atemveränderungen wahr. Dieses archaische Verhalten (den Gegner auf seine Gefährlichkeit/Angst hin einschätzen) erklärt die Reaktion von Patienten auf überspielte Unsicherheit, Abstandsbedürfnis und anstrengende Mobilisierungsaktionen. Auch hier gilt wieder, dass die

Wahrnehmungen über die Körpersinne die vertrauenswürdigeren sind und den Umweltsinnen (→ verbale Beschwichtigungen, freundliche Miene …) zu Recht misstraut wird.

Der Abschied gehört neben der Begrüßung, dem Kontakthalten und dem Austausch zu einer Begegnung dazu. Die Pflegeperson muss mitbekommen, wenn es «genug ist», sowohl für den Bewohner, als auch für sich selbst. Wir haben oft eine feste Vorstellung von dem, was gut ist, und bekommen manchmal nicht mit, weil wir so «intensiv dabei sind», dass sich der andere bereits ausgeklinkt hat. Es wird oft gefragt, wie lange eine Sequenz basal stimulierender Pflege sein soll oder darf und wie oft am Tag sie erfolgen muss oder kann. Es können keine Zeiten genannt werden! Die jeweilige Aufnahmefähigkeit, das Interesse und das Ruhebedürfnis (= Zeit um das Neue zu verarbeiten) dieses alten Menschen sind die entscheidenden Parameter. Und somit kann ich zwar die Länge, Intervalle, Ruhephasen und Ähnliches vorplanen, letztendlich signalisiert mir die Betroffene durch vielleicht kleine Zeichen, wie Tonusveränderung, Atemrhythmus, Wegdrehen der Augen, Lippen-zusammen-Pressen, u. ä., was sie will und braucht. Erfahrungsgemäß ist besonders in der ersten Phase und bei sehr starken Bewusstseinsveränderungen schon nach 10 bis 15 Minuten der Patient «weggetreten» und braucht mindestens eine $3/4$ Stunde Ruhe, um das Ganze zu verarbeiten. Ob nun die Pflegemaßnahme (z. B. GKW) unterbrochen und später weitergeführt, trotzdem zu Ende geführt oder beim nächsten Mal kürzer geplant wird, muss in der Situation entschieden werden. Auf jeden Fall darf die Berührungsqualität nicht an Deutlichkeit verlieren und der Kontakt jetzt unterbrochen werden, «weil sie es ja nicht mehr mitbekommt» oder es nicht «mitbekommen soll». Vielmehr soll das weitere Vorgehen einen beruhigenden Charakter bekommen, weniger Neues, Spannendes vermitteln und das bereits Vertraute ritualisieren. Die Eingeschlafene soll «in Sicherheit gewiegt» werden. Auch ist es unangebracht, sich «hinwegzuschleichen». Die geplante Verabschiedungsgeste kann auch hier betont beruhigend vorgenommen werden. Genau wie bei der Begrüßung würde ein leichtes, sanftes Streicheln eher aufschrecken lassen, als ein großflächiger deutlicher Druck (siehe Tastsysteme).

Meist entwickeln die Pflegeangebote schon nach kurzer Zeit einen Tages- oder besser Wachheitszyklus, der manchmal bis in die Nacht hineinreicht. Diesen zu erfassen, erfordert eine aufmerksame und engmaschige Beobachtung und Dokumentation.

Bei der Planung der Pflegeangebote sollten besonders diese Zeiten berücksichtigt werden, in denen der Betroffene erfahrungsgemäß maximal wach und aufnahmefähig ist.

9. Sinn und Bedeutung geben und erfahren

Bisher haben wir der Betroffenen Sinnzusammenhänge vermittelt, indem wir Zusammenhänge einzelner Sinneserfahrungen als Ganzes spürbar gemacht haben. Berührungen, Gegenstände, Personen und Abläufe haben wieder «Sinn gemacht». Durch die körperliche Wahrnehmung wurde den alten Menschen der «geistige Gehalt» (Duden 1995, S. 587) wieder bewusst. Sinn wird also mit den Sinnen erfahren. Sinn und auch Bedeutung geben ist jedoch ein geistig schöpferischer Akt. Bei der Sinngebung verschmelzen Sinnlichkeit und Verstand zu einem «Sinn für mich» bzw. «Sinn an sich».

In den ersten Lebensjahren sind wir stark damit beschäftigt, etwas und jemandem Sinn und Bedeutung (für uns) zuzuschreiben. Diese «Wichtigkeiten» und «Werte in einem bestimmten Zusammenhang» (Duden 1995, S. 587) wurden besonders als Jugendlicher mehrfach geändert und verschoben. Wenn im Zusammenhang mit der Berentung der Wert der eigenen Arbeit als Sinngeber für unser Leben schlagartig wegfällt, sind wir gezwungen, für diesen Bereich einen neuen Sinn zu finden und die Bedeutung von Familie, Partner, Wohnung, Hobby neu festzulegen. Selbst wenn z. B. nur der Mann berufstätig war, so wirkt sich seine neue Lebenssituation dennoch stark auf die Frau aus. Sie muss nicht nur seine Sinnkrise ertragen, sondern auch ihre Zeit, die Wohnung u. ä. mit ihm teilen.

Für viele Menschen ist die Elternrolle stark sinnstiftend. Unseren Kindern Vater oder Mutter sein, prägt viele wichtige Jahre unseres Lebens. Viele alte, stark Dementierende suchen wieder nach diesem Sinn, wenn sich ihr «Erleben» scheinbar sinnentleert hat. Indem sie vorgeben, nach Hause zu müssen, um den Kindern das Essen auf den Tisch zu bringen, könnte dies zum Ausdruck kommen.

Umgekehrt bekommt z. B. die Rolle «Kind» wieder starke Bedeutung und einen ganz neuen Sinn nach den Jahren des «aus dem Haus-Seins». Plötzlich sind die Eltern die hilfsbedürftigen, die nun zum Teil sogar «erzogen» werden müssen. Gleichzeitig ändert sich dann für die alten Menschen ihre Rolle als Großeltern. Als Eltern der Eltern haben sie für ihre Enkel eine besondere Bedeutung. Eine bestimmte Atmosphäre, Unterstützung, Informationen und sogar «Naschereien» gab es nur bei den Großeltern. Werden aus ihnen nun aber scheinbar «Großkinder», so fällt dies weg. Die Besuche und Gespräche werden jetzt anders begründet. Ihre Person und ihre Geschichte ist nicht mehr so stark gefragt und von alter Bedeutung.

Die Eltern, die uns früher deutlich ihre Werte vermittelt haben, stehen nun fragend vor uns und fordern uns, Entscheidungen für sie zu treffen.

Jetzt ist es sinnvoll, die Auswahl und die Tragweite der Entscheidungen dieser alten Menschen stark einzugrenzen, um ihnen in diesem begrenzten Rahmen überhaupt welche zu ermöglichen. Welche Bereiche und zu welchem Zeitpunkt für den Bewohner wichtig sind, mögen wir nicht pauschal einzuschätzen. Sie sind ganz individuell zu ergründen und müssen entsprechend gewürdigt werden. Es sollen keine Proforma- oder Scheinentscheidungen sein. Zu oft müssen alte, pflegebedürftige Menschen solche demütigenden Erfahrungen machen, bei denen ihnen ihre Selbstverantwortung entzogen wird.

Häufig sind es für die Betroffenen aber schon Kleinigkeiten, die das eigene räumlich, sozial und zeitlich sehr begrenzte Leben gestalten: der Platz im Speisesaal, nicht mit jemandem zu sprechen, solange die gereinigte Zahnprothese nicht im Mund ist u. ä.

Sinngebungsprozesse von großer Bedeutung treffen uns im Alltag meist nicht unvorbereitet. Wir sind normalerweise in der Lage, weil geistig und körperlich flexibel, diese innerhalb einer gewissen Zeit zu meistern. Problematisch wird es, wenn durch Krankheit, Unfall oder bei starkem geistigem Verfall plötzlich Sinnkrisen entstehen. Für Außenstehende manchmal nicht nachvollziehbar gibt der Betroffene nun ganz anderem, vorher eher Unscheinbarem große Bedeutung. Ohne dass er dies immer äußern kann, wird ihm zum Beispiel sein «nacktes Leben» wichtig, sich lebendig zu erfahren, Kleinigkeiten, vertraute Rituale treten für ihn in den Vordergrund. Auch kann er noch oder wieder in seinem unmittelbaren Umfeld sich behaupten und Beziehungen zu ihn umgebenden Personen aufnehmen. Es ist nun an den Pflegenden, solche kleinen Sinn- und Bedeutungsgebungen zu registrieren und zu unterstützen. Das Erleben der eigenen Bedeutung muss der Bewohnerin ermöglicht werden. Sie sollte sich nicht als Patientin (= Leidende), über die verfügt wird, fühlen müssen. Wenn auch in Pflegeeinrichtungen leider viel an Selbstverantwortung abzugeben ist, so kann aber innerhalb der Pflegemaßnahmen den Werten der Betroffenen entsprechend gewaschen, das Essen gereicht werden und anderes mehr.

9.1 Soziale Kontakte

Häufig wird in Pflegeeinrichtungen die Bedeutung von sozialen Kontakten für die alten Menschen verschoben. Die im Alter normalerweise mehreren kleinen, fast flüchtigen aber regelmäßigen Begegnungen zur Verkäuferin im Lebensmittelladen, einzelnen Nachbarn, Kindern auf dem Weg zur Schule u. ä. weichen im Krankenhaus oder im Heim einem schlagartig großen Angebot häufiger Kontakte, die aber kaum genutzt werden. Nicht selten sehen wir als Besucher in den Aufenthaltsbereichen «stumme Sitzungen»

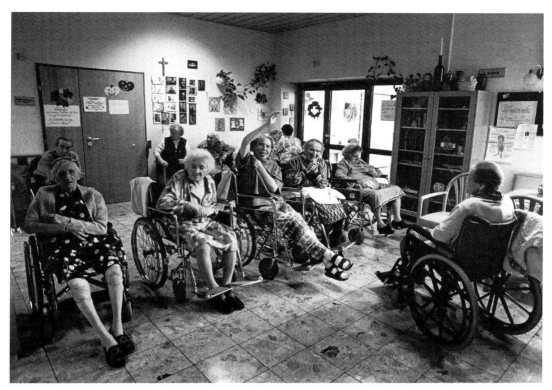

Abbildung 9-1: Aufenthaltsraum Altenheim

von 5 und mehr alten Menschen, die die Hände in den Schoß gelegt haben und sich anschweigen (**Abb. 9-1**).

Erst wenn Pflegekräfte oder Hauswirtschaftspersonal sie ansprechen, fallen sie aus ihrer Erstarrung. Solche Menschen geben ihrer morgendlichen Körperpflege nun eine andere Bedeutung. Es geht ihnen vielleicht nicht so sehr darum, sauber zu werden, sondern die tagsüber sonst seltene Gelegenheit einer Zweierbegegnung zu nutzen. Durch das Akzeptieren und Betonen der sicherheitsgebenden, kleinen persönlichen Rituale können sie sich neben den existentiellen sozialen Zweierkontakten als Bedeutungsgeberin erfahren.

A. Fröhlich geht sogar noch weiter und schreibt: «Wenn Sicherheit und Vertrauen erlebt werden können, so kann dies eine Hilfe sein, dass ein Mensch neue Deutungen seines Lebens vornehmen kann, dass auch das Abschiednehmen von diesem Leben sinnvoll werden kann.» (Fröhlich 2003)

9.2 Sinn finden und Sinn geben

Die Sinnfindung ist ein Prozess, der für die meisten alten Menschen mehr oder weniger abgeschlossen ist. Sie haben einen Sinn im Leben, manche sogar bereits im Sterben gefunden.

Beim Finden ist das Suchen der aktive Teil. Wir nehmen oder übernehmen für uns, was wir entdecken oder was wir vermittelt bekommen, durch eine Kirche, eine Philosophie, eine Partei, ein Idol oder eine charismatische Person. Die jetzige Generation alter Menschen ist besonders von ihrem Glauben geprägt worden. Die Kirche hat ihnen Sinn im Leben gegeben und gibt Beistand beim Sterben. Hierauf können wir in der Pflege Rücksicht nehmen und dort anknüpfen.

Basale Stimulation in der Pflege will aber nicht dem Leben dieser Menschen einen neuen Sinn geben, denn es ist keine Heilslehre. Die Betroffenen sollen zu Sinngebern werden, sollen selbst etwas einen Sinn geben können. Dies kann sich in Selbstbestimmung äußern, in der Wertschöpfung für das Leben und Verhalten anderer (Partner, Familie, Freunde) oder darin bestehen, etwas mit einem Namen zu belegen, nachdem wir es auf uns bezogen gedeutet haben.

9.3 Sinnhaftigkeit des Lebens

Das Sterben als Vollendung und Abschied vom Leben ist für jeden Menschen, insbesondere den alten Menschen eine unausweichliche Tatsache. Die Bibel könnte uns einen Hinweis darauf geben, wie bei einer ganzheitlichen Pflege, über das Körperliche hinaus, der Wert des Lebens für den alten Menschen erhalten werden kann. So ergibt sich aus unserem Handeln nicht nur eine Aufgabe für den Umgang mit dem anvertrauten Menschen. Sie ist eine Anfrage an den Erhalt der Lebendigkeit des alten Menschen in den Gedanken und Gefühlen seiner ihm vertrauten Verwandten, Freunde oder Mitbewohner.

Die Begleitung im Fortbestehen der für ihn vielleicht existenziellen Grundwerte von Glaube, Hoffnung und Liebe erfahren darin eine wichtige Bedeutung.

9.3.1 Glaube

Das Wort «Glaube» (griech. Hauptwort: pistis) bedeutet so viel wie: «haften an, sich anvertrauen, Vertrauen haben, sich stützen auf, trauen auf eine Person oder ein Etwas». Diese Wortbedeutung macht deutlich, wie wichtig im Glauben der kommunikative Bezug zu einer anderen Person oder Sache ist. Äußerungen des alten Menschen werden, z. B. wenn er sagt: «Ich möchte sterben!», ernst genommen und können Anlass zu einem sinnfindenden Gespräch sein. Sie können gleichfalls Grundlage sein für einen Austausch über seinen Glauben, seine Ängste vor dem Sterben, seine Sehnsucht, seine Wünsche und Vorstellungen zum Leben nach dem Tod. Wie dieser Aufbau von Vertrauen aussehen kann, der ein derartiges Verhalten der Pflegenden ermöglicht, wie Beziehungen gestaltet werden können, wurde bereits erörtert.

Der Glaube hilft dem Menschen, einen Sinn in seinem Leben zu suchen und vielleicht auch zu finden. Glaube in unserer Kultur wird vor allem mit der Religiosität eines Menschen in Verbindung gebracht. In noch so aussichtslosen Situationen helfen die religiösen Rituale unterschiedlicher Glaubensbekenntnisse, Trost zu finden, wenn es gilt, aus dem Leben zu scheiden. Auch im «Sterben», als unwiderruflich letztem Akt des Lebens, helfen geistliche Handlungen den Übergang des Menschen zu begleiten, vom «Hier und Jetzt» in eine offene nicht vorhersagbare Zukunft (**Abb. 9-2 bis 9-4**).

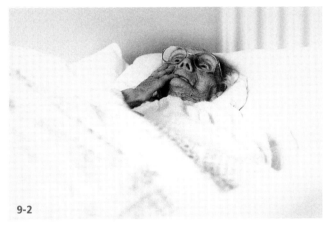

9-2

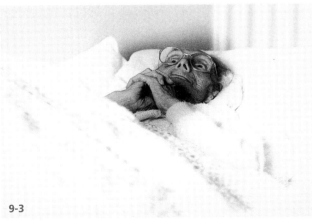

9-3

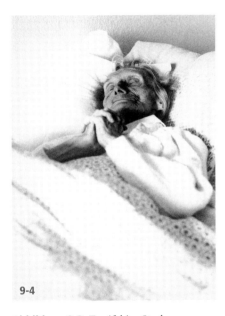

9-4

Abbildung 9-2: Zweifel im Sterben

Abbildung 9-3: Hoffnung

Abbildung 9-4: Erfüllung

Diese gestaltet sich in den Vorstellungen unterschiedlicher Glaubensrichtungen sehr verschieden. Das Leben nach dem Tod ist teilweise abhängig vom gelebten Leben des Sterbenden im Diesseits. Weiterhin ergeben sich aus dem Glauben konkrete Aufgaben für den Sterbenden, die ihm z. B. helfen sollen, eine Wiedergeburt zu erlangen. Diese konkreten Aufgaben sind bei unterschiedlichen Glaubensrichtungen sehr verschieden.

Die Anerkennung und das Wissen um die Ansprüche der unterschiedlichen Glaubensformen an den alten, sterbenden Menschen helfen, sein Bedürfnis nach Spiritualität zu begleiten.

Die Unterstützung der Ausübung ritueller Symbole erfolgt bei einer basal stimulierenden Pflege unabhängig von den Wertvorstellungen und vom Glaubensbekenntnis der Pflegenden.

Außer dem Angebot des Gebetes und der Teilnahme an Gottesdiensten wird darüber hinaus das Leben eigener Glaubensrituale gefördert. Die individuelle Normalität des alten Menschen wird akzeptiert, ermöglicht und unterstützt. Das Wissen um die besonderen Ernährungsgewohnheiten trägt ebenso dazu bei, wie z. B. das Angebot der Krankensalbung, der Respekt vor der Scham und andere, noch so fremdartig erscheinende Rituale anderer Glaubensrichtungen.

9.3.2 Hoffnung

Hoffnung ist ein nicht wegzudenkender Bestandteil menschlicher Existenz. Sie wirkt als eine Art Energie, die menschliche Aktivität und persönliches Verhalten mit Zuversicht erfüllt. Hoffnung wird von Schmidt als «Grundprinzip aller Utopien» beschrieben (Schmidt 1978). Sie wirkt grundlegend sinnstiftend durch das Vertrauen und die Erwartung der Erfüllung des Guten. Insofern ist Hoffnung immer zukunftsweisend und schafft gedanklichen Raum für die Veränderung der gegenwärtig vorherrschenden Wirklichkeit des alten Menschen. Bollnow (1972) merkt dazu an: «In der Art wie ich mich hoffend zur Zukunft verhalte, bin ich geöffnet für das Grundsätzliche, nie Voraussehbare ihres Geschenks». Dem alten Menschen durch pflegerische Interaktion Gelegenheit zu bieten, für sich selbst stets aufs Neue das «Prinzip Hoffnung» zu entdecken, trägt zum Erhalt seines Lebens bei und gibt Sinn.

Gerade in schweren Zeiten, in denen Enttäuschung, Einsamkeit, Kummer, Krankheit oder Verlust von lieb gewonnenen Menschen die Gefühlswelt bestimmen, wäre ein Leben ohne Zuversicht trostlos und leer.

Immer wieder sind Stimmungsschwankungen von Hoffnung und Hoffnungslosigkeit, insbesondere beim alten Menschen zu beobachten. Die Reflexion des eigenen Lebens und der momentanen Lebenssituation im Heim oder in Abhängigkeit von anderen Menschen im häuslichen Wohnumfeld kann dieses Hin und Her der Gefühle auslösen.

Hoffnungslosigkeit durch Abschied, Sorge oder Trauer geht mit starken hormonellen Reaktionen einher. Diese körperliche Reaktion – eine Störung des Stoffwechsels der biogenen Amine (vermehrte Ausschüttung von Noradrenalin, Serotonin und Cortisol) – kann zur Hilflosigkeit führen, wenn die Gefühlslage als dauerhaft erlebt wird. Oft bricht durch ein negatives Ereignis für den Menschen die «ganz Welt» zusammen. Das Leben wird leer. Häufig ist dieses Gefühl vom Zusammenbruch des ganzen Organismus begleitet, was sich auf die gesamte Lebenssituation auswirkt. Als Ergebnis einer generellen Ausweglosigkeit aus der Situation stellt sich Hoffnungslosigkeit ein.

Körperlich wird dieses Erleben erkennbar durch mimische Veränderungen des Gesichts, wie Längsfalten der Stirn, hoch- und zusammengezogene Augenbrauen, senken der Mundwinkel, leichtes Rümpfen der Nase. Die Schultern hängen, die Sprache ist leise. Der Mensch zieht sich in sich selbst zurück. Der körperliche Abbau der Muskulatur und der Knochen im Alter wirkt unterstützend auf ein derartiges Erscheinungsbild.

Zeichen, die beim alten Menschen bis zur extremen Form des Rückzugs in eine Embryonalhaltung gehen können. Wir alle kennen aus eigener Erfahrung beim Gefühl von Niedergeschlagenheit und tiefer Hoffnungslosigkeit den Wunsch, sich zusammenzukauern, sich zu schützen durch eine an einen eingerollten Igel erinnernde Körperhaltung. Es gilt anzunehmen, dass durch diese Haltung das «Bauchhirn» (Geo 11/2000) angeregt wird, sich zu stabilisieren und neu zu organisieren. In dieser beherbergenden Haltung gelingt es, den eigenen Körper zu spüren sowie den eigenen Gefühlen freien Lauf zu lassen oder, für andere nicht sichtbar, in Tränen auszubrechen. Gelingt es zu weinen, wird eine körperliche Reinigung vollzogen – durch die Keim reduzierenden Lysosomen der Tränenflüssigkeit – und der Abbau von Stress auslösenden Hormonen eingeleitet. Gerade nach solchen Situationen könnte eine beruhigende Ausstreichung, z. B. des Darmes, hilfreich sein. Diese könnte ebenso wie das Weinen reinigend auf die Seele wirken. Ein Loslassen und Entspannen des Körpers werden erreicht.

Andererseits löst das Weinen eine soziale Reaktion aus, die Aufmerksamkeit der Umwelt, Mitempfinden und Mitleid hervorrufen kann. Beim Gegenüber entsteht das Gefühl der «Stimmungsübertragung». Diese kann als innerer Antrieb das Bedürfnis der Begleitung auslösen. «Geteiltes Leid ist halbes Leid», sagt der Volksmund und weist auf die auffangend wirkende Kraft der Begleitung hin. Begegnung von Mensch zu Mensch, wie sie in der Basalen Stimulation in der Pflege praktiziert wird, gibt Beistand, vermittelt das Gefühl, angenommen zu sein und weckt Hoffnung, die lebenserhaltend wirken kann.

Hoffnung, die auf die Pflegenden zurückwirkt, wenn sie aus dem Zusammensein mit alten Menschen wertvolle Erfahrungen schöpfen, kann helfen, sich selbst weiter zu entwickeln.

9.3.3 Liebe

«Den Sinn erhält das Leben einzig durch die Liebe. Das heißt: je mehr wir zu lieben und uns hinzugeben fähig sind, desto sinnvoller wird unser Leben.»
Hermann Hesse

Liebe ist ein Grundgefühl des Menschen, das über alle Kulturen hinweg existiert. Was aber ist Liebe? Eine allgemein gültige Definition fällt schwer, weil jeder Mensch dieses Gefühl anders erlebt. Dennoch lassen sich Ausdrucksformen oder Verhaltensweisen der Liebe beobachten, ohne jedoch sagen zu können, was Liebe letztendlich ist oder zu sein scheint.

Jeder Mensch braucht von Geburt an Liebe. Ohne diese wäre er nicht lebensfähig. Der Versuch des Hohenstaufers Friedrich II. um 1200 machte dies deutlich. Sein Interesse galt der Entwicklung der Sprache. Er wollte 12 Kinder ohne jegliche verbale Ansprache oder Kontakt – außer Stillen, Waschen und Baden – aufziehen lassen: «Aber seine Bemühungen in dieser Hinsicht waren vergebliche, denn alle Kinder starben. Sie konnten ohne das Streicheln, die liebevollen Gesichter und die zärtlichen Worte ihrer Pflegemütter nicht leben.» (Der Chronist Salimbene von Parma [1221 – ca. 1288] in Montagu 1987, S. 69). Den Kindern blieb jegliche Form menschlicher Wärme und Zuwendung versagt.

«Sauber und satt» sind hierzu angemessene Schlagworte, die häufig auch im Zusammenhang mit der Pflege des alten Menschen fallen, wenn dieser in die Pflegestufe III eingestuft wurde.

Die Redewendung von der «Wärme» eines Menschen bringt zum Ausdruck, dass Liebe sehr eng mit dem Temperaturempfinden einhergeht. So wird einem «heiß und kalt», wenn man im Gefühl der Verliebtheit schwebt. Nach langer Abwesenheit vom geliebten Menschen ist die Rede davon, «ganz heiß» zu sein auf das nächste Wiedersehen.

Das Gefühl der Liebe und des Geliebtwerdens ist begleitet vom Verbundensein mit einem anderen, vertrauten Menschen. Verbunden fühlen kann sich der Mensch nur mit einem anderen Menschen, wenn er in irgendeiner Form in Kontakt zu seinem Gegenüber steht.

In der professionellen Beziehung sollte dieser Kontakt unabhängig sein von eigenen sexuellen Wünschen und dem Liebesbedarf der Betreuungsperson.

Liebe äußert sich in einer professionellen Pflegebeziehung geschlechterübergreifend und ist eher geprägt von der Liebe zum Lebendigen, dem grundlegend Menschlichen und der Anerkennung des Wertes seines Lebens.

Diese Form der Liebe ist nahezu vergleichbar mit der von Lee (1973) genannten «Agape», der altruistischen Liebe. In dieser Form der Liebe liegt der Blickpunkt auf dem Wohlergehen des Partners. Für den Partner in selbstloser Weise da zu sein und ihn zu unterstützen, wird als erfüllend und belohnend empfunden. Allerdings kann diese Forderung nur für den zeitlich eng begrenzten Zeitraum der professionellen Handlung gelten.

Selbstlos meint in diesem Zusammenhang nicht «Selbstaufgabe», sondern die Bereitschaft, auf die Bewegungen und Kommunikationsversuche einzugehen, ohne die dementierende Person dominieren zu wollen.

Pragmatisch gesehen kann die Pflegesituation in menschlich warmem Kontakt, mit warmen Händen, in einem wohl temperierten Raum (> 26 °C) durchaus eine wohlige Atmosphäre ermöglichen, die ein Gefühl von Liebe und Angenommensein beim dementierenden Menschen wachrufen kann. Wie eine Dementierende das Gefühl, geliebt zu werden, mental reflektiert, interpretiert und wahrnimmt, entzieht sich jedoch einer objektiv einschätzbaren Beschreibung. Gerade die Unsicherheit im Verständnis des gesprochenen Wortes führt zur Bedeutung der nonverbalen Kommunikation.

Das zentrale Element in pflegerischen Handlungen, um Liebe und Angenommen sein zu vermitteln, ist somit die Art und Weise der Berührung.

Ziel einer basal stimulierenden Berührung und Bewegung sind ein meinender, akzeptierender und respektvoller Kontakt auf körperlicher Ebene. Die klare Struktur dieses Austausches hilft unterscheiden zwischen «Ich» und «Nicht-Ich». Sie trägt zu einem eindeutigen Verhältnis zwischen persönlicher und professioneller Nähe und Distanz bei. Die positive Wirkung von Berührung in alltäglichen Handlungen, Gesten und orientierender Ansprache hilft dem Gegenüber unter anderem, Liebe zu empfinden.

10. Autonomie und Verantwortung leben

Autonomie und Verantwortung sind starke Begriffe im Zusammenhang mit Pflege und noch mehr, wenn es um alte Menschen geht. Autonomie im Sinne von A. Fröhlich heißt, «eigene Regeln zu entwerfen und das Leben danach zu gestalten» (Bienstein 2003, S. 97).

Verantwortung bezieht sich hier weniger auf den (nicht minder wichtigen) ethischen Aspekt von guter oder schlechter (Pflege-)Handlung, sondern mehr auf die soziale Beziehung, das Aufeinander-bezogen-Sein.

Falls die geistige und körperliche Mobilität im Alter eingeschränkt ist, verringert sich auch die Autonomie dahingehend, dass wir uns kaum noch *neue* Regeln für die Gestaltung unseres Lebens, bzw. einzelner Situationen geben. Bis zu einem gewissen Grad können wir dies kompensieren, indem wir uns über alte, bewährte Regeln behaupten.

Manche der alten Regeln greifen jedoch nicht wie zuvor, da sie auf dem normalen Funktionieren der Sinnesorgane aufbauen und nicht das veränderte Erleben und Empfinden über die Sinne berücksichtigen. Der alte Mensch empfindet die Sinnesveränderungen in der Regel nicht so bewusst. Daher sind seine Wahrnehmungen für ihn die richtigen und müssen nicht denen der anderen entsprechen. Die in Tabelle 10-1 (S. 249) aufgeführten, vielfältigen «normalen» Veränderungen der Sinneswahrnehmungen des Alters lassen ahnen, dass im Extremfall eine «andere Welt» wahrgenommen wird oder der betroffene alte Mensch sich aus der Welt der anderen ausgegrenzt fühlt. Hörveränderungen können beim misstrauischen Menschen das Gefühl verstärken, dass hinter seinem Rücken über ihn geredet wird, oder bei anderen «Stimmen hörbar» werden lassen. Geschmacksveränderungen führen zu dem Schluss, es wurde «schlecht gekocht» oder sogar «die wollen mich vergiften». Die vermeintlich «gemeinsame Wirklichkeit» bildet die Kommunikationsbasis und führt durch ihre tatsächliche Unterschiedlichkeit zu schweren Missverständnissen. Es wäre von einem alten Menschen zu viel verlangt, sich mit seinen eingeschränkten Wahrnehmungsmöglichkeiten und den kognitiven Alterserscheinungen an die «Wirklichkeit der Mehrheit» und ihre Regeln anzupassen. Wir müssen ihm helfen, Brücken zu finden zu unserer Welt, und seine Regeln mit unseren verbinden.

Das Bedürfnis nach Autonomie wird bei großer Hinfälligkeit nicht kleiner. Die Felder jedoch, in denen wir Autonomie äußern können, verringern sich, unter Umständen macht sich häufiger Resignation breit. Durch die Mitarbeiter in den Institutionen (Krankenhaus, Altenheim, ambulanter Pflegedienst) sowie pflegende Angehörige wird den alten Menschen häufig viel «abgenommen». Diese vermeintliche, meist zeitlich begründete Entlastung schafft oft Leere und Orientierungslosigkeit. Teilweise wird den Patienten sogar geraten, sich nicht mehr für ihre Ausscheidung verantwortlich zu fühlen – «lassen Sie es ruhig laufen, Sie haben eine Einlage an».

Persönliche Verantwortlichkeit für Nahrungsaufnahme, Zeit, Geld, Gesundheit, Körperpflege und alles, was daran hängt, wird im Falle von starker Pflegebedürftigkeit eingeschränkt oder entzogen. Auf der anderen Seite wird vereinzelt versucht, Bewohnern neue Verantwortung zu übertragen, indem sie z. B. für den Stations-Wellensittich sorgen dürfen. Solche Verantwortungsbereiche müssten deutlich ausgebaut und auf alles Mögliche bezogen werden. Natürlich bedeutet dies nicht unbedingt eine Arbeitserleichterung oder -verteilung. Tätigkeiten wie Blumenpflege, Tischdecken usw. abzugeben und das richtige Maß an Unterstützung und Kontrolle zu finden, ist oft schwer für die Pflegekräfte. Leichter wird es, wenn diese Zuständigkeiten wirklich personenbezogen mit dem Bewohner erarbeitet werden und seinen speziellen Fähigkeiten und Interessen entsprechen. Was in betreuten Wohngemeinschaften schwerst Dementierender und Pflegebedürftiger so erfolgreich funktioniert, ließe sich auch auf Wohnstationen übertragen. Solche Wohngemeinschaften stellen eine überschaubare Gruppe und Umgebung dar. Außerdem können solche Einrichtungen nicht für jede Haushaltstätigkeit eine Hilfskraft einstellen, sodass eine Arbeitsaufteilung notwendig ist. Es gibt bereits eine ganze Reihe von Modellprojekten, die z. B. kleinere Wohngruppen organisieren und betreuen. Andernorts sind derartige Wohnformen schon etabliert.

Einiges an Verantwortung kann man abgeben und übernehmen, manches aber hat man. Natürlich ist eine 86-Jährige de facto nicht mehr für ihre Kinder verantwortlich. Fühlen wird sie ihre Verantwortung gegenüber jenen, die vielleicht bereits selber Enkel haben, sehr wohl. Und nicht nur, wenn sie zeitlich stark desorientiert wirkt und zu Hause sein will, wenn die Kinder aus der Schule kommen. Dieses Gefühl der Verantwortung sollte ernst genommen und unterstützt werden.

Verantwortlich-Sein schafft Selbst-Bewusstsein! Beide begründen den Status in einer sozialen Gruppe. Durch die Berentung und Haushaltsauflösung ist es nicht mehr die Gruppe «Firma», «Nachbarschaft» oder «Familie», sondern die «Station». Die Möglichkeiten, nach selbst gegebenen Regeln zu leben, sind dann manchmal so gering, dass einzelne alte Menschen zum Beispiel die Nahrungsverweigerung o. ä. als letzten Versuch zur Autonomie sehen. Selbst wach-komatösen Menschen *Verantwortung* zuzugestehen, wird aus Sicht der Basalen Stimulation selbstverständlich, wenn man den Wortursprung kennt. Die «Fähigkeit und Bereitschaft zum Antwort geben auf ein Ansprechen» (Horney 1991) bezieht sich auf Patienten und den Pflegenden. Solange ein Mensch lebt, besitzt er diese Fähigkeit. Die Bereitschaft der

Betroffenen, Antwort zu geben, muss jedoch häufig erst durch Pflegende, die ansprechende Angebote machen, geweckt werden. Der Pflegende wiederum muss bereit und fähig sein, sich von verschlüsselten und dürftigen «Ansprüchen» und «Antworten» der Patientin ansprechen zu lassen, diese ernst zu nehmen, angemessen zu erwidern und damit in den verantworteten Austausch zu treten.

10.1 Ein unbequemer Bewohner

Eine Kollegin beschreibt mit ihrer Abschlussarbeit zur Weiterbildung «Praxisbegleiter für Basale Stimulation in der Pflege» die Pflege eines Patienten in einer Rehaklinik. (Wagner-Rauch 2000)

Während seines 7-wöchigen Krankenhausaufenthaltes nach einem Schlaganfall wurde der 76-jährige Mann wahrscheinlich unter der Kategorie «schwieriger Patient» eingeordnet. «Er ist nicht in der Lage sich selbstständig im Bett zu drehen, das Sitzen an der Bettkante ist nicht möglich, da Herr Gerber stets wild mit den Extremitäten ‹fuchtelt› und den Rumpf nicht nach vorne beugen kann. Jede Drehung und Handlung ist ein ‹Horror› für Patient und Pflegende, da er öfters laut zu schreien anfängt und sich irgendwo festkrallt, und somit dagegen arbeitet. Aufforderungen, z. B. seine Beine im Bett aufzustellen, befolgt er durch inadäquate Handlungen, indem er beispielsweise alle Extremitäten von sich streckt.» (Wagner Rauch 2000, S. 2)

Sein Verhalten im Krankenhaus führte dazu, dass er in einem «verwahrlosten, abgemagerten und exsikkierten Zustand» in der Rehaklinik aufgenommen wurde. Die biografische Anamnese ergab, dass Herr Gerber ein sehr selbstbewusster Mann war, der schon als Kind sehr große Verantwortung übernahm, da sein Vater 30-jährig verstarb und Herr Gerber das älteste von zehn Kindern war. Bis zu dem Schlaganfall hat er seine seit Jahren im Rollstuhl sitzende Ehefrau versorgt. Als er nach 4$^1/_2$ Wochen in ein Altenheim verlegt wird, übernimmt Herr Gerber inzwischen seine Körperpflege sitzend am Waschbecken selbstständig. Die Beine werden von der Pflegekraft gewaschen. Das Anziehen übernimmt er selber, nur bei der Hose benötigt er Unterstützung. Der Dauerkatheter wurde entfernt und ein Kontinenztraining begonnen.

Der Schlüssel für diese unerwartete Wandlung war zum einen die zweite Chance des Neuanfangs in der Rehaklinik. Im Wesentlichen war es aber die andere Art und Weise der Begegnung durch die Praxisbegleiterin. Sie geht vorbehaltlos auf ihn zu und stellt sich ihm vor. Sie lässt ihm Zeit, die Begrüßung mit ihrer rechten Hand zu erwidern. Dies gelingt auf Grund eines starken Tremors, einem insgesamt hohen Muskeltonus und Koordinationsproblemen erst nach mehreren Versuchen. Dabei fällt ihr auf, dass der Fernseher des Mitpatienten läuft. Als sie diesen abschaltet, normalisiert sich der Muskeltonus des Patienten, und er wirkt im Gespräch orientierter. Vorher war es nie zu solch einer Begegnung unter solchen, ihm angepassten Bedingungen, gekommen. Im Gegenteil, er hätte erst einmal gewisse Vorleistungen erbringen müssen. So war er «zu schlecht» für eine krankengymnastische Behandlung oder aktivierende Pflege. Bedürfnisse und Ansprüche konnte er anfangs nicht vermitteln und hat es dann aufgegeben, hatte sich aufgegeben. Wie auch die Zuständigen im Krankenhaus ihn aufgegeben hatten. Als Folge des Schlaganfalls wurden ihm Autonomie und Verantwortung abgenommen. Wahrscheinlich musste sich der Patient den «Gegebenheiten» anpassen und «nichts tun». Dann plötzlich sollte er wieder «mitmachen». Alles lief nur nach den Regeln der Institution, bzw. der Behandler.

Wir müssen aufmerksam die Antworten des Betroffenen wahrnehmen, ihre Sprache und Möglichkeiten erfassen, dann in seiner verständlichen Sprache und in seiner Geschwindigkeit antworten und ihm seine Möglichkeiten bewusst machen. Ablenkende und störende Einflüsse sollten ausgeschaltet werden. Wenn wir nach seinen Regeln kommunizieren, geben wir ihm wieder ein Stück Autonomie. Nachdem Herr Gerber durch basal stimulierende Waschungen und Positionierungen mit seinem Körper und dessen aktuellen Möglichkeiten wieder vertraut geworden war (z. B. Begleitende Bewegung), konnte er auch zunehmend Verantwortung übernehmen, z. B. sich teilweise selbst waschen.

Dass diese Begleitung der Grund für den Erfolg war und Kontinuität erfordert hätte, zeigt der traurige Verlauf der weiteren Behandlung des Herrn Gerber – selbstverständlich werden noch weitere Faktoren ebenso Einfluss gehabt haben.

Im Altenheim ging es ihm anfänglich gut. Er konnte sich beispielsweise, unterstützt von einer Hilfsperson, in den Rollstuhl setzen. Nach 4 Wochen jedoch war er laut Auskunft des Pflegepersonals nicht mehr in der Lage, sein Bett zu verlassen. Er verweigerte die Nahrung, bekam eine Magensonde und einen Blasendauerkatheter. Was wurde wohl aus seiner neu erlebten Autonomie?

10.2 Veränderungen der Wahrnehmung beeinträchtigen Autonomie

Die schleichenden physiologischen Veränderungen der Sinnesorgane sind sehr umfassend und deren Anpassung daran schon so komplex, dass es wundert, wie wenig ältere Menschen auch ohne Veränderung der Lebenssituation, wie Berentung, Wohnungswechsel (Heim, Krankenhaus) verwirrt sind. Am stärksten sind die Fernsinne «Sehen» und «Hören» betroffen, was wieder für eine verstärkte Annäherung über die «basalen Sinne» oder Körpersinne und für «basale» Förderangebote über die «Umwelt-Sinne» spricht.

Wichtig ist es also, die Beeinträchtigungen zu kompensieren, indem die nicht so stark betroffenen Wahrnehmungs- und Kommunikationskanäle genutzt werden. Außerdem sollten mit Hilfe der Förderangebote in den betroffenen Wahrnehmungsbereichen deren Degeneration verlangsamt werden.

10.3 Sinnesorgane im Alter – Veränderungen, Auswirkungen, pflegerische Angebote

10.3.1 Sehen

- Die Beeinträchtigung des Sehvermögens ist keine unweigerliche Begleiterscheinung des Alterungsprozesses (Tab. 10-1), die meisten älteren Erwachsenen besitzen ein recht gutes Sehvermögen und werden bis ins hohe Alter wahrscheinlich eine mehr als adäquate Sehschärfe behalten (Marmar 1981, in Corr 1992). Das Auge ist wohl so konstruiert, dass es weit über ein normales Menschenleben hinaus arbeiten könnte (Kronsweig 1984, in Corr S. 202).
- (Altersbedingte) Sehveränderungen beginnen normalerweise schon im zweiten oder dritten Lebensjahrzehnt (Corr S. 202).
- Ein beeinträchtigtes Sehvermögen kann zu Isolation und sensorischer Deprivation führen. Die emotionalen Auswirkungen können verheerend sein und Depressionen zur Folge haben (Corr S. 206).
- Häufigste Sehstörungen im Alter sind grauer und grüner Star, senile Makuladegeneration und Retinopathia diabetica (NSPB 1983, in Corr).
- Sehbeeinträchtigungen führen bei alten Menschen zu Veränderungen des Ort- und Zeiterlebens, da die Konzentration auf das «Hier und Jetzt» stark erhöht werden muss, um sich zurechtzufinden (Thomson 1999).

Tabelle 10-1: Sehempfindung im Alter

Veränderung	Auswirkung	Beschrieben von	Pflegerische Angebote
Hornhautverkrümmung, Hornhaut wird gelber, rauchig getrübt	• Zusammen mit Streulicht erscheinen Bilder oder Gegenstände verwaschen oder verzerrt	Grond (1992, S. 153)	• mehr Bildkontraste erforderlich (Grond)
Bindehaut wird dünner → lichtdurchlässiger	• Blendungsempfindlich → Blitzlichteffekt beim Einschalten von Licht	Grond (Seminarunterlagen)	• Dimmer oder langsam aufblendende Leuchtmittel benutzen
Verschluss des Tränenkanals	• Auge tränt ständig → Sehen wird verschwommen, Lichter glänzen	Grond (1992, S. 153)	• Durchspülen lassen

Tabelle 10-1: Fortsetzung

Veränderung	Auswirkung	Beschrieben von	Pflegerische Angebote
Tendenziöse Verkleinerung der Pupillen (= senile Miosis), beginnt schon im Schulalter	• Lichtmenge wird reduziert → dunkle Objekte werden im Dämmerlicht erschwert wahrgenommen • Anpassungsspielraum für helles Licht gering → Empfindliche Reaktion auf helles Licht (geblendet), weil Pupille schon auf hell (= kleine Pupille) eingestellt	Corr (S. 202)	• Tagsüber für gute, helle Beleuchtung sorgen, keine «Festbeleuchtung» aus der Dunkelheit heraus – dies führt zum «Blitzlichteffekt» (Grond)
Verminderte Flexibilität der Pupillen	• Helldunkel-Anpassung erschwert → bei Eintritt aus der Sonne in einen dunklen Raum für einige Zeit «blind» • Sonne, die scharfe Schatten wirft, lässt Eindrücke einer Stufe oder eines unebenen Bodens entstehen → Sturzgefahr	Grond (1992, S. 153)	• Nachtlicht (Grond) • Rotlicht in der Nacht (Buchholz/Schürenberg)
Alterssichtigkeit (Presbyopsie): = altersbedingte Veränderung der Nahadaption			• Beste Sicht in Armabstand (80 cm) und näher (Grond 1992)
Dunkelanpassungszeit nimmt zu (bis zu einer ¾ Std.)	• Dämmerungssehen verschlechtert → Sonnenuntergang, halbdunkler Raum verwirren	Grond (Seminarunterlagen)	• Nachtlicht brennen lassen (Grond); • Empfindlichkeit der Zapfen und Stäbchen am stärksten → Rotlicht-Beleuchtung in der Nacht (Vergleich: Nachtsichtgeräte), (Buchholz/Schürenberg)
Getrübte/«Vergilbte» Linse durch Medikamente wie Carbamazepin (Tegretal), Phenotoin und Digitalis verstärkt	• Pastellfarben und Blau, Grün und Violett verblassen • Rot- und Gelbtöne werden am besten wahrgenommen • Blau, Braun und Beige schlechter zu unterscheiden	Busseck (1980 in Corr) Thomson (1999) Grond (1992, S. 153)	• Weiß auf Weiß vermeiden (Porzellan, Milchsuppe, Tischdecke, Kittel, Wand…) (Selbstversuch: Farbtafel durch geraute Folie betrachten) • Gute Beleuchtung zur Differenzierung dunkler Farben
Elastizitätsschwund der Linse (meist schon vor dem 60. Lebensjahr)	• Verminderte Tiefenschärfe • Erschwertes «Scharfstellen» im Nahbereich	Busseck (1980 in Corr, S. 203)	• Frühzeitiges Augentraining durch Wechsel zwischen Fern- und Nahsehen
Grauer Star (Katarakt)	• Linsentrübung → getrübte Wahrnehmung, «Nebelsehen» • Verschwommenes Bild • Starke Empfindlichkeit für grelles Licht • Schwierigkeiten bei Übergang von heller in dunkler Umgebung	Grond (1992, S. 153)	• Farbkontraste (Tischdecke-Geschirr, Farbkontrast zwischen Stützgriffe und Fliesen im Bad/WC, …)

Tabelle 10-1: Fortsetzung

Veränderung	Auswirkung	Beschrieben von	Pflegerische Angebote
Schwarze Flecken («Fliegen») im Glaskörper	• Irritierende Flecken im Gesichtsfeld • Störend, führen zu Verkennungen (Fliegen)	Grond (1992, S. 153)	• Ernst nehmen, dem Patienten die Ursache erläutern
Grüner Star (Glaukom)	• Erhöhter Augeninnendruck → Schädigung des Sehnervs • Abflussbehinderung des Kammerwassers • Gesichtsfeldausfälle • Verschwommenes Bild • Schwierigkeiten bei Übergang von heller in dunkler Umgebung • Beim akuten Glaukom: rund um Lichtquellen erscheinen farbige Ringe («Heiligenschein»)	Corr Grond	• Intensive Farben, • klare Formen für jegliche Art von Orientierungshilfen • Viel indirektes, helles Licht oder Leuchten außerhalb des normalen Blickfeldes
Gesichtsfeldeinschränkung	• Verminderte periphere Sicht, «Seiten-» oder «Tunnelsicht» • Objekte werden im peripheren Bereich nur reduziert wahrgenommen	Busseck (1980 in Corr)	• Orientierendes und Wichtiges möglichst zentral im Blickfeld platzieren
Verdickung der Netzhaut	• Verminderte Transparenz, Unfähigkeit, feine Einzelheiten wahrzunehmen	Busseck (1980 in Corr, S. 203)	
Netzhaut schlechter durchblutet	• Sehschärfe und Reaktionszeit des Erkennens verschlechtert	Grond (Seminarunterlagen)	• mehr blendfreies Licht (Grond)
Netzhautablösung	• Plötzlicher Sehverlust	Grond (1992)	
Retinopathie (Punktblutungen und Blutaustritt in den Glaskörper)	• Stört das Sehvermögen	Corr	
Senile Makuladegeneration = progressiver Verlust des zentralen Gesichtsfeldes	• Wegfall des «besten Teils des Sehens» • Das periphere Gesichtsfeld bleibt normal erhalten	Ferraro (1983 in Corr)	
Apoplexie → eventuell Hemianopsie	• Ausfall des halben Gesichtsfeldes		• Von der wahrgenommenen Gesichtsfeldhälfte aus agieren, Gegenstände dort platzieren • Zum Umschauen anregen
Digitalisunverträglichkeit	• Bläulich-weiße Sternchen werden gesehen • Gegenstände erscheinen grün-gelb und flimmern	Grond (1992)	• Information an den Arzt
Beruhigungsmittelnebenwirkung (teilw.)	• Kontrastsehen abgeschwächt	Grond (1992)	• Anordnung überprüfen lassen

10.3.2 Hören

Die Veränderungen im Bereich Hören führen nach Bolin zu Entfremdung von der Umwelt und Isolation (Bolin 1974, nach Corr 1992). Jeder zweite sozial Isolierte ist schwerhörig (Dörner 1984, S. 413). Whitbourne beobachtete geringe Selbstachtung, Depressionen und periodische Paranoia. (Whitbourne 1995, nach Corr 1992). Außerdem können sie zu Misstrauen («es wird hinter meinem Rücken gesprochen») und Halluzinationen führen (Corr 1992). Die Hörveränderungen im Alter haben Auswirkungen auf die:

- Kommunikation
- Harmonie mit der Umwelt, die gestört wird.

Schwerhörigkeit wird gefördert durch:

- Vitamin-A-Mangel, Diabetes, Schilddrüsenunterfunktion, Hyperlipidämie, Urämie, Multiple Sklerose, (Thomson 1999)
- ASS (toxisch), Cortison, Bacitracin, Aminoglykoside, Furosemid, Ergotamin, Zytostatika, Chinin (Thomson 1999).

Hörgeräte haben bis vor kurzem gleichmäßig alle Frequenzen in Bezug auf Lautstärke angehoben, woraus eine verzerrte Wahrnehmung im Vergleich zur physiologischen bzw. vorherigen entsteht; Nebengeräusche werden lauter. Das Richtungshören wird durch ein einzelnes Hörgerät erschwert (**Tab. 10-2**).

10.3.3 Tasten

Im Alter wird die Haut dünner (besonders bei Frauen mit Osteoporose), trockener, pigmentierter und unelastischer (**Tab. 10-3** auf S. 254).

10.3.4 Riechen

Geruchsimpulse legen auf dem Weg zum Gehirn die kürzeste Strecke zurück und hinterlassen länger andauernde Eindrücke als alle anderen Sinneswahrnehmungen (**Tab. 10-4** auf S. 254) (Davis 1984, in Corr S. 200).

Kombinationen von süßen, salzigen, bitteren und sauren Geschmacksqualitäten in Verbindung mit Gerüchen, Texturen und Temperatur sowie anderen chemo-sensorischen Stimuli bilden Aromen, die *hauptsächlich* über den Geruchssinn erkannt werden. (Flynn & Heffron 1987, in Corr S. 201)

Der Geruch von Exkrementen fördert beim Menschen die Aggressivität (Thomson 1999).

Tabelle 10-2: Hörempfindung im Alter

Veränderung	Auswirkung	Beschrieben von	Pflegerische Angebote
Altersschwerhörigkeit	Töne von 12 000–20 000 Hz werden nicht mehr wahrgenommen (Grillenzirpen = 15 000 Hz)	Thomson (1999)	• Flüstern vermeiden
Schwerhörigkeit als chronische Erkrankung (bei 50 % aller > 65-Jährigen ♂ und 30 % aller > 65-Jährigen ♀) • 8. Kranialnervschädigungen • Vaskuläre Veränderungen • Mittelohr-Entzündungen in der Jugend • Schlaganfall			• Deutlich sprechen, Hintergrundgeräusche (Musik …) reduzieren
Im Gehirn	Negativer Einfluss auf das Gehör	Goode (1981 in Corr)	
Im Gehirnzentrum	Entsprechende Stimuli werden nur reduziert umgesetzt	Kane, Ouslander & Abrass (1984 in Corr)	
Im Hörorgan: • Haarzellen deutlich verringert		Corr (S. 207)	
• Zeruminalpfropfe durch verminderte Feuchtigkeitsversorgung des alternden Gewebes (laut Grond bei 1/3 aller Hospitalisierten)	Weitergabe akustischer Signale behindert oder nicht möglich	Corr	• Vorsicht bei chronisch geringen Trinkmengen und erhöhter Keratinproduktion (Corr)
• Innenohrveränderungen	• Hörverlust für die hohen Frequenzen • Hintergrundgeräusche werden nur erschwert ausgefiltert • Zunehmende Unfähigkeit, Frequenzen zu unterscheiden, die von den Konsonanten *s, sch, f,* und *z* produziert werden • Reduktion des Geräuschvolumens • Schnelle Lokalisation der Geräuschquelle erschwert • Nebengeräusche von Nutzschall (Signal) schwer zu unterscheiden. Hör- und Verständnisprobleme in Gruppensituationen (z. B. Speisesaal)	Belsky (1984); Kopac (1983 in Corr) Schulz (1995)	• Deutlich sprechen, Konsonanten akzentuieren, sichtbar sprechen (Gestik, Mimik, fehlende Bruchstücke von den Lippen «lesen» lassen) • Nebengeräusche vermeiden
«Ohrensausen»/ Ohrgeräusche	Erschwerte Interpretation des eigentlich zu Hörenden	Corr	

Tabelle 10-3: Tastempfinden im Alter

Veränderung	Auswirkung	Beschrieben von	Pflegerische Angebote
Freie Nervenendigungen und Krause-Endkolben als Kälterezeptoren, schwinden in der Binde- und Genitalhaut. Die Merkel-Tastscheiben (langsam adaptierende Druckrezeptoren) sind nicht betroffen	• Druckempfindlichkeit, • Schmerz • Temperaturempfinden kann beeinträchtigt sein • Kältegefühl nimmt zu • Unterscheidungsfähigkeit für warm – kalt bleibt	Corr	• Gefahrenquellen (Herd, langes Sitzen …) kennzeichnen bzw. vermeiden
Gefäßreaktion schwächer	• Kältegefühl • Langsamere Wundheilung	Grond (Seminarunterlagen)	• Wärmezufuhr durch Kleidung • Sportunterwäsche tragen, um Auskühlen beim Schwitzen zu vermeiden → Pneumonieprophylaxe
Die Zahl der Nervenleitungen, die die Muskeln innervieren, nimmt im Alter ab. Die Nervenleitgeschwindigkeit nimmt bis zu 15 % ab.	• Einschränkungen der Feinmotorik und im Tastgefühl (z. B. Hemd zuknöpfen)	Thomson (1999)	• Zeit lassen und • trotzdem viel selber machen lassen
Neuropathien bei Diabetikern oder kardiovaskulär Erkrankten, Arthritis	• verminderte Empfindungsmöglichkeit	Gioiella & Bevil (1985 in Corr)	
Verletzungen, Narbengewebe	«Informationslücken»		
Zentrale Störungen	• Fehlinformationen • taktile Abwehr • Berührungsschmerzen		• Deutliche, großflächige Berührung, eventuell mit Hilfe von Laken, z. B. beim Aufrichten

Tabelle 10-4: Geruchsempfinden im Alter

Veränderung	Auswirkung	Beschrieben von	Pflegerische Angebote
Verminderte Anzahl olfaktorischer Nervenfasern (bei 30 % > 75 Jahre)	Herabgesetzte Geruchsempfindung (Hypoosmie)	Colavita (1978 in Corr, S. 201)	• Klare, interessante oder orientierende Gerüche anbieten
Riechzellen schwinden um 30 % (besonders bei Morbus Parkinson und M. Huntington)	Differenzierungsvermögen zwischen den 8 Geruchsqualitäten schwindet bei 70- bis 79-Jährigen auf 2/3, bei über 90-Jährigen auf 1/3 bis 1/4	Grond (Seminarunterlagen)	

10.3.5 Mundbereich und Geschmack

- Geschmacksverstärker (Glutamat) führen im Alter häufiger zum «China-Restaurant-Syndrom» (Kopfschmerzen, Lähmungsgefühl, Schweißausbruch)
- Zahnprothesen mit Metallen können zu verzerrtem Geschmacksempfinden führen.

Tabelle 10-5: Mundbereich und Geschmacksempfinden im Alter

Veränderung	Auswirkung	Beschrieben von	Pflegerische Angebote
Geschmacksknospen gehen durch mechanische Abnutzung und Noxen auf ein Drittel zurück (70-Jährige verfügen nur über 33 % der Geschmacksknospen eines 30-Jährigen)	• Undeutlicheres Schmecken • Empfindung für Süßes und im späteren Verlauf für Salziges ist herabgesetzt • Bitteres wird am längsten deutlich geschmeckt	Corr (S. 201) Thomson (1999)	Die Geschmackssensitivität erhöht sich, wenn sich die Stimulation über einen großen Teil der Zunge erstreckt (Davis 1984 in Corr, S. 201): • Stärker würzen • Süßigkeiten verbessern das Erinnerungsvermögen und senken die Schmerzempfindlichkeit (Grond)
Speichelfluss deutlich herabgesetzt (durch Antidepressiva noch verstärkt)	Essen schmeckt häufig «nach Sand»	Thomson (1999)	• «Wasser im Mund zusammen laufen lassen» durch visuelle und geruchliche Vorbereitung – mitkochen, Tischdecken, aus der Schüssel am Tisch portionieren. • Speichelfluss durch Zitronengeruch fördern
Normaler Verlust des Hungergefühls nach spätestens 3–4 Tagen Nahrungskarenz bei alten Menschen noch stärker ausgeprägt	Nahrungsaufnahme nach OP, Untersuchungen, Krankheiten … meist unzureichend und lustlos	Thomson (1999)	• Besonders intensive Angebote machen, um Lust aufs Essen zu machen (Thomson)
Durstdefizit (Hypodipsie)	• Trotz erheblichen Flüssigkeitsmangels klagen alte Menschen kaum oder gar nicht über Durst • Alte Menschen trinken zu wenig	Hafner/Meier (1996)	• Große, nicht zu schwere, gewohnte Trinkgefäße nutzen • Trinkrituale nutzen bzw. einführen (Kaffee ans Bett, zwischenzeitliches Kaffee-Trinken) • Koffein- und Teeinmenge reduzieren (führen zu Dehydratation) zu Gunsten von Säften und Mineralwasser, Milch • Kaffee nur mit einem zusätzlichen Glas Wasser anbieten
Demenz bedingte zerebrale Veränderungen	Verzerrtes Geschmacksempfinden		

Tabelle 10-6: Vibrationsempfinden im Alter

Veränderung	Auswirkung	Beschrieben von	Pflegerische Angebote
Ab dem 50. Lebensjahr	Vibrationssinn nimmt ab (ein wenig mehr bei Frauen sowie beim Hirnorganischen Psychosyndrom)	Grond (1992, S. 160)	Verstärkte, therapeutische Vibrationsimpulse, z. B. zur Vorbereitung der Mobilisation

Tabelle 10-7: Vestibuläres Empfinden im Alter

Veränderung	Auswirkung	Beschrieben von	Pflegerische Angebote
Veränderte Flüssigkeit/ Härchen in den Bogengängen?	Empfindlicher für Beschleunigung (besonders Drehbewegungen)		• In Bewegung bleiben? • Flüssigkeitshaushalt beachten?
Vermindertes Gefühl für Gewicht/Schwerkraft in den Füßen?	Weniger schwindelfrei		• Orientierungs- und Stützhilfen in Hüfthöhe/ mit der Hand sofort erreichbar • Gefühl für die «Tragfähigkeit der Beine» erhalten/spürbar machen • Räumlich günstige Anordnung des Mobiliars

10.3.6 Vibration

Im Alter kommt es zu einer Reduktion des Vibrationsempfindens auch wegen geringer werdender Bewegungsaktivitäten.

10.3.7 Vestibulär

Der Rückgang des vestibulären Empfinden entsteht im Alter auch wegen einer geringer werdenden Auseinandersetzung mit der Schwerkraft. Welche alte Frau traut sich denn noch auf das Kettenkarussell beim Kirchweihfest?

10.4 Der Schlaf

Besondere Beachtung findet der Schlaf des alten Menschen, weshalb in diesem Kontext der Sinnesveränderungen ebenfalls darauf hingewiesen werden muss.

Betrachten wir die Welt der sinnlichen Wahrnehmung des alten Menschen, so kann gesagt werden, dass die Welt immer kleiner wird, bis sie sich nur noch auf den eigenen Körper beschränkt, insbesondere beim dementierenden Menschen. Dies wird deutlich, wenn wir an Patienten denken, die über Monate und Jahre in embryonaler Lage zurückgezogen und kaum ansprech-

Tabelle 10-8: Alter und Auswirkungen auf den Schlaf-Wach-Rhythmus

Veränderung	Auswirkung	Beschrieben von	Pflegerische Angebote
• Lichtmangel	Serotoninmangel erhöht u. a. die Spontanaggressivität	Thomson (1999)	• Deutliche Unterscheidung zwischen Tag und Nacht, tagsüber 500 Lux durch zusätzliche Beleuchtung und Aufenthalt unter freiem Himmel (Thomson)
• Veränderte Schlafarchitektur mit weniger REM-Phasen	Erlebnisse können kaum noch im Traum verarbeitet werden	Thomson (1999)	• Wirkliche Ruhezeiten nach starken Erlebnissen, Atemstimulierende Einreibung (ASE)
• In Non-REM-Phasen wird die Schlaftiefe 4 und 3 ab dem 55. Lebensjahr nicht mehr erreicht	Gedächtnisinhalte und semantische Inhalte des Vortags können nicht mehr verankert werden	Thomson (1999)	• Müde machen durch Bewegung • individuelle, nicht zu frühe Zu-Bett-Gehzeiten, • Störungen durch Umlagern o. ä. im ersten Schlafdrittel möglichst vermeiden
• Benzodiazepine unterdrücken die REM-Phasen und die tiefen Non-REM-Phasen	Alte Menschen sind oft unausgeschlafen am Morgen und in der Nacht leicht weckbar	Thomson (1999)	• Verzicht auf Benzodiazepine (Adumbran, …) • Vermehrt gewohnte Einschlafrituale (spez. Ablauf, Lesen, Schlummertrunk, …) anbieten, Waschungen, Fußbad, ASE

bar bewegungslos im Bett verbringen. Bei diesen Menschen ist der Kontakt zur «Um-welt» auf wenige Quadratzentimeter reduziert (Auflagefläche oder besser -punkte), wobei diese wiederum nicht deutlich genug, aufgrund einer Weichlagerung oder eines Dekubitus, gespürt werden können.

Auch hier muss die Orientierung als Angebot von außen kommen, müssen wir, entsprechend den (Wahrnehmungs-)Möglichkeiten des alten Menschen, deutlich kommunizieren, d. h. klare Kontraste schaffen – ohne Sprung von einem ins andere Extrem –, mit angemessenem Abstand, im Gesichts- und Hörfeld beginnen, ausreichend laut und tief sprechen.[46]

Und auch hier wieder geben parallele und kongruente (deckungsgleiche, passende) Erfahrungen über mehrere Sinnesbereiche leichter die Möglichkeit, «Lücken» auszugleichen. Kommt es bei dieser Informationsweitergabe/Orientierungshilfe zu einer positiv empfundenen Sozialerfahrung ist das «Ergebnis» um ein Vielfaches nachhaltiger.[47]

---

46 Schwerhörigkeit heißt nicht in erster Linie leise nicht verstehen und Alterssichtigkeit nicht alles blass sehen.
47 Siehe Netz der ganzheitlichen Entwicklung S. 21

Eine konkrete Umsetzung innerhalb der Pflege kann die Begleitung sein. Der Pflegende begleitet den Betroffenen in seiner Bewegung anstatt ihm die Tätigkeit «aus der Hand» zu nehmen.

10.5 Begleitende Bewegungen

Die Begleitenden Bewegungen eignen sich sowohl für Lageveränderungen wie auch für Bewegungsvorgänge wie Essen, Mundpflege, Ankleiden etc. Der Ansatz für die Begleitenden Bewegungen kommt aus dem Affolterkonzept mit seiner «geführten Bewegung». Da jedoch das Augenmerk auf die Beziehung und das «Spüren in Bewegung» sowie die Durchführung modifiziert wurden, haben wir den Namen *Begleitende Bewegungen* gewählt.

Es gibt verschiedene Arten, Bewegung zu initiieren, bzw. jemanden zu bewegen.

Passiv für den Betroffenen (**Abb. 10-1**): Die Pflegekraft macht an oder mit dem Körper(teil) eine Bewegung (jemanden vom Sitzen zum Stehen zu heben).

Teil-aktiv, aber geführt (**Abb. 10-2**): Die Pflegende gibt die Bewegung vor, und der Betroffene muss mehr oder weniger passiv diesem Impuls, dieser Vorgabe, folgen. Zum Beispiel, die mit einem Waschhandschuh versehene, betroffene Hand eines Schlaganfallpatienten wird zum Gesicht geführt, um es zu waschen.

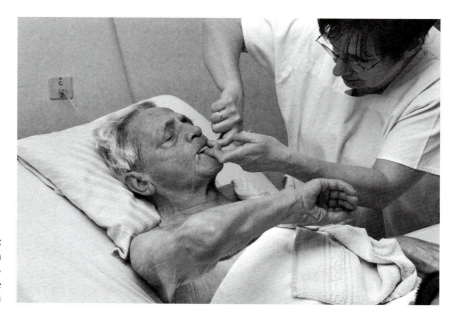

Abbildung 10-1: Am Patienten «machen» (Zahnprothese einsetzen)

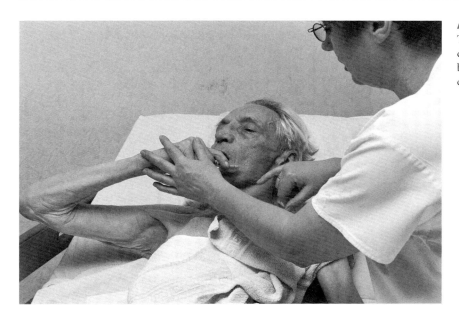

Abbildung 10-2:
Teilaktivität
des Patienten
beim Einsetzen
der Zahnprothese

In Begleitung: Die Pflegeperson nimmt die Rest-Bewegung des anderen auf und bestärkt diese, geht ihr nach und überbrückt Lücken oder «Durststrecken». Hierbei können beide wechselnd «den Ton angeben» (**Abb. 10-3** auf S. 260).

Wenn ich jemanden auf seinem Weg begleite, sind beide weiterhin selbstbestimmt, jeder bringt sich ein. Es steht nicht das Ziel im Vordergrund (weil dies verschieden sein kann), sondern das gemeinsame Stück Weg, der Austausch dabei.

So ist es auf dem gemeinsamen Stück Weg durchaus denkbar, dass die Pflegepersonen die Richtung und das Tempo zwischenzeitlich vorgibt, also führt. Dies ist jedoch nur vorübergehend und mit Verständigung zwischen beiden möglich.

Durch diese Art Austausch werden selbst minimale Fähigkeiten von der Pflegenden über den großflächigen Berührungskontakt («hören») wahrgenommen und können z.B. verbal bestärkt aber auch somatisch – propriozeptiv – wiederum spürbar für den Betroffenen aufgenommen und weitergeführt werden. Die somit für ihn im Sinnzusammenhang stehende Bewegungserfahrung reaktiviert tausendfach gemachte Bewegungsimpulse (z.B. Handhabung der Gabel beim Essen). Es sind besonders die Tätigkeiten, die wir «im Schlaf können». Die durch die fehlende Muskelkraft oder kleine Gedächtnislücken entstehenden «Durststrecken» werden von der Pflegenden getragen. Um die Informationen bzw. den Austausch möglichst groß zu machen, ist neben den Sinnzusammenhängen (siehe dort) für eine große Kommunikationsfläche zu sorgen. Es sollte also so viel synchrone Bewegung

Abbildung 10-3: Begleitetes Essen

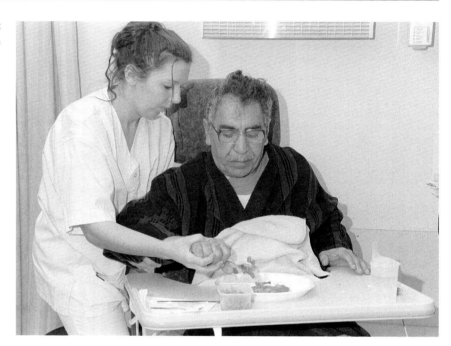

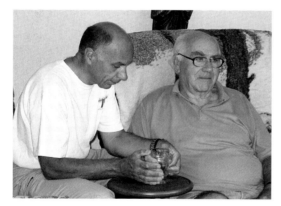

Abbildung 10-4: Begleitetes Trinken – Aufnehmen des Glases

Abbildung 10-5: Begleiten von Arm und Hand zum Mund, mit Unterstützung des Ellenbogens und des Glases durch den kleinen Finger

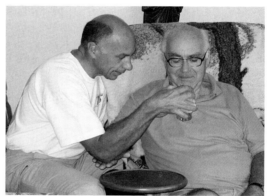

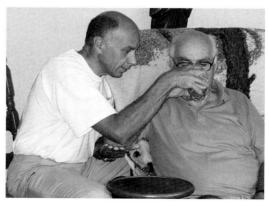

Abbildung 10-6: Begleitetes Trinken

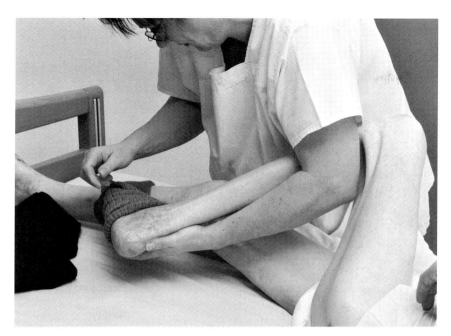

Abbildung 10-7: Vermitteln von Länge und Stabilität des Beines beim Strumpf anziehen

in direktem Kontakt wie möglich spürbar sein. Hand an Hand und Unterarm an Unterarm usw. So sind beim Vorgang des Trinkens nicht nur die Hand und der Unterarm, sondern auch Oberarm, Oberkörper und Becken beteiligt. (**Abb. 10-4 bis 10-6**)

Das Gefühl solch einer Selbstbestimmtheit wirkt stark motivierend und ist bei manchen Patienten der Schlüssel, um z. B. die vorher verweigerte Mundpflege durchführen zu können. Nicht irgendjemand oder irgendetwas dringt in den Mund ein, sondern *meine* Hand mit *meiner* Zahnbürste putzt die Zähne in *meiner* Weise.

Eine Variante der Begleitenden Bewegung stellt die Körpererfahrung vor die Bewegungserfahrung, indem z. B. beim Umlagern das Bein in seiner Form und Stabilität vermittelt wird (**Abb. 10-7**). Die Unterstützungsfläche, die auch hier so groß wie eben möglich sein sollte, gibt die Information der (Unter-) Seite und der Schwerkraft, die Hände oder andere Körperteile (Oberarm, Brustkorb …) vermitteln Anfang und Ende sowie Stabilität, z. B. des Unterschenkels.

10.6 Veränderungen des Lebensraumes beschränken die Autonomie

Sind die altersbedingten Veränderungen der Wahrnehmung eher schleichend, so sind sie im Bereich des Umfeldes der alten Menschen meist schlagartig (Rente, Krankheit, Tod des Partners, Heimeinweisung …). Die Anpassung an die körperlichen Veränderungen durch Degeneration gelingt meist noch recht gut. Das Ausmaß wird häufig erst durch ein Ereignis, wie einen Wohnungswechsel, deutlich: Nichts steht oder liegt mehr dort, wo es sonst (immer) gelegen hat. Man ist wieder stark auf das Sehen, Tasten, Hören, Gedächtnis angewiesen. Eingeschliffene Bewegungsabläufe (Aufstehen, Gang zur Toilette) sind auf ganz spezifische Stützen (Tisch, Kommode), Orientierungspunkte (nach dem weichen Teppich links abbiegen…) abgestimmt. Der Tagesablauf ist am äußeren Rahmen und Signalen orientiert (Briefträger kommt um 10.00 Uhr, Mittagsläuten der Turmuhr, abends kommt «Marienhof» im TV und wenn es die «Lindenstraße» ist, ist Sonntag…). Ändern sich die «Ab-läufe» oder ist die Beweglichkeit abrupt anders, können die Wahrnehmungsveränderungen nicht mehr ausreichend kompensiert werden. Die Person wird (!) überfordert, desorientiert, hilfsbedürftig.

Zu der bereits erwähnten «Systematisierung des Selbstverständlichen und Naheliegenden» (Fröhlich 1998, S. 37) gehört die Erhaltung und Gestaltung des Umfeldes dazu. Diese ist jedoch nicht der Kern der Basalen Stimulation in der Pflege. Ihr primäres Anliegen ist die Kommunikation, eingebettet in voraussetzungsloses Anbieten, und somit stärker im Aspekt «Beziehung» zu suchen. Wichtig ist, dass die Gestaltung von dem alten Menschen ausgeht, sich an ihm ganz persönlich orientiert. Oft renovieren die Angehörigen in Abwesenheit (Krankenhaus, Urlaub) die Wohnung, haben die Kinder «endlich einen schönen Heimplatz für die Eltern gefunden» oder wird eine Wohnraumanpassung nach den «neuesten Erkenntnissen der Barriere-freien-Architektur» vorgenommen.

Was nutzt ein in der Höhe verstellbares Bett, wenn es «falsch» steht, weil die Bewohnerin immer zur anderen Bettseite hin aufgestanden ist und sich auf der Nachtkonsole abgestützt hat? Wofür ist ein Fahrstuhl gut, wenn ich nicht in *mein* Zimmer komme? Ein «frisch gestalteter und ansprechender Aufenthaltsraum» ist kein Ersatz für *mein* Wohnzimmer (Aufenthalt ist eine vorübergehende, kurze Zeitspanne – Wohnen ist nicht begrenzt und entspricht einer äußeren Hülle meiner Persönlichkeit). Zuerst muss also mit der betroffenen Person herausgestellt und bewusst gemacht werden, was die einzelnen «Eckpfeiler» und «Anker» sind, die ihr/ihm Struktur und Sicherheit geben und vor allem seine Persönlichkeit ausdrücken.

Woran spürt sie z. B. dass Sonntag ist? Es läuten morgens die Glocken, es wird das Sonntagskleid angezogen, was damals zum 70. Geburtstag von Tante

Anne gekauft wurde und immer noch ein bisschen kratzt. Danach geht es in die Kirche (3. Bank von hinten, 1. Platz vom Mittelgang aus, neben Frau Kempski, die sogar die Gebete des Pastors immer laut mitbetet und dabei so unangenehm aus dem Hals riecht, trotz Tosca). Das Sitzkissen für die harte Bank liegt oben im Schuhschrank, links neben der Tür. Anschließend ging Vater früher immer noch zum Frühschoppen, während Mutter den Sonntagsbraten zubereitete, selbstverständlich im Kittelschurz …

Dies sind für alle Sinnesbereiche fest verankerte Orientierungshilfen. Wenn statt Frau Kempski ausnahmsweise Frau Bonnefeld in der Bank sitzt, stimmt was nicht und der Gottesdienst ist nicht wie immer und vielleicht ist sogar der Sonntag falsch. Wenn ich also um die Bedeutung des «ollen Sessels» für das Aufstehen weiß, kann er eventuell im Heim, nachdem er notfalls neu bezogen wurde (deutliche Farbe im Unterschied zum Fußboden) an der entsprechenden Stelle «seiner Aufgabe nachgehen». Bedeutende Bilder, Gegenstände sollten in vertrauter Perspektive von der Couch oder dem Bett aus gesehen bzw. gespürt stehen, damit, wenn ich «ein bisschen weggeduselt bin», ich wieder sofort zurückfinde zu mir.

Da es genügend Anregungen wie ROT (Realitäts-Orientierungs-Training), Broschüren zur Wohnraumanpassung u. ä. gibt, soll dieses Thema nicht weiter vertieft werden, sondern im Zusammenhang mit solchen Konzepten noch mal hervorgehoben werden, dass die Realität des Betroffenen unter Umständen eine ganz andere ist als meine und sich an anderen «Dingen festmacht». Der Schwerpunkt sollte also nicht auf verbalen und visuellen (neuen) Orientierungshilfen liegen, sondern mehr auf Körpererfahrung (Bewegen, Vibration, vestibulär und Berührung/Tasten) bauen. Außerdem hat der «hohe Komfort» einer Einrichtung unter Umständen auch Irr-Sinn zur Folge, falls beispielsweise keine Treppen mehr zugänglich sind: Durch das Treppensteigen entsteht eine typische, anregende Körper- und Selbsterfahrung (vestibuläre, rhythmische Auf- und Abbewegungen, Vibration durch das deutliche Auftreffen, das mir meine tragende innere Struktur deutlich macht, Individualität, weil es 100 verschiedene Arten gibt, eine Treppe zu steigen oder eben nicht). Ein Fahrstuhl macht alle gleich und abhängig, wie beim «Schlurfen» über die ebene Fläche fühlt der alte Mensch immer weniger Stabilität von innen.

Eingehen möchten wir jedoch, nach dem oben erwähnten Phänomen des «Aus-der-Hand-Nehmens», auf einzelne «Fallstricke» des normalen Krankenhaus- und Heimalltags: OP-Hemd, Zwiebelkleidung, Aufrichthilfe, Nachtstuhl, Gebiss, Rasur/Friseur, Zöpfchen; Fremdkörper wie Dauerkatheter, PEG-Sonde, Rückenlage, Duschen.

Dass man im Krankenhaus seine Persönlichkeit an der Pforte abgibt, ist häufig bemängelt worden (für Altenpflegeheime dürfte Ähnliches gelten). Wenn, wovon wir ausgehen, das primäre Selbst sich am Körper-Ich darstellt, wird eine solche Behauptung tatsächlich «hautnah» spürbar. Besonders bei älteren Damen, die liegend in die «Innere Aufnahme» gebracht werden, ist ein bestimmtes Ritual zu beobachten. Zur Untersuchung und spätestens, wenn sie sich in das bereitgestellte Krankenbett legen sollen, werden diese Frauen komplett entkleidet. Das Besondere daran ist, dass die Kleidung aus mindestens 3 eher 5 bis 6 Schichten besteht (Baumwollunterwäsche, Angoraunterwäsche, Mieder, BH, Unterrock, Kleid, Strickjacke …). Ins Bett gelegt werden sie dann entweder nur mit einem luftigen OP-Hemd (hinten offen!) oder, wenn sie Glück haben, mit ihrem eigenen Nachthemd und falls keine Inkontinenz zu erwarten ist, mit ihrer Unterhose. Kleidung in Pflegeeinrichtungen wäre ein Kapitel für sich, deshalb nur der Hinweis, dass hier innerhalb weniger Minuten 6 vertraute, die Person schützende und stützende Schichten gegen eine fremde, luftige getauscht wurde. Wenn dann auch noch die Handtasche und das Gebiss unerreichbar im Schrank landen, gibt es praktisch erst einmal keine Möglichkeit, an der diese Frauen ihre Person, die Situation und ihre neue Außenwelt «festmachen» können.

Die Folgen gehen aber noch weiter: Die Wärmeregulation gerät durch die dünnere Kleidung durcheinander (Pneumoniegefahr).[48] Inkontinenzgefahr entsteht, da durch fehlende oder fremde Informationen (OP-Hemd, Einmalunterlage, Weichlagerung, liegende Position des Beckens auch bei aufgestelltem Kopfteil…) das Gespür für die volle Blase verloren geht (**Abb. 10-8, 10-9**).

Außerdem ist der Weg zur Toilette ungewohnt und weit oder an die Unterstützung durch eine Pflegekraft gekoppelt (Schellen, ungewohnt Aufstehen, Bademantel anziehen oder «hinten zusammenraffen», mit Schläppchen laufen …). Wir wollen die Situation mit Nachtstuhl im Zimmer oder Bettschüssel im Pflegebett gar nicht erst beschreiben.

Aus Angst, aus dem hohen Bett zu fallen, wird die Dame vermutlich in der sichersten Position (Rückenlage = maximale Auflagefläche bei größtmöglichem Überblick über das Zimmer) verharren, auch auf die Gefahr hin, deshalb noch schlechter schlafen zu können. Selbst kardiologische, ältere Patienten schlafen zu Hause kaum in der Rückenlage. Nur 19% der 60- bis 70-Jährigen, 38% der 70- bis 80-Jährigen und 43% der über 90-Jährigen liegen bevorzugt zum Schlafen auf dem Rücken (Streich-Landwehr: U. Skorenzu 1997) – wobei zu fragen ist, inwieweit der Zusammenhang von Alter und Rückenlage mit zunehmendem Konditionieren als Folge von pflegerischer Betreuung zu sehen ist, denn neben der erwähnten Unsicherheit durch das ungewohnte Bett ist die Rückenlagerung die von den Pflegekräften (!) für die Patienten/Bewohner bevorzugt vorgenommene Lagerung.

---

48 Hier wäre zu überlegen und zu überprüfen, ob moderne Mikrofaserunterwäsche, die im Leistungssport genau diesem Problem beggenet, nicht *die geeignete* Unterwäsche bei stark schwitzenden Menschen sein sollte. Viele Menschen, die Sport treiben, sind diese Wäsche bereits gewohnt.

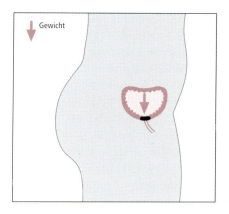 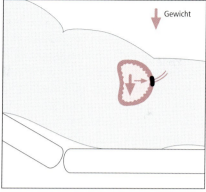

Abbildung 10-8: Gefüllte Blase im Stehen

Abbildung 10-9: Gefüllte Blase im Liegen bei aufgestelltem Rückenteil

Durch das fehlende Gebiss («nehmen wir nachts immer heraus») wird die Frau aus Scham «den Mund halten», sich auch im Mund «nackt» und verwirrt fühlen. Unter Umständen wird nach 10 Stunden und mehr das Gebiss nicht mehr passen, da sich der Gaumen verändert hat («Das ist nicht mein Gebiss!»).

Unter Umständen muss die Patientin am nächsten Morgen im Bett gewaschen werden(?). Auch hier passt weder das Denken noch das Körpergefühl zu dem, was diese Frau bisher unter morgendlicher Körperpflege verstanden hat. Im Schlafzimmer(?), im Bett(?), wo kommt das Wasser her(?), im Liegen(?), das Wasser zuerst im Gesicht[49], links abgetrocknet, während rechts gewaschen wird? usw.

Frisiert zu werden dürfte ein wohl vertrautes Gefühl sein, doch anschließend ein «hübsches Zöpfchen», in dem kunstvoll ein Stück Mullbinde eingeflochten wird («damit die Haare nicht verfilzen»), statt der gewohnten Frisur vom Haarnetz und zehn Klammern gehalten zu spüren. Unter Umständen nicht orientierend und Autonomie erhaltend verläuft das Duschen (vornehmlich im Duschstuhl oder Duschklappsitz): Abgesehen davon, dass die Dusche an sich für diese Generation weniger vertraut und normal ist als für junge, ist auch das Szenario ein anderes als zu Hause. Im Stationsbadezimmer, was meistens eigentlich als Abstellraum für Rollstühle u. ä. genutzt wird, ist die Dusche frei zugänglich (ohne Duschtasse und -türe und mit mindestens 1,5 m links und rechts Bewegungsfläche an der Wand (erinnert an eine Gemeinschaftsdusche in Sporthallen oder der Zeche – aber mit nur einem Duschkopf). Damit die Pflegekraft kein Badezeug anziehen muss (?!), trägt sie eine Plastikschürze, wie sie die Metzger auch tragen, evtl. noch Gummistiefel. Der Patient/Bewohner hingegen sitzt überwiegend passiv und

---

49 Juchli 1.-6./7. Auflage; Pflege heute 1997, S. 147; Die Pflege des alten Menschen 1997, S. 412

offen in diesem weiß gefliesten Raum, wie auf dem Präsentierteller, selbst wenn es halbhohe Duschvorhänge gibt, wird abgeduscht. Dieser Vorgang dient offensichtlich ausschließlich der schnellen Reinigung der Haut, die Person und die Selbstbestimmung «müssen leider draußen bleiben». Durch die Arbeitsbedingungen kann die Pflegekraft dem in dieser Situation sehr hohen Bedürfnis des Pflegebedürftigen nach Schutz und Sicherheit (Patient hält sich irgendwo krampfhaft fest) in kaum einer Weise nachkommen – außer, dass sie schneller vorgeht, was mit noch mehr diffusen, hektischen Berührungen einhergeht. Das heißt, Pflege gibt dem Teufelskreis der Desorientierung immer wieder einen kräftigen Drall. Wer sich «flüchtig» verhält, braucht klare Grenzen an sich. Da bieten sich Kleidung, Berührung, Wasser, Handtücher, Räume … durchaus an.

Unter den Stichworten Autostimulation und Hospitalismus sind wir schon auf die «gewöhnungsbedürftigen» Körperapplikationen wie Blasenkatheter, PEG-Sonde, i. v.-Zugänge usw. eingegangen.

Zum Punkt Bewegung sei gesagt, dass ein großer Teil der Hilfsmittel (Bettaufrichter/Aufrichthilfe, Stützklappgriffe …) nicht die gewohnten und natürlichen Bewegungsabläufe unterstützt (vergl. Hatch 1992, 1993; Bienstein 1990).

Der alte Mensch muss entweder neu lernen, sich in dieser spezifischen Form z. B. im Bett mit dem Aufrichter aufzusetzen, was viel Kraft kostet, kognitiv aber auch physisch, oder er muss sich passiv verhalten («Machen Sie mal nichts» … «Hauruck») und fühlt sich schnell dabei als Objekt, statt als agierende Person. Überhaupt scheinen die gängigen Pflegetechniken in Bezug auf Bewegung nur das «Alles-oder-nichts-Prinzip» zu haben. («Füttern» – selbstständig essen, GKW – sich selbst waschen, …). Konzepte, wie z. B. Kinästhetik in der Pflege, eröffnen Wege, die für alle Beteiligten sehr hilfreich sind.

Wenn wir zu der Situation *Neuaufnahme ins Krankenhaus* oder Heim zurückkommen, sind nicht nur neue Räumlichkeiten, Körperwahrnehmungen und Abläufe zu verarbeiten, sondern auch eine Vielzahl neuer Gesichter («wenn es nur die Gesichter wären»). Selbst innerhalb der Bezugspflege sind es mindestens 6 Personen – im System der Funktionspflege können es schnell zwölf und mehr sein. Deren äußere Unterscheidung fällt auf Grund der Dienstkleidung relativ schwer. Haben sich beim alten Menschen vorher Beziehungen, die mit intensiven Berührungen und Entblößungen einhergehen, über Jahre entwickelt (manche Ehemänner haben ihre Gattin in 60 Jahren Ehe nie nackt gesehen), müssen jetzt 24 Stunden reichen.

Was bleibt also als Orientierung, Erinnerung und Stütze, außer vielleicht ein Foto auf dem Nachtschrank (wirklich vom Bett aus erkennbar?) und der «eigene Leib», der die Person mit einschließt (vgl. Schürenberg 2004 a).

10.7 Ernährung und ethisches Dilemma

Die Frage der Beurteilung dessen, was Lebensqualität und Autonomie ausmachen – unabhängig vom Krankheitsbild oder Grad der Behinderung – führt im Alltag immer wieder zu ethischen Konflikten.

Fragen, wie:

- Welchen Sinn macht die Reanimation eines beatmeten, multimorbiden, hochbetagten Menschen?
- Wie viel Schmerz und Leid darf einem alten Menschen zugefügt werden, um ihn am Leben zu erhalten?
- Welchen Sinn erfüllt die Anlage einer PEG-Sonde, wenn dem alten Menschen aus Kostengründen keine weiteren Therapien finanziert werden, um wieder zur Normalität des Essens zurückzukehren?

Entscheidungen zu diesen Fragen scheinen immer schwieriger beantwortbar zu sein. Bei einer überalternden Gesellschaft, in der das Prinzip der Wirtschaftlichkeit zunehmend den Wert des Lebens bestimmt, erhalten jene ethischen Fragestellungen besondere Bedeutung, wenn es um die Frage geht, wie die Autonomie eines Menschen ernst genommen werden kann.

Was Lebensqualität für den einzelnen Menschen meint, kann dieser nur selbst bestimmen und entscheiden. Die Medizin und weite Teile der Gesellschaft wollen die Endlichkeit des Lebens nicht akzeptieren. Sie leiden an einer am Defizit orientierten Sichtweise des Todes, anstatt das Sterben eines betagten Menschen als das natürliche Ende eines erfüllten Lebens zu betrachten. Sie wollen entweder über den betroffenen Menschen entscheiden, für ihn oder treffen Anordnungen, welche die «Vitalfunktionen» aufrecht erhalten sollen, aber dem Menschen seinen Lebens- oder Sterbewillen entziehen.

Möglichkeiten und Wege zu suchen, durch Interaktion mit dem Betroffenen seine Entscheidung herauszufinden, fallen der Annahme zum Opfer, dass dieser Mensch nicht kommunizieren kann.

Als Pflegende können wir versuchen, im Austausch mit diesem Menschen, kleinste, oft körperlich vermittelte Zeichen seiner Entscheidungen erkennen, interpretieren und verstehen zu lernen. Erst dann sind wir fähig, den Menschen durch unser Handeln zu begleiten, und können ihm helfen, sein Leben in der Form zu erhalten, wie er es möchte, seine Autonomie zu leben, Verantwortungen für sich zu tragen oder auch über sein Sterben zu entscheiden.

Schmieder berichtet aus seiner Praxis als Heimleiter in der Schweiz folgendes Beispiel zum Umgang mit der Problematik *Leben erhalten* und *Nahrungsaufnahme*. Es zeigt wie schwierig und vielfältig die ethische Fragestellung im Alltag sein kann, den Menschen in seiner Autonomie zu unterstützen:

«Frau Bregl war eine 50-jährige Frau, die an einer Alzheimer-Erkrankung litt. Als sie in die Institution eintrat, war sie noch sehr gehfähig, konnte noch sprechen und war gut integriert. Der Kontakt zum Ehemann und ihrem Sohn war offen und vertrauensvoll. Die Krankheit schritt voran, wie es in Lehrbüchern sehr genau beschrieben ist.

Mit zunehmendem Abbau der geistigen Fähigkeiten traten klassische Symptome auf, wie gestörte Schluckfähigkeit und Sprachverlust. Ebenso kam es zur vollständigen Unfähigkeit, sich zu bewegen. In diesem letzten Stadium lebte die Frau drei Jahre. Die Pflege und Betreuung war sehr aufwendig und zeitnehmend.

Die Institution hat als Prinzip festgelegt, dass auf lebensverlängernde Maßnahmen verzichtet wird, was auch grundsätzlich mit den Angehörigen so besprochen wurde und in ihrem Sinne war.[50] *Die Angehörigen beriefen sich dabei auch immer wieder auf den mutmaßlichen Willen der Patientin, die früher sich intensiv mit dieser Frage – Verzicht auf lebensverlängernde Maßnahmen – auseinandergesetzt hatte. Eine schriftliche Verfügung bestand nicht.*

Vor allem «das Essen eingeben» wurde im Laufe der Zeit zu einer großen Herausforderung an Geduld und Einfühlungsvermögen der Pflegepersonen. In der Praxis entwickelte sich das Essen zum eigentlichen Kernpunkt des Dilemmas. Die Frau konnte nicht mehr selbstständig irgendwelche Nahrung zu sich nehmen. Es musste ihr das Essen ‹eingegeben› werden. Dabei verschluckte sie sich immer wieder, was für sie sehr unangenehm gewesen sein muss.

Die Fragestellung lautete zum damaligen Zeitpunkt, ob dieser Frau weiterhin Essen ‹eingegeben› werden soll oder ob auf die Nahrungsaufnahme verzichtet wird oder ob mit Hilfe einer PEG-Sonde die Ernährung, unter Umgehung des Mund-Rachenbereichs, sichergestellt werden soll.

Auf den ersten Blick wurde die orale Nahrungsaufnahme von der Patientin nicht gewünscht. Sie schaute den Löffel nicht an, ihr Blick ging ins Leere und sie öffnete den Mund nicht. Eine Pflegeperson fand nun heraus, dass diese innere Abwesenheit sich zwar zeigte, aber nur auf den ersten Blick. Wenn man den Löffel zweimal ganz langsam zeigte, öffnete sie den Mund und nahm Nahrung zu sich. ...

Die Frau aß. Wenig zwar, aber sie aß, wenn ihr das Essen fachgerecht verabreicht wurde. Sie verschluckte sich weiterhin, jedoch in einem für uns und die Angehörigen akzeptablen Rahmen. Dieser Zustand veränderte sich mit der Zeit, sodass ‹das Essen eingeben› immer schwieriger wurde. Alles Flüssige musste künstlich eingedickt werden, und dennoch nahm das Verschlucken zu. Ferner steigerte sich der tägliche Zeitbedarf für das Essen auf über vier Stunden. Dies wurde zu einer großen Belastung für die Pflegenden. Dennoch kam es

---

50 Es handelt sich bei den Bewohnern des Heimes ausschließlich um Menschen mit Alzheimer Demenz, deren medizinische Behandlung keinen Heilungserfolg erwarten lässt.

erstaunlicherweise nicht zu einer Diskussion über diese Maßnahme. Eine Sonde wurde gleichgesetzt mit lebensverlängernder Maßnahme, und da auf diese explizit verzichtet wurde, wurde solch eine Möglichkeit nicht in Erwägung gezogen. Das stundenlange Eingeben mit dem Löffel wurde intuitiv nicht als lebensverlängernde Maßnahme in Betracht gezogen.

Wie ist dieses Beispiel zu bewerten? ‹Essen eingeben› gehört zu den Routineaufgaben in der Betreuung von Alzheimer-Patienten. Und es ist in den allermeisten Fällen eine Unterstützungsleistung, die nichts damit zu tun hat, ob ein Mensch weiterleben will oder nicht. Selbst Essensverweigerung kann nicht per se als Sterbenswunsch betrachtet werden. …

Wir stellten zu Beginn einen Paradigmawechsel zur Diskussion: Könnte es sein, dass die strikte Ablehnung einer PEG-Sonde das Leiden dieser Frau verstärkt, da die orale Nahrungsaufnahme qualvoll zu sein scheint? Die zur Diskussion gestellte These, dass orale Nahrungsaufnahme das Leiden von Frau B. verstärken könnte, führte zu einer reflektierenden Auseinandersetzung mit der täglichen, stundenlang ausgeführten Tätigkeit des oralen Eingebens. Dabei gingen die Positionen von: ‹Beenden aller Ernährungsmaßnahmen›, über ‹nur noch Flüssigkeit via Ultraschallvernebler oder nur Flüssigkeit durch die PEG-Sonde oder Ernährung durch die PEG-Sonde›, bis zur ‹weiteren Ernährung per os.› Intuitiv war jedoch die letzte der genannten Möglichkeiten keine Lösung mehr (…) Dabei kamen verschiedene Aspekte zur Sprache: zum einen bezogen sie sich auf die Frau, wie qualvoll das Verschlucken ist, will sie tatsächlich noch leben? Zum anderen bezogen sie sich auf die Situation der Pflegenden: ist es das Leid der Frau oder das, was ich als Leid empfinde, verlängere ich Leben und Leiden, wie stark darf ich in Prozesse, die das Leben betreffen, eingreifen?

Kann Zuwendung anders gegeben werden, als über die Nahrungsaufnahme? Für die Pflegenden war es außerordentlich wichtig, dass es nicht um Zeitersparnis gehen durfte, da sie eine andere Nahrungsgabe aus Zeitgründen für sich, zu diesem Zeitpunkt, moralisch als nicht vertretbar betrachteten. Es wurde diskutiert, was der Frau an anderen positiven Sinneserlebnissen ermöglicht werden sollte. Darin entwickelten sich konkrete Maßnahmen, wie Massagen, Musik, Hände halten[51] (…). Es zeigte sich, dass (…) die PEG-Sonde als schlechteste Variante der möglichen Lösungen gewertet wurde. Erst nach interner Klärung wurden die Angehörigen konkret in die Diskussion mit einbezogen (…). Im Gespräch zeigte sich rasch, dass auch die Familie sich in einem Dilemma befand, welches begründet war auf dem Aspekt: keine lebensverlängernde Maßnahmen und der noch teilweise bewussten Nahrungsaufnahme, bei genügend Zeit der Pflegenden (…).

---

51 Einige der Mitarbeiter sind in Basale Stimulation in der Pflege geschult – Anmerk. der Verfasser

Als oberstes Ziel blieb, der Frau jegliches Leiden zu ersparen. Der Schwerpunkt der Pflege blieb ein palliativer. Der Sohn brachte in die Diskussion noch den Aspekt ein, dass Wasser als Urgefühl für seine Mutter immer von zentraler Bedeutung war, und er glaube, dass dieses Gefühl auf irgendeine Weise aufrecht erhalten werden solle.

Die Frage der Sondenernährung war für die Angehörigen kein Thema, sie lehnten diese Möglichkeit mit der Begründung ab, dass das direkte Verhindern von Leiden beim Essen das andere Leiden der Krankheit, unter Berücksichtigung des vermuteten Patientenwillens, nicht aufwiegt. Und die Aufgabe stellte sich eindeutig: Leiden ersparen. Es wurden gemeinsam folgende Entscheidungen gefällt und protokolliert:

- *Essen: Anbieten, wenn sie isst, weiter geben; wenn sie nicht isst, nichts geben, jedoch immer anbieten*
- *Sonde: Nein*
- *Trinken: Anbieten, wenn sie trinkt, weiter geben; wenn sie nicht trinkt, nichts geben, jedoch immer anbieten*
- *Vernebler: Ja, ca. 10 Stunden, vor allem tagsüber*
- *Weitere: Es werden keine Maßnahmen ergriffen wie Trinkbilanz, Temperaturmessen*

Diese Ergebnisse des Gesprächs wurden nun mit den Pflegenden diskutiert und auch von ihnen als verbindlich und für sie durchführbar erklärt. Die Pflegenden erlebten nun die Situation sehr entlastend. ‹Die Frau verstarb 12 Tage nach dem Gespräch, im Beisein der Angehörigen, sehr ruhig.›» (Schmieder 2001)

An diesem Beispiel wird deutlich, wie in der Alltagspraxis, durch Gespräche und respektvolles, ethisch geleitetes Handeln versucht werden kann, die Selbstbestimmung eines schwerst dementen Menschen zu achten.

Frau B. zeigte, als Folge ihrer Erkrankung, den Pflegenden den Weg, wie sie mit ihr umgehen sollten. Sie gab eindeutige Botschaften, wie z. B. das Verschlucken oder der Verlust an Bewegungsfähigkeit. Sie brauchte Angebote, die ihr «Essen» vermittelten, wie das zweimalige Zeigen des Löffels. Sie benötigte Zeit, um in ihrem derzeitig möglichen Rhythmus das zu bekommen, was sie zu diesem Zeitpunkt brauchte. Schließlich bedurfte es einer intensiven Auseinandersetzung mit ihrer Person, nämlich ihrem Wunsch nach sinnlichem Leben und der Entscheidung, selbst zu entscheiden, wann sie wie stirbt. Das Respektieren früherer Entscheidungen – in ihrem Fall der Verzicht auf lebensverlängernde Maßnahmen –, ohne das Vorliegen einer Patientenverfügung, bedarf einer intensiven Auseinandersetzung *aller* Beteiligten. Das Arztgespräch mit den Angehörigen reicht hierbei nicht aus.

Insofern spiegelt sich in diesem Beispiel wider, was Basale Stimulation in der Pflege möchte. Das Leben in einer Qualität erhalten, welche die Selbstbestimmung des betroffenen Menschen anerkennt, seine biografischen Gewohnheiten respektiert und sensorische Angebote zur Grundlage des pflegerischen Handelns macht und nicht zuletzt dadurch die Autonomie des Patienten unterstützt.

Der betroffene Mensch muss gegenüber der Pflegeperson keine Vorleistungen erbringen, sondern soll auf dem Weg einer Entscheidungsfindung für sein Leben motiviert und in seinem letztlich gefassten Beschluss für oder gegen das Leben respektierend begleitet werden. Eine aktive Sterbehilfe im Sinne der Euthanasie, z. B. durch Nahrungsentzug (verhungern und verdursten lassen) entspricht nicht einer basal stimulierenden Pflege.

10.8 Autonom sterben

Das Sterben ist, wie mehrfach erwähnt, Teil des Lebens. Sterben heißt, wenn es sinnvoll gelingt: das Leben zu vollenden. Es ist sein Abschluss. Jeder wünscht sich, diesen Abschluss selbst bestimmen zu können – ob vom Zeitpunkt oder von der Art. In jüngeren Jahren ist häufig der Wunsch, dass das Leben noch 80 Jahre weitergehen solle. Im Alter, besonders, wenn jemand ein erfülltes Leben hatte, kommt öfter der Wunsch nach einem baldigen Abschluss. Manche wollen auch dem akut als unerträglich empfundenen Leben ein Ende gesetzt wissen. Darüber hinaus haben wir meist konkrete Vorstellungen, wie das Ende aussehen soll. Von «schlagartig durch einen Unfall» über «kurz und schmerzlos», «ruhig und allein» bis «bewusst, langsam mit Zeit» zum «Regeln der Angelegenheiten und Verabschieden» «im Kreis der wichtig gewordenen Menschen».

Wie auch immer – wir möchten gerade diesen Teil des Lebens selbst bestimmen und nach unseren eigenen Regeln gestaltet sehen. Den Zeitpunkt können wir nicht bestimmen, außer wir töten uns aktiv selbst.

Sterbende können jedoch durch Pflege unterstützt werden, ihr Sterben ein Stück weit zu gestalten.

Durch Gespräche können Wünsche, Ängste u. ä. erfasst werden. Informationen über Religiosität helfen, Arrangements für gewünschte oder notwendige Rituale und ausführende Personen zu treffen.

Die gewünschten Angehörigen und Freunde können unterstützt werden, indem ihnen passende Kommunikationsangebote vermittelt werden (vgl. Schürenberg 2007). Durch Absprachen und räumliche Arrangements kann Pflege helfen, dass die gewünschten Angehörigen zur rechten Zeit bei der Sterbenden sein können. Schwierig wird es, wenn die Sterbende bestimmte Besucher ablehnt. Ein falsches Harmoniebedürfnis bei einem Pflegenden darf nicht dazu führen, dass die Selbstbestimmtheit des Sterbenden übergangen wird.

Zuerst aber ist es wichtig, dass der Betroffene sich, also seinen Körper spüren kann und, wie Fröhlich es nennt, «bei sich ankommt». Genauso wie es uns beim Einschlafen hilft, ein klares, gutes Gefühl von unserem Körper zu spüren, haben wir in der Hospizpflege die Erfahrung machen können, dass

Sterbende mit einem deutlichen, schmerzarmen Körpergefühl schneller und bewusster *entschlafen* sind. Dies wurde besonders deutlich, wenn Bewohner nach vielmonatigen Siechtum und vermeintlichem «nicht mehr ansprechbar sein» nach wenigen Tagen basalstimulierender Pflege verstarben. Häufig waren sie dann kurz vor dem Tod nochmals klar und hatten einen zufriedenen Gesichtsausdruck im Tod.

Das bedeutet natürlich nicht, wie der Leser inzwischen weiß, dass die Sterbende «stimuliert» oder anstrengenden Pflegeaktionen ausgesetzt werden soll. Es werden auch hier zuerst sowieso anstehende Maßnahmen, wie «Frischmachen» und «Positionieren» genutzt. Es gibt jedoch keine spezifische «Waschung zur Sterbebegleitung».

In der oft langen Sterbephase können die Bedürfnisse ständig wechseln. Mal hilft es, durch eine Waschung zur Ruhe zu kommen, mal möchten die Betroffenen wach und klar sein. Eine Umgrenzung gebende Lagerung in kauernder Seitenlage (mit der A-Rolle) kann einem Bedürfnis nach Rückzug, eine A-Lagerung dem Wunsch, die Verwandten noch einmal zu sehen, entgegenkommen. Berührung, Haut auf Haut, vermittelt die deutliche Anwesenheit und Zuwendung der sterbebegleitenden Person, ein Lagern mit Hilfe des Bettlakens kann bei Berührungsempfindlichkeit und diffusen Schmerzen sehr wohltuend und sicherheitsgebend sein. Eigene Beobachtungen bei Sterbenden haben gezeigt, dass das Ausstreichen der Beine eine zunehmende Rhythmisierung der Atmung und «Ruhiger-werden» bewirkten (Buchholz, 2008). Fast alles, was in den vorherigen Kapiteln an Angeboten beschrieben wurde, kann auf eine sterbebegleitende Pflege übertragen werden. Wichtig ist, dass dies auch hier in Deutlichkeit und in «Ansprache», also im Austausch und im Sinne des Sterbenden geschieht und spürbar gemacht wird. Wenn in dieser Situation die eigenen Gefühle der Betreuungsperson ernst genommen werden, eröffnen sich Angebote und Wege, die beim «Verlassen des Körpers» und bei der Erfahrung «eines meist weiß-goldenen unendliche Liebe ausstrahlenden Lichtes» helfen können (vgl. Schröter-Kunhardt, 1993).

Autonomie bedeutet nicht nur nach selbst gewählten Regeln zu leben, sondern auch «Unabhängigkeit» (Knaurs 1977). Leben ist u. a. abhängig von der Biologie des Körpers. Basal stimulierende Pflege kann ein «autonomes Sterben» unterstützen. Sie möchte dem Sterbenden helfen beim:

- *Loslassen* vom Körper, vom Leben als den letzten, biologischen Abhängigkeiten
- *Einlassen* auf das Ungewisse, die Gesetze des Anderen (Gott), Universums, Lebens …
- *Verlassen* seiner Autonomie und schließlich
- *Veranlassen* neuer Entwicklungen aller beteiligter Personen.

10.8 Autonom sterben **273**

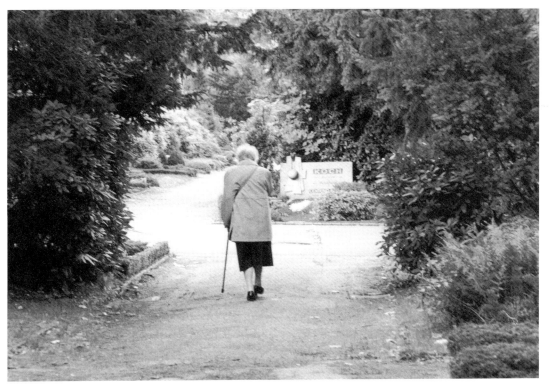

Abbildung 10-10: Wohin führt der Weg?

Anhang

Fragen zur Sensobiografie

Die Fragen sollen Anregungen und Gesprächsgrundlage sein, sich mit den bisherigen Lebensgewohnheiten in den Sinnesbereichen auseinander zu setzen. Bitte möglichst konkret die Themen bearbeiten und beschreiben! Wichtig ist die Dokumentation der Ergebnisse, wobei die Fragen nicht als Checkliste gedacht sind. Wenn möglich, differenziert fragen nach:

- der Bedeutung in der Kindheit
- als junger Mensch (ca. 25 Jahre) und
- dem späten Erwachsenenalter!

Für dementierende Patienten sind die Fragen bezogen auf die Kindheit und das junge Erwachsenenalter besonders wichtig (Tertiär-Gedächtnis nach E. Böhm)!

Primär somatische Wahrnehmung

Körperempfinden
Was brauchen Sie, um sich selbst gut zu spüren?
Welche Aktivitäten unternehmen Sie, um sich wohl zu fühlen?
Was schafft Ihnen körperliches Unbehagen?
Bevorzugen Sie körperliche Wärme oder eher Kälte?
Reagieren Sie unterschiedlich empfindlich auf Druck an unterschiedlichen Körperstellen?
Welche Dinge spüren Sie gerne auf der Haut?
Welche mögen Sie nicht?
Gibt es irgendwelche Materialien, die Ihnen auf keinen Fall an die Haut kommen dürfen?
Sind Sie Rechts- oder Linkshänder?
Gibt es Ausnahmen bei bestimmten Tätigkeiten (rechts schreiben, mit links hämmern …)

Körperkontakt mit anderen
Welche Bedeutung hat körperliche Nähe für Sie?
Welche Menschen dürfen Sie in den Arm nehmen?

Wann wünschen Sie das, wann nicht?
In welchen konkreten Situationen brauchen Sie den Körperkontakt zu einem anderen Menschen unbedingt?
Wie reagieren Sie auf Körperkontakt, wenn Sie sich krank fühlen?

Berührung des Körpers

An welchen Körperstellen mögen Sie Berührung besonders gerne?
Welche Körperstellen sind besonders empfindlich (Haare, Nacken, Gesicht, Mund, Brust, Bauch, Rücken, Becken, Arme, Hände, Beine, Füße, Zehen)?
Welche Menschen dürfen Sie am nackten Körper berühren?
Wie sollte die Art und Weise der Berührung sein, damit diese Ihnen angenehm ist?
Gibt es Körperzonen, die keinesfalls berührt werden dürfen?
In welchen Situationen können Sie Berührung am nackten Körper auch von fremden Menschen zulassen?
Was müsste eine Pflegeperson tun, damit Sie die Berührung in diesen Bereichen dennoch ertragen könnten?
Von welchen Menschen möchten Sie auf gar keinen Fall berührt werden?
Gibt es Besonderheiten an Ihrem Körper, die Sie stören, wie z. B. eingewachsener Nagel, Hautveränderung, die juckt etc.?
Wie lösen Sie diese Probleme?

Körperpflege

Welche Erinnerungen verbinden Sie mit der Körperpflege?
Gibt es negative oder positive Assoziationen, wenn Sie an Ihre Körperpflege denken?
Geht die Körperpflege mit bestimmten Ritualen einher?
Wie oft in der Woche sind Sie es gewohnt, sich zu waschen? Was waschen Sie dann (Teilwaschung?)?
Zu welcher Uhrzeit führen Sie die Körperpflege gewöhnlich durch?
Wie häufig duschen oder waschen Sie sich?
Steigen Sie direkt in die Dusche oder wärmen Sie die Duschwanne zuvor an?
Duschen Sie sich kalt ab?
Wie oft baden Sie?
Wie warm soll die Wassertemperatur sein beim
- Waschen?
- Duschen?
- Baden?

Wie warm muss das Wasser im Gesicht sein, im Gegensatz zum Körper?
Wie gehen Sie beim Waschen vor – Reihenfolge (Haare, Nacken, Gesicht, Brust, Bauch, Rücken, Intimbereich, Arme, Hände, Beine, Füße)?

Welche Waschutensilien, z. B. Frottee, Massage-Handschuh etc. benutzen Sie bei der Körperpflege?
Welche Art von Badehandtuch benutzen Sie? Großes/Kleines/Eins/Zwei, Baumwolle, Frottee/ Waffelpiquée?
Nehmen Sie Seife, Syndet, Duschgel oder Shampoo einer ganz bestimmten Marke?
Name der Produkte:
Benutzen Sie Creme oder Make-up im Gesicht? Marke:
Wann benutzen Sie Schminke?
Wie schminken Sie sich?
Wo beginnen Sie, sich den Lippenstift aufzutragen?

Mund- und Zahnpflege
Wie ist es um die Empfindlichkeit in Ihrem Mund bestellt?
Zu welchem Zeitpunkt führen Sie die Mund- bzw. Zahnpflege durch?
Wie oft am Tag?
Benutzen Sie eine elektrische Zahnbürste?
Bevorzugen Sie immer die gleiche Marke an Zahnbürsten?
Wo im Mund beginnen Sie mit der Zahnpflege?
Verwenden Sie Zahnseide zur Reinigung der Zahnhälse oder Zahnzwischenräume?
Benutzen Sie Mundwasser?
Gibt es irgendwelche Stellen im Mund, an denen sich gerne Speisereste festsetzen?
Wenn Sie eine Zahnprothese benötigen, wann entnehmen Sie diese zur Reinigung? Womit reinigen Sie die Prothese (Zahnpasta + Bürste oder Brausetablette)?
Führen Sie zuerst die untere oder die obere Zahnprothese in den Mund ein?
Tragen Sie die Prothese immer, auch nachts? Wenn nicht, worin bewahren Sie diese auf?

Haar- und Nagelpflege
Kämmen oder bürsten Sie Ihre Haare?
Gibt es eine bestimmte Bürste oder einen Kamm, die/den Sie immer benutzen?
Benutzen Sie Haarnetz, Haarwasser, Pomade, Haarspray?
Benutzen Sie Haarklammern?
Tragen Sie einen Zopf oder offenes Haar?
Wie häufig waschen Sie die Haare?
Was bedeutet es für Sie, zum Friseur zu gehen?
An welchem Tag gehen Sie üblicherweise zum Friseur?
Steht der Friseurbesuch mit bestimmten Anlässen in Verbindung?
Entfernen Sie regelmäßig die Haare an den Beinen oder Achselhöhlen?
Gehen Sie zur Fußpflege?
Wie häufig?

Nägel schneiden bedeutet für Sie …?
Feilen Sie Ihre Nägel oder schneiden Sie diese? Wenn schneiden: mit Schere oder Nagelknipser?
Gibt es dabei irgendwelche unangenehmen Gefühle?
Worauf achten Sie besonders bei der Nagelpflege?
Welchen Nagellack benutzen Sie?
Haben Sie Probleme mit einwachsenden Zehennägeln?

Rasur
Rasieren Sie sich täglich?
Wie oft in der Woche rasieren Sie sich?
Wann am Morgen oder Abend rasieren Sie sich? Vor oder nach der Gesichtswaschung?
Rasieren Sie sich nass oder elektrisch?
Welchen Rasierapparat benutzen Sie?
Benutzen Sie Rasierschaum, Rasiergel oder Rasierseife?
Produktname:
Verteilen Sie den Rasierschaum mit den Händen oder einem Rasierpinsel?
Benutzen Sie einen Rasierspiegel?
Auf welcher Gesichtsseite beginnen Sie die Rasur?
Entfernen Sie die Haare in den Ohren oder der Nase? Womit?
Pflegen Sie das Gesicht nach der Rasur mit Creme oder Rasierwasser?
Produktname:
Wenn Sie Bartträger sind, wie lange tragen Sie schon den Bart?
Wie regelmäßig schneiden Sie den Bartansatz und den Bart?

Kleidung
Welche Kleidungsstücke tragen Sie besonders gerne?
Am liebsten tragen Sie Kleidung aus (Stoffart):
Lieben Sie enge oder eher weite Kleidung?
Welches ist Ihr liebstes Kleidungsstück?
Kann dieses noch getragen werden?
Wie ist Ihre Reihenfolge beim Ankleiden (Unterhose kurz/lang, Büstenhalter, Unterhemd, Korsett, Bluse, Nylonstrümpfe, Rock/ Hose, Socken/Strümpfe, Weste, Krawatte)?
Benutzen Sie Strumpfhalter?
Tragen Sie ein Nachthemd oder einen Schlafanzug?
Ziehen Sie im Bett Socken, Haarnetz etc. oder ein Bettjäckchen an?
Sind Sie das Tragen von Sportunterwäsche gewohnt?
Wenn Sie sich im Haus aufhalten, welche Schuhe und Kleidung tragen Sie dann?
Mit welchen Schuhen bewegen Sie sich im Freien besonders sicher?
Wann laufen Sie barfuß?
Sind Sie es gewohnt, in Turnschuhen zu gehen?

Bewegung – Propriozeption

Bewegen Sie sich gerne?
Welche Bewegungen machen Ihnen besonders Spaß? Zum Beispiel:
Wandern, Laufen, Rad fahren, Schwimmen, Tanzen etc.
Sind Sie regelmäßige Spaziergänge gewohnt?
Wann und wie häufig?
Bei jedem Wetter?
Gibt es Bewegungseinschränkungen, die mit Schmerzen einhergehen?
Auf welchem Bein stehen Sie sicherer?
Benutzen Sie Gehhilfen?
Neigen Sie leicht zum Stolpern?
Stützen Sie sich irgendwo ab (Möbel…), wenn Sie sich durch das Zimmer bewegen?
Wie bewegen Sie sich ins Bett?
Auf welcher Seite stehen Sie aus dem Bett auf?
Machen Sie Morgengymnastik oder morgendlichen Sport?
Welche Bewegungen mussten Sie im Beruf täglich ausführen?
Treiben Sie regelmäßig Sport?
Was bedeutet Ihnen die Bewegung in der freien Natur?
……
……

Primär vestibuläre Wahrnehmung

Lageempfinden
In welcher Körperposition fühlen Sie sich am aktivsten? Stehen/Sitzen/Liegen/Gehen?
In welcher Körperlage fühlen Sie sich besonders wohl?
Wenn Sie im Zug fahren, in welche Richtung müssen Sie sitzen?
Neigen Sie zu Schwindel?
In welchen Situationen?
Haben Sie Angst vor schnellem Drehen?
Neigen Sie zu Stürzen?
Was verbinden Sie mit Schaukeln?
Lagen Sie als Säugling in einer Wiege?
Karussell fahren ist für Sie …?
Welche Sportarten betreiben Sie, die mit einer vermehrten Anregung des Lageempfindens einhergehen? Rad/Moped fahren, Windsurfen, Fliegen …?

Liegen
Wohin haben Sie sich gerne «verkrochen», wenn Ihnen nach «Alleinsein» zumute war?
Wo im Raum befand sich Ihr Bett?
Brauchen Sie eine überlange Zudecke (220 cm)?
Aus welchem Material ist Ihre Zudecke? Daunendecke/Rheumadecke/Felldecke/Wollnest?
Welches Material bevorzugen Sie bei der Bettwäsche?
Welche Besonderheiten beim Zudecken beachten Sie?
Wie weit decken Sie sich beim Einschlafen zu?
Schlagen Sie die Decke an den Füßen ein?
Benutzen Sie ein besonderes Kissen, z. B. Nackenkissen, Dinkelspreu etc.?
Welche Dinge brauchen Sie noch im Bett, um sich sicher und wohl zu fühlen?
Was schafft Ihnen Geborgenheit im Bett?
Brauchen Sie ein kaltes oder warmes Schlafzimmer?
Ist das Fenster in der Nacht geöffnet oder geschlossen?
Ist der Raum in der Nacht verdunkelt?
Womit? Rollladen und/oder Vorhang?
Brauchen Sie ein Nachtlicht?
Wie ist Ihre Einschlafposition? Linke/Rechte Seite, Rückenlage, Bauchlage, Embryonallage?
Was brauchen Sie, um gut einschlafen zu können?
Welche Einschlafrituale gibt es, z. B. Radio hören, Nachttrunk, beten etc.?
Brauchen Sie ein anderes Lebewesen (Partner, Katze, Hund), das bei Ihnen liegt?
Was ist Ihre gewohnte Geräuschkulisse in der Nacht?

Wie ist Ihre bevorzugte «Durchschlafposition»?
Wachen Sie in der Nacht oft auf?
Was machen Sie dann, um wieder einschlafen zu können?
Was steht auf Ihrem Nachtschrank?
Stehen Sie in der Nacht auf, um z. B. zur Toilette zu gehen?
Was tun Sie dann, um wieder einzuschlafen?
Wie ist die Lage im Bett beim morgendlichen Aufwachen?
Stehen Sie gleich auf oder dösen Sie noch eine Weile?
Wird Ihnen beim Aufstehen aus dem Bett schnell «schwarz vor Augen»?
Was bedeutet für Sie der Mittagsschlaf?
Wo, an welchem Ort, machen Sie den Mittagsschlaf?
Wie lange, üblicherweise?
Wie ist hierbei Ihre Körperlage?

Sitzen
Bleiben Sie vor dem morgendlichen Aufstehen noch am Bettrand sitzen?
Wird Ihnen beim Aufstehen schnell schwindelig?
Auf welchem Sitzmöbel sitzen Sie am bequemsten?
Gibt es einen bevorzugten Platz, an dem Sie gerne sitzen?
Haben Sie früher eine sitzende Berufstätigkeit ausgeführt?
Welche Tätigkeiten fallen Ihnen im Sitzen am leichtesten?
Mussten Sie früher oft «still sitzen»?
Hatten Sie Ihren «Stammplatz» am Tisch? Warum?
Bleiben Sie nach dem Essen z. B. noch gerne eine Weile am Tisch sitzen?
An welchem Platz setzen Sie sich nieder, um zu lesen?
Sitzen Sie gerne am Fenster, um das Geschehen zu beobachten?
Führen Sie gerne eine «Sitzung» auf der Toilette, um z. B. zu lesen?
Reinigen Sie sich nach der Ausscheidung im Sitzen oder im Stehen?
Benötigen Sie außer Papier andere Materialien zur Reinigung des Afters?

Stehen
Welche Tätigkeiten verrichteten Sie im Stehen?
Können Sie gut längere Zeit stehen?
Lehnen Sie sich gerne an, wenn Sie stehen müssen?
Mussten Sie als Kind in der Schule oder zu Hause «in der Ecke stehen»?
War Ihre Zeit von häufigem Warten geprägt?
Mussten Sie viel «Schlange stehen»?
In welcher Position warten Sie?
Wie mussten Sie «Ihren Mann» stehen?
Standen Sie in Ihrem Leben «mit beiden Beinen auf dem Boden»?

Gehen
Sind Sie als Kind gerne gerannt?
Sind Sie als Kind gerne gehüpft?

Wie weit ist Ihre Gehstrecke zu Hause, bis Sie zur Toilette kommen?
Brauchen Sie Mobiliar, um sich abzustützen?
Gehen Sie gerne barfuß?
Tragen Sie Hausschuhe oder gehen Sie gerne mit Strümpfen?
Neigen Sie leicht zum Ausrutschen oder Stolpern?
Benötigen Sie Hilfsmittel zum Gehen?
Brauchen Sie beim Gehen öfter Pausen?
Mussten Sie in Ihrem Leben viel marschieren?
Waren Sie beruflich gezwungen, viel zu gehen?
Betreiben Sie eine Sportart, bei der Sie viel gehen oder laufen?
Sind Sie regelmäßig Schlitt- oder Rollschuh gelaufen?
Gehen Sie gerne zum Tanzen?
Steigen Sie gerne Treppen?
Wie viele Stockwerke müssen Sie in Ihrem Haus gehen?
Gehen Sie rückwärts oder seitwärts die Treppen hinunter?
Welche Tätigkeiten im Freien – Garten, Acker etc. – betreiben Sie, bei denen Sie viel gehen müssen?
Gehen oder fahren Sie zum Einkaufen?
Gehen Sie regelmäßig spazieren?
Zu welcher Uhrzeit?

Vibrationswahrnehmung
Waren Sie im Beruf starker Vibration ausgesetzt?
Welche Geräte, die vibrieren, benutzen Sie im Haushalt?
Mögen Sie das Vibrieren, z. B. des elektrischen Rasierers?
Mögen Sie das Vibrieren einer elektrischen Zahnbürste?
Wie gefällt Ihnen das Fahren mit der Eisenbahn?
Wie empfinden Sie das Vorbeifahren eines Zuges?
Macht es Ihnen Spaß, auf einer Eisenbahnbrücke zu stehen, wenn ein Zug vorüberfährt?
Sind Sie viel mit dem Bus gefahren?
Wie hat Ihnen das Vibrieren des Motors gefallen?
Saßen Sie oft auf Vaters Traktor, Motorrad oder Dieselfahrzeug?
Sind Sie selbst Motorrad gefahren?
Woran erinnert Sie Kopfsteinpflaster?
Sind Sie früher im Schwimmbad gerne ins Wasser gesprungen?
Lieben Sie laute, kräftige Bässe der Musikanlage?

Primär orale Wahrnehmung

Mund erkunden

Wie empfindlich sind Sie im Bereich des Mundes?
Welche Mittel zur Pflege der Lippen benutzen Sie?
Kauen Sie gerne auf Dingen herum?
Spielen Sie gerne mit der Zunge im Mund oder an den Lippen?
Was bedeutet für Sie Küssen auf den Mund?
Beißen Sie störende Nägel ab?
Lutschen Sie gerne zwischen den Mahlzeiten, z. B. Bonbons?
Kauen Sie Kaugummi?
Haben Sie früher geraucht?
Was bevorzugen Sie an Rauchwaren?
Zigarette mit/ohne Filter, Zigarren, Zigarillo, Pfeife etc.?
Wie ist der Zahnarztbesuch für Sie?
Welche Empfindungen beim Zahnarzt sind Ihnen an- bzw. unangenehm?

Primär gustatorische Wahrnehmung

Essen

Welche Geschmacksrichtungen bevorzugen Sie? Süß, salzig, sauer, bitter, scharf, deftig, mild?
Welche Konsistenz – weich, fest, breiig – der Speisen mögen Sie bei welchen Speisen?
Bevorzugen Sie eher trockene Gericht oder welche mit viel Soße, Suppen …?
Essen Sie die Zutaten lieber getrennt oder vermengt?
Was ist Ihre Lieblingsspeise?
Wie oft in der Woche essen Sie diese?
Mögen Sie breiige Kost?
Belohnen Sie sich mit Essen? Kennen Sie Frust-/Trostessen?
Essen Sie gerne ganz heiße Mahlzeiten oder eher kalte?
Wie viele Mahlzeiten nehmen Sie täglich zu sich?
Wann am Tag nehmen Sie üblicherweise Ihre Mahlzeiten ein?
Beginnen Sie die Mahlzeit sofort oder erst nach einem bestimmten Ritual?
Wie sieht dieses Ritual aus?
Benutzen Sie eine Serviette?
Mögen Sie gerne randvolle Teller, nehmen Sie den Löffel/die Gabel gerne voll?
Kleine Portionen sprechen Sie mehr an?
«Teller leer essen» bedeutet für Sie?
Was essen Sie zum Frühstück? Süß oder herzhaft? Wie sieht das Sonntagsfrühstück aus (Kuchen, Ei …)?
Womit beginnen Sie das Frühstück?
Trinken Sie beim Essen?
Trinken Sie zuerst einen Schluck oder essen Sie zuerst einen Bissen?
Was essen Sie am Morgen als erstes und wie ist die weitere Reihenfolge der Einnahme der Speisen?
Wann am Tag nehmen Sie eine warme Mahlzeit zu sich?
Gibt es bestimmte Speisen, die mit bestimmten Wochen- oder Festtagen verbunden sind?
Essen Sie lieber alleine oder in Gesellschaft (mit wem)?
Sind Sie eine regionale Spezialitätenküche gewohnt? Welche?
Schmecken Ihnen «moderne» Speisen (ausländische Speisen, Pizza, rote Nudelsoße)?
Sind Sie es gewohnt, Tellergerichte oder einzelne Schüsseln serviert zu bekommen?

Trinken

Trinken Sie lieber heiße oder kalte Getränke?
Wie viel Flüssigkeit nehmen Sie täglich zu sich?

Was ist Ihr Lieblingsgetränk?
Wie muss dieses Getränk zubereitet sein?
Wenn Sie Tee trinken, welche Sorte bevorzugen Sie?
Trinken Sie gerne mit Strohhalm?
Trinken Sie mit großen oder kleinen Schlücken?
Aus welchen Gefäßen trinken Sie am liebsten (Glas, große Porzellanbecher, «Bolle» …)?
Bevorzugen Sie das Trinken aus der Flasche?
Benutzen Sie eine Trinkflasche, z. B. beim Rad fahren?
Was ist Ihr Frühstücks-, Tages-, Abendgetränk?

Primär auditive Wahrnehmung

Hören

Was bedeutet «Hören» ganz allgemein für Sie?
Tragen Sie Hörgeräte? Wann, wo?
Durch welches Geräusch werden Sie am Morgen wach?
Was hören Sie am Morgen als Erstes?
Welche Geräusche verabscheuen Sie?
Wann haben Sie zum ersten Mal in Ihrem Leben bewusst Radio gehört?
Hören Sie Radio?
Wann am Tag? Wie lange? Sender?
Was ist Ihre Lieblingssendung?
Welche Stilrichtung ist Ihre Lieblingsmusik?
Gibt es ein Musikstück, das Sie besonders bewegt, erfreut, traurig stimmt, belebt oder zum Tanzen anregt?
Bevorzugen Sie Kopfhörer oder Lautsprecher?
Vorlesen bedeutet für Sie …?
Menschliche Stimmen sind für Sie …?
Singen bedeutet für Sie …?
Singen erinnert Sie an …?
Welches ist Ihr Lieblingslied?
Sprechen Sie manchmal gerne mit sich selbst?
Welche Geräusche aus der Umgebung waren Ihnen in Ihrer Wohnung, Ihrem Zimmer vertraut?
Hilft Ihnen Musik oder Singen beim Einschlafen?
Welches ist Ihr Lieblingsmusikstück?
Wer Ihr Lieblingsinterpret?
Was ist für Sie «Lärm»?
Wie reagieren Sie auf Ansprache, wenn Sie im Schlaf angesprochen werden?

Primär olfaktorische Wahrnehmung

Riechen
Wie ist Ihre Empfindlichkeit gegenüber Gerüchen?
Was riechen Sie besonders gerne?
Was können Sie nicht riechen?
Welche Gerüche lösen bei Ihnen Unbehagen aus?
Welche Übelkeit?
Gibt es Gerüche, die Sie an Ihren Beruf erinnern?
Welche Speisen riechen Sie besonders gerne?
Welche Blume riechen Sie besonders gerne?
Welche können Sie nicht ausstehen?
Welche Gerüche erinnern Sie an Ihre Kindheit?
Welche an Ihre/n Partner/in?
Welche Parfums benutzen Sie?
Benutzen Sie Deo?
Welcher Geruch erinnert Sie an Heimat?
Welche Naturgerüche bevorzugen Sie?
Welche geruchlichen Erinnerungen haben Sie an Großmutter und Großvater?
Welche Erinnerungen entstehen beim Riechen bestimmter Speisen, z. B. Metzelsuppe und Hausschlachtung?

Taktile/Haptische Wahrnehmung

Tasten/Greifen
Sind Sie Rechts- oder Linkshänder?
Sind Sie Linkshänder und wurden Sie in der Schule «umgewöhnt»?
Der Händedruck zur Begrüßung ist für Sie …?
Mussten Sie als Kind die «schöne Hand» geben?
Handarbeit bedeutet für Sie …?
Hatten Sie «zwei linke Hände»?
Mussten Sie in Ihrem Leben «kräftig zupacken»?
«Hände halten» erinnert Sie an …?
Was berühren Sie gerne mit Ihren Händen?
Welche Materialien in der Hand beruhigen Sie?
Welche Materialien lösen eher Abwehr aus?

Primär visuelle Wahrnehmung

Sehen
Wann benötigen Sie eine Brille?
Tragen Sie Kontaktlinsen?
Betrachten Sie gerne Bilder?
Welche Bilder erinnern Sie an zu Hause?
Stellen Sie sich Erinnerungen bildlich vor?
Sitzen Sie gerne am Fenster und schauen nach draußen?
Betrachten Sie gerne Fotoalben, Dias oder Filme?
Was sahen Sie zu Hause am Morgen als Erstes?
Wie gut sehen Sie im Dunkeln?
Was bedeutet Ihnen der Blick in die Natur?
Brauchen Sie viel Licht, z. B. auch bei Nacht?
Welche Bildmotive erfreuen Sie?
Betrachten Sie erst ganz bewusst das, was Sie essen?
Sehen Sie regelmäßig fern?
Schauen Sie gerne Modeschauen, Sport?
Haben Sie Bilder von den Angehörigen sichtbar im Zimmer aufgehängt?
Welche Art Fernsehsendungen betrachten Sie gerne?
Welche Fernsehsendung strukturiert für Sie den Tag?

Daten zur Person
Aus welcher Herkunftsfamilie kommt die Betroffene?
Wie lauten der Vor- und Rufname der Mutter/des Vaters?
Wie viele Geschwister (Vor- und Rufname, Name)? Zu welchen besteht Kontakt?
Welche Bedeutung haben die Familienangehörigen im Leben der Bewohnerin?
An welchem Ort ist sie aufgewachsen?
Wo hat sie die meiste Zeit ihres Lebens gelebt?
Welchen Beruf hat sie erlernt, welchen ausgeübt?

Eigene Familie
Lebt die Betroffene mit Ehepartner oder Lebenspartner? (Vor- und Rufname)
Wie ist die Anzahl der Kinder? (Vor- und Rufname)
Zu welchen besteht Kontakt?
Wie ist der Kontakt zu Enkelkindern? (Vor- und Rufname)
Welche weiteren sozialen Kontakte wurden/werden ausgeübt?
(z. B. Gesangverein, Frauenkreis …)

Literaturverzeichnis

Allende, I.: Aphrodite – eine Feier der Sinne. Suhrkamp Verlag, Frankfurt am Main 1999.
Assmann, C. (Hrsg.): Pflegeleitfaden Alternative und komplementäre Methoden in der Pflege. Urban & Schwarzenberg, München 1996.
Badische Neuste Nachrichten: 20./21.10.01/Ausgabe Nr. 42, S. 3.
Balint, M.: Psychotherapeutische Aspekte der Regression. Rowohlt Verlag, Reinbek 1973.
Barnett, K.: A Survey of the current utilisation of touch by health team personal with hospitalised patient. 1972. Zitiert in: McKenna, H.; McCann, K.: Pflegen heißt auch berühren. Altenpflege Forum, 2 (1994) 3: 66–74.
Bauer, J.: Prinzip Menschlichkeit. Warum wir von Natur aus kooperieren. Hoffmann und Campe, Hamburg, 2007
Belsky, J. K.: The Psychology of Aging: Theory, Research, and Practice. Brooks/Cole, Monterey, CA 1984. Zitiert nach Corr, D. M.; Corr, Ch. A.: Gerontologische Pflege. Hans Huber Verlag, Bern 1992.
Benner, P.: Stufen zur Pflegekompetenz. Hans Huber Verlag, Bern 1994.
Biedermann, M.: Essen als Basale Stimulation. Vincentz Verlag, Hannover 2003.
Bielefeld, J.: Körpererfahrung. Hogrefe- Verlag Göttingen 1991.
Bienstein, C.: Krankenbetten machen krank. Krankenpflege, 44 (1990) 7–8: 394–401.
Bienstein, C.; Fröhlich, A.: Basale Stimulation in der Pflege. Verlag Selbstbestimmtes Leben, Düsseldorf 1991.
Bienstein, C.; Fröhlich, A. (Hrsg.): Bewußtlos. Verlag Selbstbestimmtes Leben, Düsseldorf 1994.
Bienstein, C.; Klein, G.; Schröder, G. (Hrsg.): Atmen. Thieme Verlag, Stuttgart 2000.
Bienstein, C.; Fröhlich, A.: Basale Stimulation in der Pflege. Kallmeyer Verlag, Seelze-Velber 2003.
Böhm, E.: Alte verstehen, Grundlage und Praxis der Pflegediagnose. Psychiatrie-Verlag, Bonn 1991.
Böhm, E.: Psychobiographisches Modell nach Böhm. Band I: Grundlagen. Verlag Maudrich, Wien 1999.
Bollnow, O. F.: Neue Geborgenheit – das Problem der Überwindung des Existentialismus. 3. Auflage. Kohlhammer Verlag, Stuttgart 1972.
Bollnow, O. F.: Mensch und Raum. 9. Auflage. Kohlhammer Verlag, Stuttgart 2000.
Bosch, C.: Vertrautheit – Studie zur Lebenswelt dementierender alter Menschen. Ullstein Medical, Wiesbaden 1998.
Brunen, H.; Herold, E.: Ambulante Pflege. Band 1. Schlütersche Verlagsanstalt, Hannover 2001.
Buber, M.: Ich und Du. Reclam, Stuttgart 1995.
Buchholz, T.: Basale Stimulation – Pflegequalität spüren. Pflegen Ambulant, 6 (1995) 5: 11–18.
Buchholz, T.: Ambulante Pflege – Möglichkeiten und Grenzen der Basalen Stimulation. In: Fröhlich, A.; Bienstein, C.; Haupt, U.: Fördern – Pflegen – Begleiten. Verlag Selbstbestimmtes Leben, Düsseldorf 1997.
Buchholz, T.: Mehr als bloß Stimulation. Nova, 38 (2007) 7/8: 20–22.

Buchholz, T.: Spüren bis zuletzt – Basale Stimulation am Lebensende. Vortrag am 3. Internationalen Palliative Care Kongress, Friedrichshafen, 12/06/2008.

Buchholz, T.; Gebel-Schürenberg, A.; Nydahl, P.; Schürenberg, A.: Der Körper eine unförmige Masse. Die Schwester/Der Pfleger, 37 (1998) 7: 568–572.

Buchholz, T.; Gebel-Schürenberg, A.; Nydahl, P.; Schürenberg, A. (Hrsg.): Begegnungen. Hans Huber Verlag, Bern 2001.

Büschel, M. M.: Pflegende müssen ihre Hände mögen. Pflegezeitschrift, 47 (1994) 6: 366–369.

Büschel, M. M.: Berührung. Diplomarbeit im Bereich Medizinpädagogik. Berichte zur Pflegeforschung und Pflegepraxis, Band 15. Verlag Ingrid Zimmermann, Dorsten 1994.

Bundesministerium für Gesundheit: Verbesserung von visuellen Informationen im öffentlichen Raum. Bonn 1996.

Burnside, I. M.: Touching is talking. 1973. Zitiert in: McKenna, H.; McCann, K.: Pflegen heißt auch berühren. Altenpflege Forum, 2 (1994) 3: 66–74.

Buseck, S.: Visual changes in the elderly. In: Stilwell, E. M. (ed.): Readings in Gerontological Nursing (S. 67–73). 1980. Zitiert nach Corr, D. M.; Corr, Ch. A.: Gerontologische Pflege. Hans Huber Verlag, Bern 1992.

Claessens, D.: Familie und Wertsystem. Duncker & Humblot, Berlin 1972.

Colavita, F. B.: Sensory changes in the elderly. Charles C. Thomas, Springfield, IL 1978. Zitiert nach Corr, D. M.; Corr, Ch. A.: Gerontologische Pflege. Hans Huber Verlag, Bern 1992.

Corr, D. M.; Corr, Ch. A.: Gerontologische Pflege. Hans Huber Verlag, Bern 1992.

Deutsche Gesellschaft für Ernährung e. V.: Ernährungsbericht 1996. Verlag Heinrich, Frankfurt am Main 1997.

Deutsches Institut für Fernstudienforschung an der Universität Tübingen: Funkkolleg Altern, Eigenverlag, Tübingen, 1996.

Duden: Bedeutungswörterbuch (Band 10). Bibliographisches Institut, Mannheim 1985.

Duden: Etymologie (Band 7). Dudenverlag, Mannheim 1997.

Dühring, A.; Habermann-Horstmeier, L.: Das Altenpflegelehrbuch. Schattauer, Stuttgart 1999.

Eidam, J.: Nekrosen für den Staatsanwalt. Altenpflege, 26 (2001) 8: 45.

Fahrenberg, B.: Die Bewältigung der «empty nest situation» als Entwicklungsaufgabe der älter werdenden Frau – eine Literaturanalyse. In. Zeitschrift für Gerontologie 19, S. 323–335.

Faller, A.: Der Körper des Menschen. 9. Auflage. Thieme Verlag, Stuttgart 1980.

Farell, M., Rosenberg, S.: Men at Mid-life: Patterns of Development in Middle-aged Men, Aubunr House, Boston 1981

Felsenfeld, A.: Moralisches Handeln in der Pflege. Pflege, 11 (1998) 6: 312–318.

Ferraro, G. B.: Like a fist before your eye. Your life and health, 98, 10–11, 1983. Zitiert nach Corr, D. M.; Corr, Ch. A.: Gerontologische Pflege. Hans Huber Verlag, Bern 1992.

Forschungsarbeitsgemeinschaft «Menschen in Heimen» der Universität Bielefeld: Aufforderung an die Fraktionen des Deutschen Bundestages, eine Kommission zur «Enquête der Heime» einzusetzen, Postfach 100131, 33501 Bielefeld, Bielefeld 2001.

Fröhlich, A.: Pädagogische Aspekte der Förderung von Kindern und Jugendlichen mit cerebralen Bewegungsstörungen. In: Kinder mit cerebralen Bewegungsstörungen – Eine Einführung. Bundesverband für Körper- und Mehrfachbehinderte e. V., Verlag Selbstbestimmtes Leben, Düsseldorf 1993.

Fröhlich, A.; Haupt, U.: Entwicklungsförderung Schwerstbehinderter Kinder. Schweizerische Vereinigung von Schulen für Kinder- und Wöchnerinnenpflege, Bern 1993.

Fröhlich, A. (Hrsg.): Wahrnehmungsstörungen und Wahrnehmungsförderung. Winter, Programm Ed. Schindele, Heidelberg 1996.

Fröhlich, A.: Basale Stimulation – gemeinsame Schritte in eine erfahrbare Welt. In: Üben – Fördern – Beraten. ASbH Bundesverband, Dortmund 1998.

Fröhlich, A.: Basale Stimulation. In: ASbH-Brief 3/99, AsbH Bundesverband, Dortmund 1999.

Fröhlich, A.: Nachwort. In: Buchholz, T.; Gebel-Schürenberg, A.; Nydahl, P.; Schürenberg, K.: Begegnungen. Hans Huber Verlag, Bern 2001.

Fröhlich, A.: Sprachlos bleibt nur der, dessen Sprache wir nicht beantworten. In: Orientierung (Stuttgart), 25 (2001) 2: 20–22.

Fröhlich, A.: Basale Stimulation in der Pflege – Arbeitsbuch. Kallmeyer Verlag, Seelze-Velber 2007.

Fuchs, I.: Leib – Raum – Person. Klett-Cotta, Stuttgart 2000.

Gebel-Schürenberg, A.: Basale Stimulation in der Pflege von Früh- und Neugeborenen. In: Assmann, C.: Pflegeleitfaden – Alternative und komplementäre Methoden. Urban & Schwarzenberg – Verlag, München 1996.

GEO: Der Duft der Gefühle. (1999) 8: 152.

GEO: Der wahre sechste Sinn. (1998) 12: 201–202.

Geppert, C.: Die rhythmische Einreibung bei Patienten nach Appoplex (unveröffentlichte PFS-Abschlußarbeit) 1994.

Gigerenzer, G.: Bauchentscheidungen. Die Intelligenz des Unbewussten und die Macht der Intuition,C. Bertelsmann, München 2007.

Gioiella, E. C.; Bevil, C. W.: Nursing care of the aging client. 1985. Zitiert nach Corr, D. M.; Corr, C. A.: Gerontologische Pflege. Huber, Bern 1992.

Goode, R. L.: The effects of the aging ear. In: Ebauh, F. G. (ed.): Management of common problems in geriatric medicine (S. 45–61). Addison-Wesley, Menlo Park, CA 1981. Zitiert nach Corr, D. M.; Corr, Ch. A.: Gerontologische Pflege. Hans Huber Verlag, Bern 1992.

Grond, E.: Die Pflege verwirrter alter Menschen. Lambertus Verlag, Freiburg 1992.

Grond, E.: Seminarunterlagen zum Tagesseminar im Rahmen der Kursleiterausbildung Basale Stimulation in der Pflege 1994.

Grosmann_Schnyder, M.: Berühren. Hippokrates Verlag. Stuttgart 1992.

Gustorff, D.; Hannich, H-J.: Jenseits des Wortes. Verlag Hans Huber. Bern 2000.

Hafner, M.; Meier, A.: Geriatrische Krankheitslehre Teil I, Psychiatrische und neurologische Syndrome. Hans Huber Verlag, Bern 1996.

Hatch, F.: Der Patientenaufrichter. Krankenpflege, 47 (1993) 1: 30–32.

Hatch, F.; Maietta, L.; Schmidt, S.: Kinästhetik. DBfK-Verlag, Eschborn 1992.

Hatch, F.; Maietta, L.: Kinästhetik – Gesundheitsentwicklung und Menschliche Funktion. Urban Fischer, München 2002.

Hauschka, M.: Rhythmische Massage nach Dr. Ita Wegmann. Karl Ulrich & Co, Nürnberg 1984.

Hoffmann-La Roche AG (Hrsg.): Roche-Lexikon. Urban& Schwarzenberg Verlag, München 1984

Holmes, T.; Rahe, R.: Die « Social Readjustment Rating Scale». In: Katsching, H. (Hrsg): Sozialer Stress und psychische Erkrankung. Urban & Schwarzenberg. München 1980.

Horney, W.; Ruppert, J. P.; Schultze, W.; Scheuerl, H.: Pädagogisches Lexikon. Bertelsmann Fachverlag, Gütersloh 1991.

Inglis, C.: Mensch Mädchen, jetzt mach aber mal voran hier. In: Buchholz, T.; Gebel-Schürenberg, A.; Nydahl, P.; Schürenberg, A. (Hrsg.): Begegnungen. Hans Huber Verlag, Bern 2001.

Juchli, L.: Pflege. 8. Auflage. Thieme Verlag, Stuttgart 1997.

Kane, R. R.; Ouslander, J. G.; Abrrass, I. B.: Essentials of clinical geriatrics. McGraw-Hill, New York 1984. Zitiert nach Corr, D. M.; Corr, Ch. A.: Gerontologische Pflege. Hans Huber Verlag, Bern 1992.

KDA (Kuratorium Deutsche Altershilfe): Farbe ins Heim. Köln 1997.
Kenshalo, D. R.: Age changes in touch, vibration, temperature, kinesthesis, and pain sensitivity. In: Birren, J. E.; Schaie, K. W. (Ed.): Handbook of the psychology of aging (S. 562–579). 1977. Zitiert nach Corr, D. M.; Corr, Ch. A.: Gerontologische Pflege. Hans Huber Verlag, Bern 1992.
Klauß, T.: Selbstbestimmung von Menschen mit geistiger Behinderung – individuelle, interaktive und strukturelle Bedingungen. Sonderpädagogik, 29 (1999) 2: 74–90.
Klein-Tarolli, E.; Müller, P.: Unterstützung der Bewegung anstelle schematischer Lagerungen. Die Schwester/Der Pfleger, 39 (2000) 9: 784–786.
Klie, T.: Pflegeversicherung. 3. Auflage. Vincentz Verlag, Hannover 1996.
Knaurs Fremdwörterlexikon: Droemersche Verlagsanstalt, München 1977.
Knobel, S.: Wie man sich bettet, so bewegt man. Pflege, 9 (1996) 2: 134–139.
Koch-Straube, U.: Fremde Welt Pflegeheim – eine ethnologische Studie. Hans Huber Verlag, Bern 1997.
Kohli, M.; Künemund, H.: Partizipation und Engagement älterer Menschen. Bestandsaufnahme und Zukunftsperspektiven. S. 117–234 in: Deutsches Zentrum für Altersfragen (Hg.): Lebenslagen, soziale Ressourcen und gesellschaftliche Integration im Alter. Expertisen zum Dritten Altenbericht der Bundesregierung, Bd. 3. Opladen: Leske + Budrich, 2001.
Kopac, C. A.: Sensory loss in the aged; the role of nurse and the family. Nursing Clinics of North America, 18, 373–384, 1983. Zitiert nach Corr, D. M.; Corr, Ch. A.: Gerontologische Pflege. Hans Huber Verlag, Bern 1992.
Kulms, A. / Martini, U.: Verlaufsformen gesundheitlicher Störungen bei Frauen mittleren Alters mit Belastungen aus Erwerbs- und Hausarbeit: ein Problemaufriss. In Schneider, U: Was macht Frauen krank? Ansätze zu einer frauenspezifischen Gesundheitsforschung, Frankfurt 1981.
Leboyer, F.: Sanfte Hände. Kösel Verlag, München 1979.
Lee, A.: 1973. Zitiert in: Revenstorf, D.: Liebesstile, Komponenten der Liebe. http://homepages.uni-tuebingen.de/revenstorf/drlist.htm
Lehmann, A.; Schürenberg, A.; Lengauer, M.; Taubenberger, P.: Atemstimulierende Einreibung und Basale Stimulation in verschiedenen Bereichen der Kranken- und Altenpflege. Berichte zur Pflegeforschung und Pflegepraxis, Sonderband 9. Verlag Ingrid Zimmermann, Hervester Str. 26, 46286 Dorsten, 1994.
LeMay, A. C.: The human connection. 1986. Zitiert in: McKenna, H.; McCann, K.: Pflegen heißt auch berühren. Altenpflege Forum, 2 (1994) 3: 66–74.
Levinson, D.: A Concept of Adult Development. In American Psychologist 41, S. 3–13, 1986.
Lidell, L.; Thomas, S.; Beresford Cooke, C.; Porter, A.: Massage-Anleitung zu östlichen und westlichen Techniken. Mosaik Verlag, München 1986.
Luczak, H.: Aus dem Reich der Mitte. GEO, (2000) 11: 138–162.
Lumma, K.; Nündeler, B.: Medien für Kreative Gestalt-Arbeit. In: Büschel, M.: Berührung. S. 95. Diplomarbeit im Bereich Medizinpädagogik. Berichte zur Pflegeforschung und Pflegepraxis, Band 15. Verlag Ingrid Zimmermann, Hervester Str. 26, 46286 Dorsten, 1994.
Mall, W.: Kommunikation mit schwer geistig behinderten Menschen. Edition Schindele, Heidelberg 1995.
Middendorf, I.: Der erfahrbare Atem – Eine Atemlehre. Junfermann, Paderborn 1984.
Mielke-Reusch, B.: Begleitung zur Eigenständigkeit. In: Buchholz, T.; Gebel-Schürenberg, A.; Nydahl, P.; Schürenberg, A. (Hrsg.): Begegnungen. Hans Huber Verlag, Bern 2001.
Milz, H.: Der wieder entdeckte Körper. Deutscher Taschenbuchverlag, München 1994.
Mötzing, G.: Sinnliches Erleben. Altenpflege, 25 (2000) 8: 39–41.
Montagu, A.: Körperkontakt. Klett-Gota Verlag, Stuttgart 1987.

Neander, K.D.; Michels, S.; Bering, F.; Rich, A.; Merseburg, M.: Der Einfluss von Weichlagerung auf die Körperwahrnehmung und Haltung. Pflege, 9 (1996) 4: 293–299.

Nydahl, P.; Barthoszek, G.: Basale Stimulation – Neue Wege in der Pflege Schwerstkranker. Urban & Fischer Verlag, München 2003.

Osborn, C.; Schweitzer, P.; Trilling, A.: Erinnern. Lambertus-Verlag, Freiburg im Breisgau 1997.

Pickenhain, L.: Basale Stimulation – Neurowissenschaftliche Grundlagen. Verlag Selbstbestimmtes Leben, Düsseldorf 1998.

Pschyrembel: Klinisches Wörterbuch. 258. Auflage. W. de Gruyter, Berlin 1997.

Pschyrembel: Pflege. W. de Gruyter, Berlin 2007.

Rebmann, W.: Rituale in der Erziehung von Menschen mit schwersten Mehrfachbehinderungen. Behindertenpädagogik, 35 (1996) 2: 167.

Richardson, M.: Literatur und Forschung im Überblick. In Sayre-Adams, J.; Wright, S.: Therapeutische Berührung in Theorie und Praxis. Urban & Fischer Verlag, München 2001.

Sacks, O.: Der Tag, an dem mein Bein fortging. Rowohlt Verlag, Reinbek 1989. Zitiert in: Uexküll, Th. von; Fuchs, M.; Müller-Braunschweig, H.; Johnen, R.: Subjektive Anatomie. Schattauer, Stuttgart 1994.

Salter, M.: Körperbild und Körperbildstörungen. Ullstein Medical, Wiesbaden 1998.

Sayre-Adams, J.; Wrigth, S.: Therapeutische Berührung in Theorie und Praxis. Ullstein-Mosby Verlag, Wiesbaden 1997.

Schiefenhövel W. et al.: Zwischen Natur und Kultur – der Mensch in seinen Beziehungen. Thieme Verlag, Stuttgart 1994.

Schiemann, D.; Deutsches Netzwerk für Qualitätssicherung in der Pflege: Expertenstandard Dekubitusprophylaxe in der Pflege. Fachhochschule Osnabrück, Osnabrück 2000.

Schiff, A.: Schlafförderung durch Atemstimulierende Einreibung bei älteren Menschen. Huber-Verlag, Bern 2006.

Schmidt, H.: Philosophisches Wörterbuch. 20. Auflage. Neu bearb. v. Georgi Schischkoff. Kröner Verlag, Stuttgart 1978.

Schmieder, M.: Brauchen wir eine Demenz Ethik?. Diplomarbeit des Master-Studienganges in angewandter Ethik des Ethik-Zentrums der Universität Zürich, Wetzikon 2001.

Schröter-Kuhnhardt, M.: Das Jenseits in uns. In: Psychologie Heute. Weinheim, 20 (1993), 6: 64–69.

Schürenberg, A.: Die atemstimulierende Einreibung als einschlafförderndes Mittel in der Klinik. Pflege, 6 (1993) 2: 135–143.

Schürenberg, A.: Atemstimulierende Einreibung. Pflege aktuell, 49 (1995) 5: 353–355.

Schürenberg, A.: Basales Berühren. In: Schnell, M.: Leib – Körper – Maschine. Verlag Selbstbestimmtes Leben, Düsseldorf 2004 a.

Schürenberg, A.: Möglichkeiten der Atemstimulierenden Einreibung. Heilberufe, 48 (1996) 3: 24–25.

Schürenberg, A.: Wie fühlt sich Nacht an? Pflege aktuell, 49 (1995) 7–8: 515–517.

Schürenberg, A.; Nydahl, P.: Neues von der ASE. Die Schwester/Der Pfleger, 43 (2004 b) 5: 500–503.

Schürenberg, A.: Berührendes Kommunizieren bis zum letzten Atemzug. In: Burgheim, W. (Hrsg): Qualifizierte Begleitung von Sterbenden und Trauernden. Forum Verlag, Merching 2007.

Schürenberg, A.: Sicherheit und Orientierung durch die Atemstimulierenden Einreibung erleben. In: Pflegen: Demenz.06/08. Kallmeyer Verlag, Seelze-Velber 2008.

Schulz, J.: Sensorische Störungen – Einschränkungen im Alter. Heilberufe, 47 (1995) 5: 38–41.

Sieveking, C.: Beziehungsqualitäten in der Berührung – Berührungsqualitäten in der Beziehung. In: Fröhlich, A.; Bienstein, C.; Haupt, U.: Fördern – Pflegen – Begleiten. Verlag Selbstbestimmtes Leben, Düsseldorf 1997.

Smith, S. A.: Extended body image in the ventilated patient. Intensive Care Nursing, 5 (1989) 1: 31–38.

Stead, C.: Aromatherapie. Econ Verlag, Düsseldorf 1987.

Thomson, M.: Sensorische Deprivation. Altenpflege Forum, 7 (1999) 2: 2–14.

Tomatis, A. A.: Der Klang des Lebens. Rowohlt Verlag, Reinbek 1992.

Trübner, K. I.; Götze, A.: Trübners Deutsches Wörterbuch. W. de Gruyter, Berlin 1939.

Uexküll, Th. von; Fuchs, M.; Müller-Braunschweig, H.; Johnen, R.: Subjektive Anatomie. Schattauer, Stuttgart 1994.

Veldman, F.: Haptonomie – die Wissenschaft von der Affektivität. Skript, Frankreich 1986.

Verrillo, R. T.: Vibrotactile intensity scaling at several body sites. In: Geldard, F. (ed.): Cutaneous Communication Systems and Devices. The Psychonomic Soc., Austin 1974.

Wagner-Rauch, A.: Von der degenerierenden Habituation bis zu autonomen Persönlichkeit. Unveröffentlichte Abschlussarbeit der Weiterbildung Praxisbegleiter für Basale Stimulation in der Pflege, Ausbildungsgruppe Essen, Hiesbach 2000.

Watson, W. H.: The meaning of touch. S. 109. 1975. Zitiert in: McKenna, H.; McCann, K.: Pflegen heißt auch berühren. Altenpflege Forum, 2 (1994) 3: 66–74.

Weiss, S. J.: Psychologic effects of caregiver touch on incidence of cardiac dysrhythmia. 1986. Zitiert in: McKenna, H.; McCann, K.: Pflegen heißt auch berühren. Altenpflege Forum, 2 (1994) 3: 66–74.

Weizäcker, V. von: Der Gestaltkreis. Thieme Verlag, Stuttgart 1951. Zitiert in: Uexküll, Th. von; Fuchs, M.; Müller-Braunschweig, H.; Johnen, R.: Subjektive Anatomie. Schattauer, Stuttgart 1994.

Wiedemann, P. M.: Konzepte, Daten und Methoden zur Analyse des Körpererlebens. In: Brähler, E.: Körpererleben. Psychosozial-Verlag, Gießen 1995.

Withboune, S. K.: The aging body: Physiological changes an psychological consequences. Springer, New York 1985. Zitiert nach Corr, D. M.; Corr, Ch. A.: Gerontologische Pflege. Hans Huber Verlag, Bern 1992.

Witten aktuell: Kauer sind schlauer. Hippokampus kriegt Signale. 648/1.Sept., Witten 2001.

Zegelin, A.: Fetsgenagelt sein – der Prozess des Bettlägerigwerdens. Hans Huber Verlag, Bern 2005.

Sachwortverzeichnis

A
Abstandsbedürfnis 222
Abstandszonen, erweiterte 223
Aktivitäten, sinnlose 51
Alltagsgestaltung 158
Altenheim 165
Altenheime/Defizite 11, 29
Alter s. Menschen, alte
Angebot, entfaltendes 87
Angebote/Erfahrungen, vestibuläre 136
Ankündigung, akustische 215
Annäherungsgrenzen 222
Anregung, visuelle 211
Anti-Trendelenburg-Lage 140
Apoplexie 131
Appetitlosigkeit 42
Arbeit 48
Arbeitskleidung 223
Arbeitsleistung, abnehmende 48
Aromaintervention 212
Aromen 199
ASE 145
– Ausstreichungen 149
– Berührungsqualität 148
– Druckverteilung 150
– Durchführung 147
– Einreibemittel 148
– Spiralen, absteigende 150
– Wirkungen 146
Aspiration 207
Assymetrie 76
Atemrhythmus 144
Atemtechniken, gezielte 146
Atmen 39
Atmung 144, 145
Aufenthaltsraum 167
Aufwachen/Aufstehen 177, 193
Aufwachrituale 179
Aus-der-Hand-nehmen 48, 263
Ausscheidung 43
Außenwelt erfahren 19, 101, 163
– Bett 174
– Essen 205

– Hören 214
– Körperposition s. Positionieren
– Mensch/Sache 197
– Mund 204
– Riechen 212
– Sehen 208
– Wohnen 165
– Zimmer 170
Ausstreichen, symmetrisches 76, 95
Ausstreichung, diametrale 93, 96, 140
Austausch, hörender/sprechender 71
Autonomie 19, 25, 47, 245
– Bewegungen, begleitende 258
– Bewohner, unbequemer 245
– Ernährung/Dilemma, ethisches 267
– Lebensraum, veränderter 262
– Schlaf 249
– Sinne/Wahrnehmung, veränderte 248, 249
– Sterben 271

B
Baden 96
– Einpacken/Umschließen 97
– Fönen 97
– Lifter 96
– Wasserdruck 96
Basale Stimulation® 9, 13, 15, 18, 63
Bauchdecke 98
Bauchgefühle 70
Bauchlage 187
Beatmung 39
Bedeutung geben/erfahren 235
Bedürfnisbefriedigung, gewohnte 155
Bedürfnishierarchie/Maslow 25
Begegnung gestalten 19, 221, 229
Begrenzungsrollen 176
Behaglichkeit 166
Belastungen, andauernde vibratorische 133
Beobachtung, intensive 19, 53
Berühren lassen 229
Berühren, basales 63
– Ankündigen/Annähern 66
– Berührung, abschließende 73

– Botschaften, körperliche 71
– Druck, deutlich spürbarer 70
– Elemente 64, 65
– Einstimmen, bewusstes 65
– Entfernen/Übergangsphase 74
– Gefühle, eigene 70
– Handeln, aktuelles 72
– Hemiplegie 84
– Hören aufeinander 71
– In-Kontakt-Sein, beständiges 68
– Kontaktaufnahme 66
– Person erreichen 67
Berührung 61
–, asymmetrisch/symmetrisch 76
–, Berühren, basales s. Berühren
–, eigene 75
–, eindeutige 70
–, expressive 62
– Geste 66, 224
– Geste, abschließende 73
– Kontakt, ständiger 68
– Qualität, akzeptierte 70
Beschäftigung 158
Besuche, unerwünschte 160
Besuchsgestaltung 159
Betreuer, gesetzlicher 160
Bett 174
Bettgitter 126, 185
Beugespastik 93
Bewegen, spiraliges 121
Bewegtheit, innere 61
Bewegung 33
– Ausladung 139
– Geschwindigkeit 139
– Richtung 139
– Selbstbestimmung 157
– Unterstützungsfläche 139
Bewegungen, begleitende 258
Bewegungsdrang, extremer 158
Bewegungsfreiheit 168
Beziehung aufnehmen 19, 221
Beziehung, gleichberechtigte 221
Beziehungsaufbau Mensch/Sache 198
Beziehungspflege 226
Bezug nehmen 221
Bezugsgrößen 221
Bezugspflegeperson 222
Biografie 103
– Erinnerungspflege 110
– Lebensereignisse 106
–, normale 105
– Pflegediagnose/Böhm 108

– Zugangsweg 103, 105
Blickkontakt 69, 71
Brillenträger 211
Brustkorb, vorderer 98
Burnout-Syndrom 22

D

Dasein, erfülltes 25
Demenz/Verwirrtheit 155
– Ansprache/Kommunikation 216
Deprivation 52, 249
Desorientierung/Orientierung 57
Dialog, somatischer 38, 60, 77, 224
Distanz 65, 223
Drehen, aufrechtes 141
Drehstuhl 139
Druckentlastung 99

E

Echolokation 217
Edu-Kinesthetik 85
Eigenberührung 75
Ein-Bein-Stand 180
Einreibung, atemstimulierende s. ASE
Einschlafen 176
Einschlafrituale 128
Einschränkungen, institutionelle 151
Empfindungen, schmerzhafte 71
Entfaltungsmassage 87, 96
Entwicklung erfahren 19, 25, 44
Ereignis, kritisches 107
Erinnerungspflege 110
Erleben, wiederholtes 103
Erlebnissituationen 47
Essen 205
Essen, begleitendes 260
Essen/Ernährung/Ethik 267
Essenseingabe 41
Essensgeruch 213
Ethik 267

F

Farbkontraste/-reize 211
Farbleitsystem 169
Fassen 228
Fieber 40
Finger food 208
Flüssigkeitsaufnahme 40
Förder-Pflege, berührend-kommunikative 64
Fortbewegung, gewohnte 165, 172
Fortbewegung, ungehinderte 198
Fußstampfen 132

G

Gang s. Gehen
Ganzheitlichkeit, menschliche 27
Ganzkörperwaschung 81
– Abtrocknen 83
–, belebende/beruhigende 82
– Haarwuchsrichtung 81
– Hilfsmittel/Zusätze 83
–, neurophysiologische 86
Garten 168
Gehen 131, 180, 192, 195
Geliebtwerden 242
Genitalwaschung, begleitende 80
Geruch/-differenzierung 212
Geruchsempfinden, altersbedingt verändertes 252, 254
Geruchsgedächtnis 212
Geschmack 125, 199
Geschmacksempfinden, verändertes 205, 255
Geschmacksverstärker 255
Geschwindigkeit 139
Gesichtswaschung/-massage 91
Gespräch 60
Gewichtsverlagerung s. Positionieren
Gewohnheiten 47, 113
Glaube 238
Glaubenformen 240
Greifen 228
Grundbedürfnisse, physiologische 25

H

Habituation, degenerierende 37, 59
Halbseitenlähmung 84
Halten 228
Hände, nestelnde 52
Handlung 229
Handlungsabschluss 73
Haus 165
Hebe-Tragetechniken 137
Heim 165
– Orientierung 169
Hell-Dunkel-Adaptation, erschwerte 211
Hemiplegie 84, 95, 132
Hoffnung/Hoffnungslosigkeit 240
Hörangebote 218
Hören 214
Hörbeeinträchtigungen, altersbedingte 252, 253
Hörerfahrungen, ritualisierte 214, 215
Hörgerät 215
Hydraulikbett 139

I

Individuum 105
Initialberührung 67
Institution, individualisierte 155
Intimbereich/Genitalien 79
Intimbereich/Mund 199
Intuition, eigene 71

K

Kinästhetik/Grundpositionen 180
Kinesiologie 85
Klangbild-Medizin 218
Knochenbild 131
Kommunikation 37, 60
–, strukturierte 216
–, verbale 215
Kompetenz, menschliche 24
Konflikte, ethische 267
Kontakt halten 122
Kontaktatmung 145
Kontakte, soziale 159, 236
Kontrollverlust, altersbedingter 48
Konzept 18
Kopfdrehen 140
Körperaußenseiten/-innenseite 225, 226, 227
Körperbild 54
– Definition/Differenzierung 55
–, eigenes 75
–, erweitertes 56
– Fremdkörperberührung 56, 57
– Verwirrtheitssymptomatik 56
Körperbiografie 111
Körpererfahrung/Angebote 77
Körpergedächtnis, spezifisches 114
Körpergerüche 212
Körper-Leib-Einheit 112
Körperpflege 77
–, basal stimulierende 95
– Gerüche 213
Körperposition s. Positionieren
Körperrhythmus s. Rhythmus
Körperschema 54
Körperseiten 76, 225. 226
Körpertemperatur 39
Körpervorderseite 98
Krankenhauszimmer 173

L

Lagerung s. Positionieren
Lagerungs-/Tastmaterialien 102
Lähmung, schlaffe/spastische 84, 85
Leben 25

Leben erhalten 19, 25, 267
Leben spüren, eigenes 19, 47
Leben/Grundlagen 33
Lebendigkeit 47
Lebensereignisse s. Biografie
Lebensgestaltung, selbstbestimmte
    s. Selbstbestimmung
Lebenslauf s. Biografie; Körperbiografie
Lebensqualität 25
Lebensraum, veränderter 262
Lebensrhythmus s. Rhytmus
Lebenssituationen 47, 104
Lebenswelten 23
Leib 55
Leiblichkeit, erlebte 54
Leitgedanken 18
Lemniskatenwaschung 85, 86
Liebe 242
Liegen 137, 181
Lifter 96, 140
Lippen/-ausstreichen 201, 203
Literatur 291
Logopäden 206, 207

M

Makuladegeneration 249
Massage 87, 91, 96
Massage, rhythmische 145
Maßnahmen, lebensverlängernde 267
Menschen, alte 9, 23
Menschenwürde 29
Mikrofaserunterwäsche 264
Mobiliar, gewohntes 172
Mobilisation 137
Motivposition 101
– Lagerung 99
Mund 199
– Essen 205
– Tasterfahrungen 204
– Veränderungen, altersbedingte 255
Mundhöhle 202
Mundpflege 200
Musik 218
Mutter-Kind/Kind-Mutter-Kommunikation 216
Muttersprache, deutliche 216

N

Nacht 125
– Geruch 127
– Hören 125
– Lageempfinden 125
– Schmecken 126
– Sehen 125
– Tasten 126
Nähe 65, 223
Nahrungsaufnahme 40
Natur 168
Naturgeräusche 219
Normalbiografie 105
Normalität, individuelle 154

O

Ohnmacht 47
Optimismus, sozialer 122
Orientierung 57

P

PEG-Sonde 42, 267
Perspektivwechsel 26
Pflege, basal stimulierende 17
Pflegebedürftigkeit 23, 26
Pflegedefizite 29
Pflegemodell, psychobiografisches 109
Pflegende 22
Pflegequalität 30
Pflegeversicherung/-finanzierung, staatliche 28
Pflegezeit, unzureichende 29
Positionieren 99, 137, 141
–, b-förmig/Beine 183
– Bewegungen, begleitende 258
–, gehend/stehend 192
– Motivposition 101
–, sitzend 188
–, stützendes 100
– Übergang 192
–, verbindendes 100
–, waagerecht 181
– Wechsel, rhythmischer 144
Prozessqualität 30

Q

Qualifikation, berufliche 22
Qualitätsmanagement 31

R

Raumgestaltung 163, 165, 170, 174
Raumschwellen, simultane 226
Realitäts-Orientierungs-Training 263
Regio olfactoria 213
Relax-Lage 182
Resonanzfrequenzen 134
Retinopathia diabetica 249
Rhythmus 143
– Anpassung 143

- ASE 145
- Positionswechsel 144
- Zwänge/Institution 151

Richtungshören 217
Riechen 212, 252, 254
Rituale, gewohnte 113
Rollstuhl 188
ROT 263
Rückenlage 182
Rückenlage, erhöhte 183
Rückzug, sozialer 156
Rührung 61

S

Schatzkiste, biografische 186
Schaukelstuhl 139
Schicksalsschläge 106
Schlaf 125
- Veränderungen, altersbedingte 256

Schlaganfall 84
Schluckstörung 206
Schmerzen 71
Schützenstand 180
Schwerhörigkeit 252
Schwitzen 264
Sehen 209, 249
- Sehempfindungen/Alter 249
- Veränderungen/Pflegeangebote 249
- Wahrnehmung, visuelle 209, 289

Sein, menschliches 25
Seitenlage 183, 193
Seitenlage, eingeigelte 187
Selbstbestimmung 19, 25, 47, 48, 153
- Alltagsgestaltung 157
- Antworten, basale 156
- Anzeichen, körperliche 155
- Äußerungen/Mitteilung 155
- Beschäftigung 158
- Besuche 159
- Selbstbewegung 157
- Vorbedingungen 155

Selbstbewegung 155, 157
Selbst-Erfahrung 75
Sensobiografie 20, 103, 114, 259, 128, 184, 275
- Checkliste 275
- Fallbeschreibung 115
- Fragenkatalog 117, 259
- Fragenkatalog/Umgang mit 118
- Grundgedanken 114
- Variationsbeispiele 120

Sicherheit 103, 121
- Angebote, vestibuläre 136
- Angebote, vibratorische 130
- Geschwindigkeit 139
-, kognitive 123
-, nachts 125
-, somatische 121, 141
-, soziale 122
- Stabilität 129
- Vorgehen, strukturiertes 124

Sicherheit erleben 230
Singen 133, 219
Sinn finden/geben/erfahren 235, 238
Sinne, gelangweilte 51
Sinnesbiografie 113
Sinnessysteme/-organe 34, 36, 248
- Veränderungen/Auswirkung/Pflegeangebote 249

Sinneszusammenhänge vermitteln 123, 235
Sinnhaftigkeit 238
Sitzen 180, 188
-, dynamisches 190
-, langes 188, 189
-, statisches 189

Sitztanz 132
Sitzungen, stumme 237
Spastik 55, 84, 93
Spiritualität 27
Sprache 60, 215
Sprache, orientierung-gebende 217
Springen 141
Stabilität 129
Star, grauer/grüner 249
Stehen 192, 194
Sterben 238, 239
-, autonom 271
Stereotypien 52
Stimmvibrationen 133
Streckspastik 93
Streicheln 228
Strukturen, feste 124
Sturzprophylaxe 133
Symmetrie 76

T

Tastempfinden, altersbedingt verändertes 252, 254
Tasten 228
Tätscheln 228
Teilaktivität 258
Trampolin 139
Transzendenz 27
Trinken 206
Trinken, begleitendes 260

U

Übergangspositionen 192
Umfeldgestaltung, visuelle 208, 209
Umlagern 99, 122, 141, 144, 258
Umweltsinne 58
Unterstützung, lebenserhaltende 25
Unverletzlichkeit 19

V

Validation 54
Vater-Pacini-Körperchen 130
Verantwortlichkeit, persönliche 245, 246
Verantwortung 19
Verhaltensweisen, autostimulative 52, 155
– Zirkel, hermeneutischer 54
– Zugang, verstehender 53
Vertrauen aufbauen 103, 230
Verweilen 165, 167
Vestibularsystem 136
– Geschwindigkeit/Überforderung 139
– Veränderungen, altersbedingte 256
Vibration 84, 130
–, alltägliche 130
– Ansatzpunkte Haut/Skelett 135
– Geräte 134
– Stimme 133
Vibrationsempfinden, altersbedingt verändertes 256
Vierfüßler-Stand 180
Vomeronasalorgan 213

W

Wahrnehmung 34
– Bereiche 36
Wahrnehmung, zentralisierte 225
Wahrnehmung/Checkliste 275
–, primär auditive 286
–, primär gustatorische 284
–, primär olfaktorische 287
–, primär orale 283
–, primär somatische 275
–, tactile/haptische 288
–, primär vestibuläre 280
–, primär visuelle 289
Wangen/Wangentaschen 202
Waschen 79, 81, 85, 86, 91, 95
Wasch-Konzepte 78
Waschzusätze, geruchsbindende 213
Wasserdruck 96
Weglauftendenzen 197
Weinen 241
Weitergehen, unkonzentriertes 197
Wirklichkeit 23
Wohnen 165
Wohnküche 168
Würde 12, 29

Z

Zähne/Zahnpflege 202
Ziele, zentrale 18
– Ermittlungs-/Entscheidungsvarianten 19-21
– Ordnungsfunktion 21
– Umgang, praktischer 19
Zimmer 170
– Einräumen 172
– Krankenhauszimmer 173
Zuhause 165
Zungenaktivität 204
Zusammenarbeit, interdisziplinäre 21
Zwangsernährung 267
Zweipunktschwellen 226

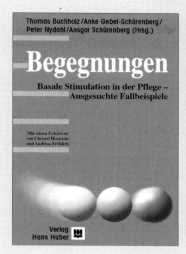

Thomas Buchholz et al. (Hrsg.)

Begegnungen
Basale Stimulation in der Pflege – Ausgesuchte Fallbeispiele

Geleitwort von Prof. Dr. Andreas Fröhlich.
2001. 320 S., 21 Abb., Kt (26.95 / CHF 44.80
ISBN 978-3-456-83510-5

«See me, feel me, touch me, heal me» –
23 Beispiele für die Begegnung behinderter, wahrnehmungsbeeinträchtigter und dementer Menschen mit der Basalen Stimulation.

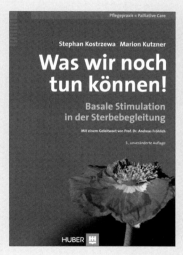

Stephan Kostrzewa / Marion Kutzner

Was wir noch tun können!
Basale Stimulation in der Sterbebegleitung

Geleitwort von Prof. Dr. Andreas Fröhlich.
3., unveränd. Aufl. 2007. 155 S., Kt € 24.95 / CHF 39.90
ISBN 978-3-456-84400-8

Basale Stimulation als nonverbale Kommunikation mit Sterbenden – eine faszinierende Übertragung und Anwendung in der Sterbebegleitung.

Erhältlich im Buchhandel oder über
www.verlag-hanshuber.com

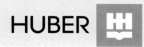